DAVINIA TAYLOR

DER HORMON TRICK

1. Auflage

einem Unternehmen der Penguin Random House Verlagsgruppe GmbH,
Neumarkter Straße 28, 81637 München
Die Originalausgabe erschien 2023 unter dem Titel »Hack Your Hormones«
bei Orion Spring, einem Imprint der Orion Publishing Group Ltd.,
Carmelite House, 50 Victoria Embankment, London EC4Y 0DZ,
eine Hachette UK Company.

Covergestaltung und Umschlag: Vera Schlachter
(Veruschkamia Grafik & Illustration)

Projektleitung: Philipp Christ
Übersetzung: Antje Seidel
Textredaktion: Claudia Fritzsche
Korrektorat: Susanne Schneider
Satz: satz-bau Leingärtner, Nabburg
Herstellung: Franziska Polenz
Druck und Bindung: GGP Media GmbH, Pößneck
Printed in Germany

MIX
Papier | Fördert gute Waldnutzung
FSC® C014496

Penguin Random House Verlagsgruppe FSC® N001967
ISBN 978-3-517-10324-2
www.suedwest-verlag.de

DER NR. 1 *SUNDAY-TIMES* BESTSELLER

DAVINIA TAYLOR

DER HORMON TRICK

Schluss mit Heißhunger, Gefühlschaos und Niedergeschlagenheit: Wie du Ausgeglichenheit, mehr Energie und besseren Schlaf erreichst

Mit einem Vorwort und Beiträgen von Dr. Mohammed Enayat

südwest

Gewidmet all jenen Frauen,
die schon einmal zu hören bekamen,
»sie seien hormongesteuert«.

INHALT

VORWORT

Ich kann mich glücklich schätzen, schon einige Male mit Davinia zusammengearbeitet zu haben, als Arzt und als Freund. Die Art und Weise, wie sie ihren Körper und ihr gesamtes Leben umgekrempelt hat, beweist mir, was möglich ist, wenn man wissbegierig und bereit ist, seinen Lifestyle zu verändern und bestimmte Nahrungsergänzungsmittel auszuprobieren. Dieser symptomorientierte Ratgeber ist in einer verständlichen Sprache verfasst und beruht auf wissenschaftlichen Untersuchungen. Wenn du Davinia bereits auf Social Media folgst, weißt du, dass sie alles offen und direkt anspricht. Ihre Ehrlichkeit regt uns an, mehr über unseren Körper erfahren zu wollen und positive Veränderungen in die Wege zu leiten.

Ich wurde als Arzt in Großbritannien dafür ausgebildet, in erster Linie Krankheiten zu erkennen und zu behandeln, anstatt die Gesundheit meiner Patient:innen zu optimieren. Mein Leben und meine Behandlungsmethoden veränderten sich erst, als ich begann, mich zu fragen, wie echte Gesundheit aussieht. Davinia verfolgt denselben Ansatz wie ich – es geht ihr nicht ausschließlich darum, Symptome zu behandeln, sondern die individuelle Bestform der Patient:innen zu erreichen.

In meiner Praxis für Ursachenmedizin oder funktionelle Medizin, in der ich die im Buch beschriebenen Praktiken anwende, haben bereits Hunderte meiner Patient:innen entdeckt, wie sie Stimmungslagen, Energie, Schlaf, Verdauung, Libido und vieles mehr verbessern können, indem sie selbst die Kontrolle über ihre Gesundheit erlangen. Ganz zu schweigen von dem Selbstvertrauen, das sie durch die Kenntnisse über die Funktionsweise ihres Körpers gewonnen haben.

Funktionelle Medizin ist ein ganzheitlicher Gesundheitsansatz und berücksichtigt alle Körperfunktionen, darunter Darmgesundheit, Entzündungen, Mikronährstoffe und Hormone. Mittels Nahrungs- und Lifestyle-Umstellungen wird das natürliche Gleichgewicht des Körpers wiederhergestellt. Diese Art der Medizin kann – richtig praktiziert – die Schulmedizin ergänzen und soll sie nicht etwa ersetzen. Inzwischen gibt es eine wachsende Zahl von Ärzten und Ärztinnen und Ausbildungsmöglichkeiten, die diesen ganzheitlichen Ansatz mit Ernährungstherapeut:innen sowie integrativer Psychiatrie und Psychotherapie vereinen.

Es braucht Zeit und Erfahrung, um kluge Entscheidungen bezüglich der hormonellen Gesundheit zu treffen. Das gilt sowohl für dich als auch für den Therapeuten/die Therapeutin. Unser Wissen über Hormone erweitert sich ständig. Früher war es beispielsweise gängige Praxis, Mädchen, die Probleme mit ihrer Periode hatten, die Pille zu verschreiben. Heute untersuche ich zunächst, ob ein hormonelles Ungleichgewicht die Ursache für die Menstruationsbeschwerden bildet. Auch die Erkenntnisse über die Vorteile von Hormonersatztherapien für Frauen in den Wechseljahren sind in den letzten Jahren extrem schnell gewachsen.

Bewusstsein ist der Schlüssel, und ich bin der festen Überzeugung, dass dieses Buch ein Werkzeug für dich sein kann, um zu einem besseren Bewusstsein deines Hormonstatus zu gelangen. Ich biete dir in diesem Buch außerdem einen Leitfaden für Gespräche mit Ärzt:innen, um herauszufinden, ob du unter einem hormonellen Ungleichgewicht leidest. Generell gilt: Solltest du dir Sorgen machen, geh zum Arzt/zur Ärztin, denn sie haben viele Möglichkeiten, dir zu helfen.

Je eher du dich auf die Reise zu einer besseren Gesundheit begibst, desto besser und dauerhafter sind die Ergebnisse. Warte bitte nicht, bis du krank bist.

Ich glaube fest daran, dass der Patient/die Patientin am besten weiß, wie er/sie sich fühlt. Oft trägt der Mensch die Lösung für sein Gesundheitsproblem in sich – er braucht nur ein paar Fakten und Hinweise, um dorthin zu gelangen. *Der Hormon-Trick* hilft dir, die Macht über deinen Körper wiederzuerlangen, und weist dir den Weg zum Wohlbefinden.

Damit tust du nicht nur etwas für dich selbst. Denn letztendlich ist eine gesündere Gesellschaft eine glücklichere, zufriedenere und produktivere Gesellschaft.

Dr. Mohammed Enayat
Allgemeinmediziner und Heilpraktiker
für funktionelle Medizin
Gründer von HUM2N

EINFÜHRUNG

IRRTÜMER ÜBER HORMONE

WAS ICH AM ANFANG FALSCH GEMACHT HABE …

Ich habe schon mit meinen Hormonen experimentiert, bevor ich überhaupt wusste, was Hormone sind.

Mit 14 Jahren wurde mir die Pille verschrieben, weil ich Pickel hatte. Ich wollte eine glatte Haut haben und mich sicherer fühlen. In den 1990er-Jahren war es ganz *normal,* aus diesem Grund die Pille zu nehmen. Mein Arzt stellte mir keine weiteren Fragen und von Nebenwirkungen war keine Rede. Um ehrlich zu sein: Ich fühlte mich sehr erwachsen dabei, die Pille zu nehmen, allerdings habe ich nicht darüber nachgedacht, dass sie meinen Hormonhaushalt durcheinanderbrachte.

Schusselig wie ich war, habe ich die Tabletten nicht einmal regelmäßig eingenommen. Tagelang vergaß ich sie, dann nahm ich gleich fünf auf einmal und dachte, es wäre alles in Ordnung. Dann fuhr ich in den Urlaub und nahm die Pille einfach durch, damit ich meine Periode nicht bekam – so haben es alle meine Freundinnen gemacht. (Übrigens wusste ich selbst Jahre später noch nicht, dass man gar keine richtige Regelblutung hat, wenn man die Pille nimmt.) Rückblickend denke ich, dass mein Hormonhaushalt schon in jungen Jahren ins Schwanken geriet.

Jahre später, als ich Schwierigkeiten hatte, mit meinem ersten Kind schwanger zu werden, entschied ich mich für eine künstliche Befruchtung (IVF). Nachdem mein Sohn auf der Welt war, hatte ich ein Suchtproblem und massive Depressionen, was kein Geheimnis ist. Heute weiß ich, dass diese auf eine schwere Hormonstörung im Zuge der künstlichen Befruchtung zurückzuführen waren – aber dessen war ich mir nicht im Geringsten bewusst. Ich meine, *ernsthaft*? Warum wurden nie meine Hormonwerte untersucht, warum wurde mir stattdessen Valium verordnet und ich in eine Selbsthilfegruppe für Alkoholiker geschickt? Warum warf niemand einen Blick auf meinen Cortisol-, Östrogen- und Progesteronspiegel? Warum hatte ich so viel Angst, dass ich mich mit Alkohol beruhigen musste? Ich klapperte meine Stadt nach den »besten« Ärzten und Ärztinnen für mich ab und wurde mit Medikamenten für eine bipolare Störung behandelt. Jetzt frage ich mich: Warum nur? Weil sich vor 15 Jahren niemand an Hormone heranwagte.

Ich habe die schlimmsten Auswirkungen davon erlebt, wenn die Hormone völlig aus dem Gleichgewicht geraten sind. Durch meine Alkoholsucht und einen Nervenzusammenbruch verlor ich das Sorgerecht für meinen Sohn. Auch heute noch, nach 15 Jahren, bekomme ich immer noch Schreiben vom Gericht, worin mir meine psychische Verfassung und meine Suchtprobleme vorgehalten werden. Es wurde nie nach der eigentlichen Ursache geforscht, es hieß nur: »Sie sind psychisch krank und daher unzuverlässig.« Ich hatte den Tiefpunkt erreicht, doch jetzt weiß ich, dass es nie so weit hätte zu kommen brauchen. Die Wurzel all unserer Verhaltensweisen liegt in den Hormonen, und darum sind sie so wichtig. Was ich durchgemacht habe, braucht niemand zu erleben. Dass ich meine Hormone in den Griff bekam, hat mir letztendlich das Leben gerettet.

... UND DANN ALLMÄHLICH RICHTIG MACHTE

Mein Alkoholproblem hatte ich nach einiger Zeit im Griff. Doch als übergewichtige Mutter von vier Kindern konnte ich mein Leben nicht genießen. Ich nahm massenweise Antidepressiva ein, fühlte mich aufgebläht und schlapp. Das änderte sich erst, als ich eine BBC-Dokumentation über Depressionen sah. Darin hieß es, dass Menschen ihren Dopaminspiegel durch den Kontakt mit kaltem Wasser auf natürliche Weise erhöhen können. Da ging mir ein Licht auf. Ich dachte mir, dass ich doch wohl dazu in der Lage wäre, kalt zu duschen. Also tat ich es ein paarmal. Versteh mich nicht falsch, ich hasste es! (Ich *mag* es immer noch nicht, es ist grässlich.) Aber ich hatte ein kleines Erfolgserlebnis und ging anschließend nach unten und räumte die Küche auf. Ursache und Wirkung! Zu dem Zeitpunkt verstand ich noch nicht, dass ich dadurch begonnen hatte, meine Hormone auszutricksen und positiv zu beeinflussen.

Ein paar Jahre später wurden meine PMS-Beschwerden nahezu unerträglich. Mithilfe einer App begann ich, meinen Zyklus und meine Stimmung zu dokumentieren, um nachvollziehen zu können, ob ich langsam in die Wechseljahre (Perimenopause) kam. Ich fing an zu recherchieren und las alles über Hormone. Was ich herausfand, sollte mein Leben radikal verändern. Ich lernte, dass Hormone keineswegs nur der Teufelsfluch sind, wofür viele sie halten. Ganz im Gegenteil, ein ausgeglichener Hormonhaushalt bewirkt viele gute Dinge, beispielsweise dass wir uns blendend fühlen, gut schlafen, motiviert sind und voller Energie stecken, lachen, uns sicher und wohlfühlen.

Als ich das verstand, wusste ich, welche Schritte ich als Nächstes zu unternehmen hatte. Ich setzte mir zum Ziel, so viel wie möglich über Hormone zu erfahren und ihre Funktionsweise zu verstehen, um eine bessere Mutter, Ehefrau und Freundin zu sein. Mein neu gewonnenes Wissen nutzte ich dazu, um mit positivem

Biohacking mein inneres Gleichgewicht zu finden. Für mich bestand es in einer Kombination aus Detox, Vermeidung entzündungsfördernder Lebensmittel, Laufen, Licht, Sauna, Nahrungsergänzungsmitteln, Atemarbeit, Nootropika, Kombucha, Intervallfasten, Darmgesundheit – und Kälteeinwirkung (sorry!).

Auf all das gehe ich in diesem Buch ein. Wichtig ist, dass du selbst herausfindest, was bei *dir* funktioniert, denn es handelt sich um einen ganzheitlichen Ansatz zur Verbesserung *deiner* Gesundheit und *deiner* Lebensqualität.

WAS SIND HORMONE DENN EIGENTLICH?

Hormone sind, einfach ausgedrückt, Botenstoffe in unserem Körper. Sie werden in den endokrinen Drüsen besonderer Zellen gebildet und direkt in den Blutkreislauf abgegeben, um Botschaften in verschiedene Körperregionen zu bringen. Wir alle kennen die Sexualhormone Östrogen und Progesteron, die die Fruchtbarkeit regulieren und das Gewicht beeinflussen. Aber Hormone kontrollieren so viel mehr als nur diesen Aspekt unseres Daseins – sie kümmern sich um so ziemlich alles. Unser Stressverhalten wird von den Nebennieren gesteuert, die Adrenalin und Cortisol produzieren. Die Schilddrüse setzt Hormone für unseren Energiehaushalt frei. Auch die anderen Drüsen wie die Zirbeldrüse, die Thymusdrüse und die Hypophyse spielen eine wichtige Rolle für unsere Gesundheit. Das klingt vielleicht alles etwas zu wissenschaftlich, aber ich werde es möglichst einfach halten. Versprochen!

Im Grunde genommen bestimmen Hormone unsere Laune, unser Energielevel, unseren Appetit, wie wir schlafen, wie geduldig wir mit Familie, Freund:innen und Kolleg:innen umgehen, wie motiviert wir sind, Sport zu treiben, und auch, wie wir uns in Krisensituationen verhalten.

Sie können weit mehr als Wechseljahre und PMS-Beschwerden steuern. Hormone bilden die Grundpfeiler unseres Körpers UND unserer Persönlichkeit. Und gerät der Hormonhaushalt in Schieflage, können sie uns im Hinblick auf Schlaf, Essen, Gemütslage und Konzentration beeinträchtigen. Deshalb legt dieses Buch den Fokus auf die Symptome, unter denen du vielleicht leidest. Wir schauen uns an, welche Hormone möglicherweise dahinterstecken und was du tun kannst, um sie in den Griff zu kriegen.

HÖR AUF, DICH ZU SCHÄMEN – ES SIND DEINE HORMONE!

Wenn du schon mal versucht hast, deine Probleme zu lösen, und es nicht geklappt hat, gib nicht dir die Schuld daran. Die Themen Körpergewicht, Depression und Sucht sind viel zu stark mit Scham behaftet. Viele Menschen plagen Schuldgefühle, weil sie ihre Probleme nicht einfach »wegstecken« können und vermeintlich nicht genug Willenskraft besitzen, um abzunehmen, sich besser zu fühlen, keinen Alkohol mehr zu trinken oder was auch immer. Doch all diese Probleme werden von den Hormonen gesteuert – es ist NICHT deine Schuld. Für die vertrackte Chemie in deinem Körper brauchst du dich nicht zu verurteilen.

Wie ich schon sagte: Hormone steuern alles. Sie kontrollieren unser Verhalten, unsere Vorlieben, unsere Einstellungen – so ungefähr hinter allem, was Menschen tun und fühlen, stecken Hormone. Wenn du zum Beispiel zu viele Süßigkeiten isst, kann sich hinter deinem Verlangen nach Zucker eine Insulinresistenz verbergen und nicht dein Mangel an Willenskraft – in meinen Augen hat Zucker sogar einen höheren Suchtfaktor als Crack (Kokain)! Liegt eine Störung in deinem Dopaminhaushalt vor, hast du vielleicht Schwierigkeiten, morgens aufzustehen, und fühlst dich antriebslos. Ich vermute, dass die Dopaminsteigerer wie Kaffee und Sport für meine Alkoholabhängigkeit verantwortlich waren. Ich sehnte mich immer nach dem nächsten »Hoch«, nach einem Zustand, der für die meisten Menschen »normal« ist. Ziehen wir einen Schlussstrich unter das ewige Mantra von der Willenskraft, denn damit kommen wir nicht weiter. Jetzt ist es an der Zeit, einfach umsetzbare Protokolle zu erstellen, und mithilfe dieses Buches werden wir herausfinden, was mit deiner Chemie nicht stimmt. Wir bringen sie wieder ins Gleichgewicht, damit du dein bestmögliches Leben führen kannst – je nachdem, was das für dich bedeutet. Wir haben eine ganze Reihe an Möglichkeiten und Zutaten, die uns dabei helfen, gezielt bestimmte Hormone anzukurbeln, um unser Wohlbefinden zu steigern.

MIT DEN MYTHEN ÜBER HORMONE AUFRÄUMEN

Was mich wirklich ärgert, sind die Stigmatisierung und der ganze Schwachsinn, der über Hormone und ihre Wirkungsweise verbreitet wird. Erstens ist es der alte Mythos, dass Hormone nur negative Wirkungen haben. Wir alle kennen Menschen (meist Frauen), die mit ihren Hormonen »zu kämpfen haben«. Ja, gut, Hormone können uns launisch oder dünnhäutig machen, aber sie können auch das Gegenteil bewirken: Wir fühlen uns voller Energie und sicher, die Fettverbrennung läuft, wir haben eine reine Haut und schöne glänzende Haare.

Leider benutzen viele Menschen das Wort »Hormone«, ohne die geringste Ahnung zu haben, wovon sie eigentlich reden. Ich frage mich dann immer, von welchen Hormonen die Leute sprechen, wenn sie sagen, jemand sei »hormongesteuert«? Und das, ohne das Blutbild und den Urintest der betreffenden Person zu kennen? Liegt es am Cortisolspiegel oder an der Insulinresistenz? Lasst uns genauer sein, bitte! Oder, ein anderer Vorschlag, lasst uns diesen Begriff einfach nicht als Beleidigung benutzen!

Der zweite Mythos besagt, dass nur Frauen sich über Hormone Sorgen machen müssen – wenn sie in die Pubertät oder in die Wechseljahre kommen. Das ist einfach nicht wahr – der Hormonspiegel schwankt bei JEDEM MENSCHEN.

Wir alle haben jeden Tag Hormonzyklen, die ständig durcheinanderwirbeln, miteinander interagieren und bestimmte Wirkungen hervorrufen. Für jeden einzelnen Menschen ist es wichtig, dieses Zusammenspiel der Hormone zu verstehen und es auszubalancieren.

ES GIBT KEIN »NORMAL«

Ich möchte eines betonen: Mir geht es in diesem Buch nicht darum, dass wir alle einen einheitlichen »perfekten« Hormonhaushalt erlangen. Wir Menschen sind alle völlig unterschiedlich gestrickt, und was dem/der einen hilft, nutzt anderen gar nichts. Ich habe viele Freunde, die am liebsten in eine Decke gekuschelt auf dem Sofa ein Buch lesen oder mit der Katze auf dem Schoß Fernsehen gucken. Wunderbar, aber das ist absolut NICHT mein Ding. Ich komme mit Muße und Entspannung überhaupt nicht zurecht, weil ich lieber in einem aktiven, dopamingesteuerten Zustand sein mag. Deshalb ist Yoga nichts für mich, aber Laufen. Und das ist auch gut so, es entspricht meiner hormonellen Veranlagung.

Ich betrachte uns Menschen gern als Mitglieder eines Stammes, zu dem jedes Mitglied etwas anderes beiträgt. Wir ergänzen uns gegenseitig. Ich meine, ich bin froh, dass ich keine stillen, kreativen Kinder habe, weil ich echt schlecht im Basteln bin, und mit Backen ist es dasselbe. Aber ich kann meine drei Söhne verdammt gut zum Joggen und zum Hindernislaufen mitnehmen. Wir haben alle unterschiedliche hormonelle Voraussetzungen und unterschiedliche Stärken, und genau deshalb sollten wir an unseren Fähigkeiten arbeiten und nicht versuchen, jemand anderem nachzueifern.

Natürlich kann es sehr nützlich sein, den eigenen Hormonspiegel untersuchen zu lassen, aber ihn mit denen anderer zu vergleichen, hilft nicht weiter. So werden beispielsweise die Testosteronwerte von Männern, die vor zwanzig Jahren als chronisch niedrig galten, heute als »normal« betrachtet. Also: Wofür zum Teufel soll das gut sein? Außerdem variieren die Richtwerte für Hormone weltweit, was in Frankreich als normal gilt, liegt in Singapur und New York außerhalb der Norm und im englischen Wigan (Anm. der Übersetzung: eine Stadt zwischen Manchester und Liverpool) schaut es noch einmal anders aus. Meiner Meinung nach sollten wir uns weniger auf Zahlen als vielmehr auf Symptome konzentrieren. Und genau deshalb orientiert sich dieses Buch an Symptomen. Blicken wir der Realität ins Auge: Hast du Panikattacken? Schläfst du schlecht? Hast du schädliche Essgewohnheiten? Alles klar, jetzt haben wir etwas, woran wir arbeiten können.

SO HILFT DIR DIESES BUCH

Das Einstellen meines Hormonhaushalts hat dazu geführt, dass ich nüchtern und schlank geblieben bin, dass ich produktiv wurde und heute eine zufriedene Frau bin. Ich bin immer noch schusselig und habe ADHS, aber das ist in Ordnung. Es geht nicht um Perfektion, sondern darum, weiterzukommen. Über ADHS erfährst du später mehr – ja, denn auch dieses Syndrom ist hormonell bedingt.

Ich möchte dir mit diesem Buch eine Gebrauchsanweisung an die Hand geben, um herauszufinden, welche Ursachen hinter deinen Symptomen stecken und wie du dir mit einfachen Veränderungen selbst helfen kannst. Dir wird sicher auffallen, dass manche Kapitel – die über Schlafen und Essen – länger als andere sind. Das liegt daran, dass es sich dabei um KOMPLEXE Themenbereiche handelt, die sehr viel mit Hormonen zu tun haben. Ich habe mein Bestes getan, um alles einzubeziehen, was ich über diese Themen gelesen und herausgefunden habe, und es so aufzubereiten, dass du es leicht verstehst und gut auf dich und dein Leben anwenden kannst.

Mir geht es nicht darum, dass du Diät hältst oder Veränderungen an deinem Lebensstil vornimmst, sondern darum, neue positive Gewohnheiten zu etablieren. Ich vermeide ganz bewusst Ausdrücke wie »gegen Angst«, stattdessen spreche ich lieber von »für Sicherheit«.

Natürlich behandeln wir das Grundlagenwissen über Hormone, aber wir gehen noch auf eine tiefere Ebene, auf der du den richtigen Wortschatz findest, um deine persönliche Situation zu beschreiben. Ich möchte dich mit dem nötigen Rüstzeug an Informationen ausstatten, damit du deine Symptome identifizieren, die Ursachen verstehen und mit deiner Hausärztin oder deinem Hausarzt besprechen kannst, was du brauchst. Wir kämpfen schon so lange – in der Vergangenheit wurden Frauen als verrückt bezeichnet, man hat sie verstümmelt, mit Elektroschocks behandelt und etliche haben sich das Leben genommen, weil noch niemand ihre Hormonsituation richtig einschätzen konnte. Aber wir haben es so weit gebracht, dass wir nun erkennen, woran es liegt, wenn wir uns »hormongesteuert« fühlen, nämlich daran, dass unsere Hormone nicht im Gleichgewicht sind. Dieses Buch wird dir zeigen, dass uns mit unseren Hormonen ein erstaunliches Instrumentarium, eine Art »Werkzeugkasten«, zur Verfügung steht, den wir nur richtig einsetzen müssen.

DER BRILLANTE DR. E.

In diesem Buch findest du einige Beiträge von Dr. Mohammed Enayat, auch bekannt als Dr. E. Er ist ein ausgezeichneter Allgemeinmediziner, umfassend ausgebildet in funktioneller und regenerativer Medizin. Mittlerweile hat er sich auf die Präventivmedizin spezialisiert, wobei sein Fokus darauf liegt, Vitalität im Rahmen unserer eigenen Gesundheit zu erreichen, und nicht nur darauf, Krankheiten loszuwerden. Ich begegnete Dr. E. vor einigen Jahren, als ich mich mit hyperbarer Sauerstofftherapie (HBO-Therapie) beschäftigte. Ich bin immer auf der Suche nach Möglichkeiten, um die Gesundheit meines Vaters zu verbessern, damit er noch lange lebt. Bei meiner Recherche im Internet stieß ich auf die Klinik von Dr. E. Unser Ethos, unsere Anschauungen schienen übereinzustimmen – er war kein bisschen esoterisch unterwegs.

Seitdem arbeiten wir zusammen, da wir uns beide für Biohacking interessieren und was es für unsere Gesundheit leisten kann. Der Begriff »Biohacking« mag beängstigend und übertrieben technisch klingen, doch letztendlich geht es einfach darum, den Körper in den Zustand der Homöostase (Gleichgewicht) zu bringen, und zwar mithilfe praktischer Verfahren und Techniken, um herauszufinden, welche Maßnahmen bei dem Einzelnen oder bei der Einzelnen am besten wirken, um die individuelle Gesundheit zu optimieren. Ich tausche mich immer gern mit Dr. E. über die neuesten Entwicklungen aus, denn er und sein überaus professionelles Team sind stets auf dem allerneuesten Forschungsstand.

Dr. E. hat alle medizinischen Informationen und Ratschläge in diesem Buch geprüft und freigegeben. Zudem gibt er Hinweise, wie du am besten mit deinem Arzt/deiner Ärztin zusammenarbeiten kannst, auch auf der Sprachebene. Dr. E schlägt auch alternative Behandlungsformen vor. Die gesetzlichen Krankenkassen sind natürlich wichtig und wertvoll, doch das Ganze ist ein riesiger Apparat, der auf die Behandlung von Krankheiten ausgerichtet ist. Wir verfolgen allerdings ein etwas anderes Ziel: Statt nur Krankheiten zu behandeln, wollen wir wirklich *gesund* sein.

DAS EVOLUTIONÄRE MISSVERHÄLTNIS AUSGLEICHEN

Unser verrücktes modernes Leben hat sich so rasant entwickelt, dass unsere Hormone kaum damit Schritt halten können. Vor 2000 Jahren brachten Frauen mit 16 Jahren Kinder zur Welt, weil das ihre fruchtbarste Lebensphase war. Und mit 40 waren sie bereits alte, weise Frauen, die sich NICHT um quengelige kleine Kinder und die hektische Arbeitswelt zu kümmern brauchten. So ist es heute nicht mehr, stimmt's? Die Kombination aus modernem Lebensstil, Stress und gesellschaftlichen Anforderungen, mit der wir konfrontiert sind, macht die Dinge schwieriger. Wir leben also in einem evolutionären Missverhältnis und sollten deshalb unsere Hormone entsprechend auf die Reihe bringen.

Vertrau mir, wir können tatsächlich lernen, mit unseren urzeitlichen Hormonen in der heutigen Welt zu überleben. Als Spezies, die seit Tausenden von Jahren existiert, fangen wir endlich an, unsere Hormone zu verstehen! Egal, in welchem Alter wir sind, unsere Hormone beeinflussen uns und glücklicherweise ermöglichen uns Wissenschaft und Technik, länger zu leben – also lasst uns länger und besser leben!

In diesem Buch erkläre ich dir, was möglicherweise falsch läuft, und stelle Informationen, Anleitungen und Vorgehensweisen vor, um genau diese Probleme in den Griff zu bekommen.

DIE ZÜGEL IN DIE HAND NEHMEN

In diesem Buch geht es nicht darum, dass du dich in eine überambitionierte Super-Mom oder eine CEO verwandelst. Es geht darum, dein Selbstvertrauen so weit zu stärken, dass du Veränderungen herbeiführen kannst, um produktiv, sicher und glücklich zu sein. Ich möchte dir die Erlaubnis geben, mehr aus deinem Leben zu machen, als dich nur abzurackern. Jeder Mensch hat andere Trigger, ohne stets die Ursachen dahinter zu kennen, und das ist in Ordnung. Du brauchst dich nicht zu schämen oder Schuldgefühle zu empfinden, weil es dir mies geht, obwohl du kein großes Trauma zu bewältigen hast – rein hormonell reagiert der Körper genauso, wenn wir körperliche Gewalt erfahren, wie wenn wir versehentlich eine wichtige E-Mail gelöscht haben.

Letztendlich geht es darum, die Kontrolle über unseren Körper zurückzugewinnen und wieder selbst über unser Leben zu entscheiden. Auch wenn du mal eine schlechte Nacht hattest, dich miserabel fühlst oder jede Menge Junkfood in dich reingefressen hast, mach dir keine Sorgen – niemand ist perfekt. Ich etwa habe ein kompliziertes Hormonsystem, das schnell aus dem Gleichgewicht gerät, weshalb ich es immer mal wieder »in die Spur bringen« muss. Stress und Veränderungen werfen mich leicht aus der Bahn – vor allem, wenn ich nicht zu Hause bin. Ironischerweise kann mich eine Urlaubsreise aus dem Gleichgewicht bringen, sodass ich mich gehetzt fühle und antriebslos bin. Je älter ich werde, desto sensibler reagiere ich auf äußere LEBENS-Umstände. Heute verfüge ich über das nötige Wissen, um mein Gleichgewicht wiederzufinden, ohne nach einer Flasche Wein, einem Stück Kuchen oder beidem zu greifen.

Also, lass uns deine Hormone optimal ausrichten! Wenn *ich* das kann als jemand, der körperlich und geistig sehr krank war, dann kannst du das auch. Es ist *dein* Körper und niemand kann sich besser darum kümmern als du selbst.

WARUM KANN ICH NICHT SCHLAFEN?

IN DIESEM KAPITEL KONZENTRIEREN WIR UNS AUF FOLGENDE HORMONE:

Serotonin: *bewirkt, dass wir uns geborgen, sicher und zufrieden fühlen*
Melatonin (»Schlafhormon«): *ist wesentlich an der Regulation des Tag-Nacht-Rhythmus beteiligt*
Cortisol: *steuert unsere Reaktion auf Stress*
Adrenalin: *das Hormon für eine Energiespritze;* ***Noradrenalin/ Norepinephrin:*** *Adrenalin im Gehirn für den Wachzustand*
GABA (Gamma-Aminobuttersäure): *verhindert Angstgefühle und hilft beim Entspannen*
Vitamin D: *ist in Wahrheit ein Hormon und hilft beim Einschlafen*

Wir starten mit diesem Thema, weil guter Schlaf das Wichtigste ist, was wir für unsere Gesundheit tun können. Als ich jünger war, stand Schlafen definitiv nicht an erster Stelle meiner persönlichen Hitliste. Ich machte die Nächte durch und war am Wochenende *ständig auf Achse.* Und selbst wenn ich mich mal nicht vollständig abgefüllt hatte, trank ich doch eine Flasche Wein am Abend, weshalb ich sehr schlecht schlief. Der Schlafmangel hatte zur Folge, dass ich kaum Energie für den nächsten Tag hatte. Bei mir herrschte das Gefühl vor: »Ich bin SO müde, ich kann den Tag nur mit Kaffee und Croissants überstehen.«

Damals hatte ich wahrscheinlich eine abschätzige Haltung gegenüber dem Schlaf. Sprüche wie »Schlafen ist was für Weicheier« oder »Schlafen kann ich, wenn ich tot bin« waren weit verbreitet und festigten meine Einstellung, die lautete: »Wenn kümmert's?« Ehrlich gesagt denke ich, dass ich immer noch unter den Nachwirkungen dieses Schlafmangels leide, weil ich tagsüber einen niedrigen Cortisolspiegel (zum Aufstehen und Weitermachen) habe, der jedoch in der Nacht in die Höhe schnellt, wenn ich nicht aufpasse und es am wenigsten brauchen kann (Erklärung zum Cortisol folgt).

WAS SCHLECHTER SCHLAF MIT MIR MACHT

Wenn ich schlecht schlafe, fühle ich mich miserabel. Es ist eine Qual, wenn man nicht schlafen kann oder der Schlaf ständig unterbrochen wird (und es *wird* tatsächlich als Foltermethode eingesetzt – mit Schlafentzug wird der Widerstand von Kriegsgefangenen gebrochen!). Als ich schwanger war, litt ich unter Schlaflosigkeit und musste jede Nacht ständig auf die Toilette. Aber das war nichts im Vergleich zu dem, als ich dann mein Baby hatte und jede Nacht immer wieder aufstehen musste. Es war ein totaler Schock, zu erleben, wie schrecklich es für mich war.

Ich bekam Mundgeruch, konnte nicht mehr klar denken und war sehr gereizt. Ich hatte überhaupt keine Geduld mehr. Wenn man so temperamentvoll ist wie ich, verabschiedet sich bei Schlaflosigkeit die Geduld als Erstes. Meine Mutter war ganz anders als ich, denn obwohl sie ernsthafte Schlafprobleme hatte, gelang es ihr, ruhig zu bleiben. Ich komme eher nach meinem Vater. Wenn er nicht schläft, rastet er aus. Es war ein schreckliches Gefühl, die Kontrolle derart zu verlieren – wenn ich eine schlechte Nacht hatte, geriet ich in Panik.

Glücklicherweise schlafe ich heute sehr gut, auch wenn ich gelegentlich mal eine unruhige Nacht habe. Manchmal leide ich zu Beginn meines Menstruationszyklus unter Schlaflosigkeit, oder wenn ich meine Routine nicht einhalten kann. Wir Menschen sind Gewohnheitstiere, und auf Reisen schlafe ich nicht so gut wie daheim. Mein Zuhause ist mein sicherer Hafen – selbst wenn es die Hälfte der Zeit das reine Chaos ist. Wenn ich in einem Hotel schlafe, bin ich ständig in Alarmbereitschaft, weil Umgebung und Geräusche ungewohnt sind.

Neulich übernachtete ich in London und freute mich auf eine ruhige Nacht ohne meine Kinder, doch in Wahrheit *raubte* es mir den Schlaf. Licht schien aus dem Flur unter meiner Tür durch und Fernsehgeräusche, die Klimaanlage und Lärm von der Straße störten mich. Ich lag mit meiner Schlafmaske im Bett und keifte wie ein altes Weib. Von wegen glamouröses Jet-Set-Leben – es geht wirklich nichts über das eigene Zuhause.

VIELE TUN SICH DAMIT SCHWER

Schlafprobleme äußern sich unterschiedlich, und zwar in Form von Schlaflosigkeit, Aufwachen während der Nacht oder zu früh am Morgen, schlechtem Schlaf oder störenden Kindern, die einen vom Schlafen abhalten. Sehr viele meiner Freund:innen kämpfen um ihren Schlaf und manche greifen zum Alkohol, um Ruhe zu finden – nicht, dass sie sturzbetrunken wären, nein, sie trinken ein paar Gläser Wein, um ihre Ängste abzumildern. Dies bewirkt allerdings genau das Gegenteil, der Schlaf ist von schlechterer Qualität und man wacht nachts auf, weil die beruhigende Wirkung des Alkohols nachlässt. Ich weiß, wie das ist, deshalb möchte ich mich nicht darüber erheben.

Auf Instagram berichten mir viele Menschen, dass sie sich auch mit Schlafproblemen herumschlagen, insbesondere mit dem Gedankenkarussell, das sich kurz vor dem Einschlafen zu drehen beginnt und einen mitten in der Nacht nicht mehr schlafen lässt. Für viele ist das eine absolute Katastrophe und um 2 Uhr nachts bist du ganz schön allein mit der Sorge, wie du den nächsten Tag überstehen sollst.

Ohne ausreichenden Schlaf bin ich unausstehlich, ich hasse mich und mein Leben, ich habe kein Selbstvertrauen, bin unproduktiv und möchte alles hinschmeißen. Das ist das Schlimmste für mich. Ich bin lieber hungrig als müde – und das will *wirklich* etwas heißen.

MITHILFE DER WISSENSCHAFT BESSER SCHLAFEN

Mehr als zwei Drittel der britischen Bevölkerung leiden unter Schlafstörungen (in Deutschland liegt die Rate bei gut 43 Prozent) und fast ein Drittel hat mit Schlaflosigkeit zu tun. DU BIST ALSO NICHT ALLEIN! Es ist eine Epidemie, aber mach dir deswegen keine Sorgen, denn wir können ihr beikommen – und zwar mithilfe der Wissenschaft. Das bedeutet nicht, dass du einfach nur zum Arzt/zur Ärztin gehen und dir Schlaftabletten besorgen sollst, »dank« derer du dich am nächsten Tag miserabel und verkatert fühlst (ganz zu schweigen von der Gefahr einer Abhängigkeit). Wenn du die Zusammenhänge erfährst, dann verstehst du, WARUM so viele Menschen Probleme mit ihrem Schlaf haben, und eines verrate ich dir: Unser Hormonhaushalt hat daran einen gewaltigen Anteil.

In diesem Kapitel analysieren wir, wie die Hormone den Schlaf beeinflussen und wie du dir diese Erkenntnisse zunutze machen kannst. Das Geheimnis eines gesunden Schlafs hat nichts mit Achtsamkeit und Kristallen zu tun – wohl aber mit *echter* Wissenschaft, *echter* Recherche und *echten* Ergebnissen, die auf

Forschung und Studien basieren. Ich selbst finde dieses ganze »Sei gut zu dir selbst«-Zeug nicht gerade hilfreich, dafür bin ich viel zu kritisch. Ich brauche wissenschaftliche Erkenntnisse und möchte meine Zeit nicht mit Herumsitzen und dem Singen von Mantras verschwenden. Wenn man das ganze Eso-Theater mitmacht und es einem nichts bringt, ist man am Ende vielleicht nur noch frustrierter.

Wenn du nicht schlafen kannst, ist höchstwahrscheinlich dein durcheinandergeratener Hormonhaushalt dafür verantwortlich. Du kannst jedenfalls nichts dafür. Deine Probleme haben sehr wahrscheinlich mit Licht- und Lärmbelästigung, deiner Ernährung und deiner inneren Uhr zu tun. Wir leben in einer Zeit, in der unsere Lebensgewohnheiten gegen unseren Körper gerichtet sind. Wenn du nachts um eins mit Herzklopfen im Bett liegst, ist Adrenalin und vielleicht auch Cortisol im Spiel, beides natürliche Substanzen im Körper – sie sind nur zur falschen Zeit aktiv. Wir bringen deine Körperchemie wieder ins Gleichgewicht, denn dein Körper möchte letztlich bloß das Eine: dass du überlebst und gedeihst.

DESHALB IST SCHLAF WICHTIG

Schlafen bildet buchstäblich die Grundlage für unsere Gesundheit. Unser Körper braucht den Schlaf, um Muskeln zu reparieren, das Gedächtnis zu stärken und den Körper zu regenerieren, indem zum Beispiel das Insulin (das den Blutzucker reguliert) ausgeglichen wird. Im Tiefschlaf setzt bei uns der Detox-Modus ein, bei dem Abfallstoffe und Toxine aus dem Körper abtransportiert, Hormone freigesetzt und Entzündungen gemindert werden. In diesem Ruhezustand kann der Körper heilen und sich erholen. Schlaf ist also für fast alles in unserem Leben unentbehrlich.

Wenn wir nicht gut schlafen, wissen wir, wie wir uns am nächsten Tag fühlen: gereizt, weinerlich, müde, aggressiv, energielos, das ganze üble Programm. Doch Schlafmangel kann auch Langzeitfolgen haben wie etwa Gewichtszunahme, Depressionen und sogar Herz-Kreislauf-Erkrankungen. Ein erholsamer Schlaf ist also entscheidend für unsere körperliche und geistige Gesundheit.

Glücklicherweise hat sich in den letzten Jahren die Einstellung zum Schlaf extrem gewandelt. Zusätzlich zur wachsenden Bedeutung der wissenschaftlichen Erkenntnisse nimmt er auch in unserer Gesellschaft einen immer größeren Stellenwert ein, selbst Kim Kardashian und Gwyneth Paltrow vergleichen auf Instagram die Schlafwerte ihrer Oura-Ringe. Vor ein paar Jahren wäre das noch undenkbar gewesen. Wir beginnen, den Schlaf zu feiern, als wäre er der neue Rock 'n' Roll.

DIE EINZELNEN SCHLAFPHASEN UND WAS DABEI GESCHIEHT

Im Schlaf durchlaufen wir in einer Nacht mehrmals verschiedene Phasen, die ihre eigenen Funktionen in Körper und Gehirn haben. Ich dachte früher, dass eine Schlafkurve der Gehirnaktivität wie eine umgekehrte Glockenkurve aussehen würde, an deren Anfang wir in den Schlaf sinken und dann im Laufe der Nacht allmählich wieder auftauchen und aufwachen würden. Tatsächlich geht die Kurve während der Nacht in verschiedenen Schlafstadien rauf und runter, wobei die Gehirnwellen sich jeweils verändern und unterschiedliche Hormone freigesetzt werden. Auch ich habe einen Oura-Ring, der meine Schlafzyklen abbildet, und ich finde es faszinierend, mir morgens die Auswertung anzusehen.

So verlaufen unsere Schlafphasen:

Phase 1

Die Einschlafphase ist eine Übergangsphase. Du befindest dich in einem meditativen Zustand und dein Gehirn sich im Bereich der Betawellen. Vielleicht hast du manchmal das seltsame Gefühl, zu fallen. Man geht davon aus, dass es sich bei der Ursache dieser Empfindung um einen neurologischen Konflikt im Gehirn handelt. Zu diesem Zeitpunkt bist du noch relativ wach und du hast nicht das Gefühl, überhaupt zu schlafen.

Phase 2

In der Leichtschlafphase, die 20 bis 30 Minuten dauert, setzt das Gehirn Substanzen frei, die das Bewusstsein abschalten. Hier kommt es zu periodischen Aktivitätsschüben im Gehirn, den sogenannten Schlafspindeln, weshalb Träumen jetzt möglich ist. In dieser Phase schläfst du schon wirklich. Deine Körpertemperatur sinkt und der Herzschlag verlangsamt sich. In dieser Phase kann man noch leicht aufwachen.

Phasen 3 und 4

In der Tiefschlafphase schläfst du tief und fest und atmest gleichmäßig. (Es stört mich sehr, wenn ich an seinem Atem höre, dass Matthew in dieser Phase angelangt ist, und ich bin es noch nicht – kürzlich habe ich mich ins Bett meines Sohnes Jude gelegt, weil ich so genervt war, dass Matthew vor mir in die Phase 3 eingetreten ist.) Deine Muskeln sind völlig entspannt, Blutdruck und Körpertemperatur sinken und das Gehirn setzt langsame Deltawellen frei. Der Körper nutzt die Zeit, um Gewebe zu reparieren und weitere Hormone auszuschütten. Diese Phase dauert 30 bis 40 Minuten und es ist schwer, daraus aufzuwachen.

REM (rapid eye movement)-Schlaf

Der REM-Schlaf ist die wichtigste Schlafphase, weil jetzt die Regeneration der Gehirnzellen stattfindet. Das Gehirn ist wach, doch der restliche Körper schläft – die Muskeln vom Hals an abwärts sind tatsächlich gelähmt, um Schlafwandeln zu verhindern. Die Augäpfel zucken schnell unter den geschlossenen Lidern, denn das ist die Phase, in der du am intensivsten träumst. Sie dauert 30 bis 40 Minuten und wenn sie beendet ist, springen wir direkt in Phase 1 zurück.

Dieser Zyklus findet jede Nacht vier bis fünf Mal statt – aber natürlich nur, wenn du *gut* schläfst.

WANN KOMMEN DIE HORMONE INS SPIEL?

Hormone steuern unseren Schlaf, und wenn sie ihre Arbeit gut machen, schlafen wir auch gut. Ansonsten haben wir ein Problem. Viele verschiedene Hormone beeinflussen die Schlafgesundheit, doch ich konzentriere mich hier auf die wichtigsten.

Serotonin

Serotonin wird in der Zirbeldrüse produziert, die mitten im Gehirn liegt. Es ist auch als »Glückshormon« bekannt, weil es die Stimmung reguliert. Serotonin sorgt dafür, dass du dich sicher und geborgen fühlst, die Art von Gefühl, bei der du dir die Nacht nicht in einem Club um die Ohren schlagen möchtest, sondern es dir mit einem Tee und deiner Lieblingsserie vor dem Fernseher bequem machst.

Eine faszinierende Tatsache, die sich wie ein roter Faden durch das ganze Buch zieht, ist, dass Serotonin – wie viele andere Hormone auch – mithilfe der Nährstoffe aus unserer Nahrung produziert wird, 95 Prozent des Serotonins werden im Darm hergestellt.[1] Es wird aus Tryptophan gebildet, einer essenziellen Aminosäure, die Kinder für das Wachstum und eine Reihe von Stoffwechselfunktionen benötigen. Tryptophan beeinflusst unsere Stimmung und unser Verhalten als Erwachsene. Da der Körper es nicht selbst herstellen kann, müssen wir es aus unserer Nahrung beziehen. Wenn du Schlafprobleme hast, empfehle ich dir, deine Aufnahme tryptophanreicher Lebensmittel zu erhöhen, um die Freisetzung von Serotonin zu fördern. Gute Quellen sind:

- Pute und Hähnchen
- rotes Bio-Fleisch (von grasgefütterten Rindern aus Weidehaltung)
- Thunfisch
- Käse, Milch und andere Vollmilchprodukte
- Bananen
- Sauerkirschen
- Kollagenpeptide (Bovine Collagen Peptides, ebenfalls von grasgefütterten Rindern aus Weidehaltung)

Wenn wir diese Lebensmittel zu uns nehmen, wandelt der Körper die Aminosäure Tryptophan in 5-HTP um. Daraus wird das Hormon Serotonin gebildet, das sich einige Stunden darauf in das wichtigste Hormon für erholsamen Schlaf umwandelt … Trommelwirbel …

Melatonin

Melatonin ist das für den Schlaf hauptverantwortliche Hormon. Etwa zwei Stunden vor dem Schlafen setzt der Körper auf natürliche Weise Melatonin frei. Das ist die letzte Stufe der Tryptophan-5-HTP-Serotonin-Melatonin-Sequenz, und wir schlafen nur, wenn sie erreicht ist. (Kürzlich fand ich heraus, dass Babys bis zum Alter von drei Monaten kein Melatonin produzieren, deshalb wollen sie auch die ganze Nacht Party machen und dich vom Schlafen abhalten.)

Du brauchst also das Wohlgefühl und Sicherheit vermittelnde Serotonin, damit dein Körper es in Melatonin umwandelt und dich schlafen lässt. Doch wenn du von Angstgedanken erfüllt bist oder bis spät in die Nacht über deinem Smartphone mit seinen blinkenden Lichtern hängst, hinderst du das Melatonin daran, seine magische Wirkung zu entfalten.

Licht hat einen massiven Einfluss auf Melatonin. Sobald es am Abend dunkler wird, erhöht die Zirbeldrüse (ja, die schon wieder ...) ihre Melatoninproduktion, die in der Mitte der Nacht ihren Höhepunkt erreicht. Der Melatoninspiegel sinkt am frühen Morgen auf sein Tagesniveau. Deshalb kann dir das richtige Licht zur richtigen Zeit helfen, deinen Melatoninspiegel zu beeinflussen. Wie das funktioniert, erkläre ich dir weiter hinten in diesem Kapitel.

Übrigens: In Deutschland und Österreich ist Melatonin als Nahrungsergänzungsmittel frei erhältlich, als Medikament muss es ärztlich verordnet werden. In der Schweiz ist es wie in Großbritannien verschreibungspflichtig. Ich finde das verrückt, denn man kann zwar an jeder Tankstelle Wodka kaufen, aber ich soll nicht die Verantwortung dafür übernehmen können, ein Schlafhormon in der Apotheke zu kaufen? Ich nehme lieber Melatonintropfen als -tabletten ein.

Adrenalin

Adrenalin ist das »Kampf oder Flucht«-Hormon und wird in den Nebennieren produziert, die über den Nieren liegen. Immer wenn unser Gehirn die Botschaft an diese Drüsen schickt, dass eine Stresssituation vorliegt, schütten sie augenblicklich Adrenalin aus. Überleg mal, wie aufgeregt du vor einer Prüfung oder bei einem Wettkampf bist, du hast Herzrasen, angespannte Muskeln und schwitzt vielleicht sogar ein wenig. Das kommt vom Adrenalin.

Von Natur aus ist Adrenalin hilfreich, denn es schützt uns. Es gibt uns einen Energieschub, der nötig ist, wenn wir vor einer Bedrohung davonlaufen oder wenn wir uns aufraffen müssen, um etwas zu erledigen oder einen Termin einzuhalten. Es ist nicht so nötig, wenn du versuchst einzuschlafen – ganz im Gegenteil, dann wird es zur Plage.

Vielleicht hast du auch schon einmal etwas von **Noradrenalin** (Norepinephrin) gehört. Im Prinzip handelt es sich dabei um Adrenalin, das im Gehirn ausgeschüttet wird. Es bereitet dich auf Aktivität (den Kampf-oder-Flucht-Reflex) vor, indem es die Blutgefäße verengt, den Blutdruck erhöht, Fett verbrennt und den Glukosespiegel hochfährt. Es hilft auch, den Schlaf-Wach-Rhythmus aufrechtzuerhalten, bringt dich morgens auf die Beine und sorgt dafür, dass du dich tagsüber konzentrieren kannst.

Cortisol

Das bekannte Stresshormon gehört zur selben Hormonfamilie wie das Adrenalin und wird ebenfalls in den Nebennieren produziert. Die Auswirkungen von Cortisol sind nicht so schnell spürbar wie die von Adrenalin, weil zu seiner Produktion mehrere Schritte nötig sind. Ich hole jetzt etwas aus, um die Biologie dahinter zu erklären. Zunächst muss die Amygdala, eine Art »zentrale Verarbeitungsstation« im Gehirn, den Stress erkennen und eine Botschaft an den Hypothalamus schicken, ein wichtiges Steuerungszentrum im Gehirn für das vegetative Nervensystem und die Hormone. Dieser setzt dann ein Hormon für die Hypophyse frei, das die Nebennieren anregt, Cortisol auszuschütten.

Alle 24 Stunden stößt der Körper einmal Cortisol aus, das

geschieht etwa 30 Minuten nach dem Aufstehen. Seine Hauptaufgabe besteht darin, die Wachsamkeit des Körpers zu fördern, wenn er in den Kampf-oder-Flucht-Modus geht, und den Schlaf-Wach-Rhythmus zu steuern, damit wir genug Schlaf bekommen. Auch wenn Cortisol häufig verteufelt wird, weil es so eng mit Stress assoziiert wird, ist es lebensnotwendig und wird ein Leben lang im Körper hergestellt. Dank Cortisol kommst du morgens aus dem Bett, machst das Frühstück für die Kinder fertig und sorgst dafür, dass sie gut zur Schule kommen – es ist ein tolles Motivationshormon. Ohne meinen morgendlichen Cortisolschub wäre ich völlig erschöpft.

Außerdem unterstützt Cortisol das Immunsystem bei seinem Kampf gegen Viren. Ein niedriger Cortisolspiegel ist gleichbedeutend mit einem niedrigen Energielevel und reduzierter Immunität. Um ihn etwas zu erhöhen, probiere es mal mit Süßholzwurzel, Rosenwurz (Rhodiola) oder in Wasser gelösten Elektrolyten.

Aber wenn dein Cortisolspiegel völlig aus dem Gleichgewicht geraten ist, hast du Probleme. Produziert dein Körper über einen längeren Zeitraum hinweg zur falschen Zeit zu viel Cortisol, dann bist du nervös, fühlst dich angespannt und kannst nicht einschlafen, obwohl du Schlaf brauchst.

GABA

Bei der Gamma-Aminobuttersäure (GABA) handelt es sich um einen angsthemmenden Botenstoff (Neurotransmitter) im Gehirn, der das zentrale Nervensystem (ZNS) blockiert. Das ZNS ist die in Gehirn und Rückenmark gelegene »Kommandozentrale« unseres Körpers, die alles steuert, von Bewegungen und Gedanken bis zu automatischen Prozessen wie Verdauung und Atmung. GABA bringt das »surrende« Gehirn zur Ruhe und schwächt Ängste ab, sodass wir uns ruhig und entspannt fühlen – eine Voraussetzung für guten Schlaf.

GABA wird von unserem Gehirn auf natürliche Weise gegen Tagesende ausgeschüttet. Häufig liegt ein GABA-Mangel vor, wenn jemand depressiv ist oder sich Sorgen macht, ob sie oder er wird (ein)schlafen können. Dieser Zustand ist eine Katastrophe für deinen Körper, denn anstatt dich vor dem Zubettgehen geistig ruhig und sicher zu fühlen, setzt du dich unter Stress, etwa weil du noch mit Gedanken an bevorstehende Ereignisse, abzuarbeitende Listen für Geburtstagspartys, die Besorgung von Badekugeln oder sonst etwas beschäftigt bist.

(Auch GABA ist als Nahrungsergänzungsmittel erhältlich. Der Spiegel lässt sich ebenfalls durch Sport und bestimmte Lebensmittel erhöhen, worauf ich später noch eingehen werde.)

EINE ANMERKUNG ZU VITAMIN D

Bevor du dich wunderst: Vitamin D ist tatsächlich ein Hormon! Warum es als Vitamin bezeichnet wird, ist mir schleierhaft (und deshalb überrascht es auch kaum, dass so viele Unklarheiten über Hormone bestehen, wenn man eines davon als Vitamin bezeichnet – so was Dämliches!). Es wird als Reaktion auf das Sonnenlicht in Wechselwirkung mit Cholesterin unter der Haut gebildet (ja, Cholesterin ist gut – später mehr dazu) und hilft bei der Aufnahme von Kalzium aus dem Darm in den Blutkreislauf. Inzwischen wird auch seine Rolle bei der Schlafregulierung immer stärker betont.[2]

Viele Studien zeigen, dass niedrige Vitamin-D-Werte mit verstärkten Schlafstörungen einhergehen, deshalb ist es wichtig, den Vitamin-(HORMON-)D-Spiegel zu erhöhen. Allerdings hemmt Vitamin D die Wirkung von Melatonin, folglich sollte man Vitamin D als Nahrungsergänzungsmittel nur morgens und nicht am Abend einnehmen, wenn man die Melatoninausschüttung anregen möchte.

SO BEEINFLUSSEN DIE HORMONE UNSEREN SCHLAF

Wie bereits erwähnt, wirken Hormone nicht für sich allein, sondern in einem ständigen Zusammenspiel miteinander. Wir brauchen Cortisol und Adrenalin, Serotonin und Melatonin – wenn sie jedoch zur falschen Tageszeit freigesetzt werden, hindern sie uns am Einschlafen.

Ich möchte dir beschreiben, wie die Hormonausschüttung idealerweise abläuft, wenn du einem guten Schlafmuster folgst.

7:30 Uhr Die Melatoninausschüttung erreicht ihren niedrigsten Stand, Cortisol übernimmt die Kontrolle und macht dich wach. Dein Cortisolspiegel ist jetzt auf dem höchsten Stand und bringt dich dazu, aufzustehen.

12 Uhr Dein Cortisolspiegel ist inzwischen stark gesunken und am frühen Nachmittag wirst du wohl etwas müde.

18 Uhr Dein Serotoninspiegel steigt, wenn du dich mit deinen Kindern und deinem Partner/deiner Partnerin bei Kerzenlicht nett und in Ruhe unterhältst.

21 Uhr Ein hoher Serotoninspiegel bewirkt, dass dein Körper mit der Melatoninausschüttung beginnt, sodass sich allmählich ein Gefühl der Müdigkeit bei dir einstellt.

23 Uhr Der steigende Melatoninspiegel entfaltet seine Magie und du schläfst ein.

3 Uhr Der Melatoninlevel ist jetzt am höchsten.

WIE DAS MODERNE LEBEN UNS DURCHEINANDERBRINGT

Wäre es nicht wundervoll, wenn wir alle so leben würden, dass alles in Harmonie wäre und unsere Hormone genau dann freigesetzt würden, wenn wir sie brauchen? Doch wie wir wissen, ist es leider nicht so. Unser modernes Leben spielt unserem Schlafhormonspiegel übel mit.

Nimm einmal einen »normalen« Tagesablauf: Auf dem Weg zur Arbeit stehen wir im Stau, in unserem Postfach stapeln sich die E-Mails und ins Büro fällt zu wenig natürliches Licht. Auf dem Rückweg schneidet uns irgendein Idiot den Weg ab und wir sind spät dran, um unsere Kinder abzuholen, die quengeln, dass sie Hunger haben und dann in der Wohnung ein Chaos veranstalten. Während wir versuchen, damit klarzukommen, trifft um 19 Uhr noch eine nervige E-Mail vom Chef ein, die uns auf die Palme bringt. All diese Dinge führen dazu, dass fortwährend Adrenalin und Cortisol in unserem System freigesetzt werden.

Dieser Lebensstil bewirkt, dass wir einen chronisch erhöhten Spiegel von Stresshormonen haben, die in unserem Körper zirkulieren. Um abzuschalten, verbringen wir unsere Abende damit, auf dem Handy zu scrollen oder Netflix zu suchten. Doch das blaue Licht der Bildschirme gaukelt uns vor, es wäre Tag, und bringt so die Melatoninausschüttung durcheinander. Volltreffer – wir können nicht schlafen!

Wenn wir einmal aus dem Rhythmus geraten sind, können wir schnell in einem Teufelskreis landen. Wenn du Probleme mit dem Schlafen hast, bekommst du immer mehr Angst davor. Dadurch setzt du deinen Körper einem endlosen, immer größeren Druck aus. Das heißt, dass du die ganze Nacht einen erhöhten Cortisolspiegel hast, der dich nicht zur Ruhe kommen lässt, du hast dieses fürchterliche Gefühl, zugleich »müde und aufgedreht« zu sein. (Manche Menschen berichten, dass sie

Adrenalinschübe haben, wenn sie eigentlich einschlafen möchten, weil ihr armes Gehirn das Zubettgehen als Bedrohung wahrnimmt.) Wenn alles aus dem Gleichgewicht geraten ist, hast du es mit einer Fehlsteuerung der Nebennieren zu tun – und natürlich kannst du NICHT SCHLAFEN! Ärgerlich …

Das ist ein Albtraum, ich weiß. Aber das können wir ändern. Wir brauchen nur deine Hormone dazu zu bringen, sich zur richtigen Zeit freisetzen zu lassen und mit dem natürlichen Tag-Nacht-Rhythmus zu arbeiten – auch bekannt als »innere Uhr«.

WARUM DER SCHLAF VON UNSERER INNEREN UHR BESTIMMT WIRD

Egal, wer wir sind und wo auf diesem Planeten wir leben, wir haben alle eine innere Uhr. Jede einzelne unserer Zellen arbeitet nach einem etwa 24-stündigen Rhythmus, der ihr vorgibt, wann sie was zu tun hat. Wir Menschen haben uns über Tausende von Jahren entwickelt; noch bevor wir die Uhr erfanden, lernten unsere Zellen, die Zeit »abzulesen«. Deshalb sind wir im Grunde genommen mit unserer inneren Uhr verbunden, die perfekt auf den Zyklus von Licht und Dunkelheit abgestimmt ist.

Überleg mal: Woher wissen die Hähne, wann morgens der richtige Zeitpunkt zum Krähen ist? Sie haben doch keinen Wecker! Sie erkennen es am Licht. Genauso ist es auch bei uns Menschen. Licht und Dunkelheit sorgen dafür, dass in uns zu unterschiedlichen Zeiten unterschiedliche Hormone freigesetzt werden. Und diese ausgeschütteten Hormone bestimmen alles, ob wir Hunger haben oder energiegeladen, ängstlich, entspannt oder müde sind.

Unser wahnwitziger moderner Lebensstil, der keine Unterbrechungen kennt, hat alles völlig durcheinandergebracht, und das wirkt sich schädlich auf unseren Schlaf aus. Vielleicht sorgt die

Evolution dafür, dass die Menschen sich in 3000 Jahren daran angepasst haben, aber das ist für uns zu spät! Wir müssen uns auf unseren richtigen Tag-Nacht-Rhythmus zurückbesinnen und den Licht-Dunkelheit-Zyklus mit unserem Schlaf-Wach-Zyklus in Einklang bringen.

VIER FAKTOREN, MIT DENEN WIR UNSERE SCHLAFHORMONE STEUERN KÖNNEN

Du musst deine innere Uhr austricksen, indem du den Zeitpunkt festlegst, an dem die entsprechenden Hormone ausgeschüttet werden und ihre Magie entfalten: Cortisol, Adrenalin, Serotonin und Melatonin können uns nur dann nutzen, wenn sie auf unseren inneren Rhythmus abgestimmt sind. Uns stehen vier wichtige Faktoren zur Verfügung, auf die ich näher eingehen werde. Im Wesentlichen sind das:

1. **Licht**
2. **Essen**
3. **Temperatur**
4. **Atmung**

1. LICHT

Ein erholsamer Schlaf beginnt schon am frühen Morgen

Ich kann gar nicht oft genug betonen, wie wichtig Licht für die Lösung unserer Schlafprobleme ist. Alles geht darauf zurück, und das ist das Erste, was du leicht und vor allem KOSTENLOS ändern kannst. Unsere Augen empfangen ständig Signale von dem Licht um uns herum, und die Netzhaut ist das Tor zu unseren Hormonrezeptoren. Das Licht beeinflusst die Botschaften, die von den Rezeptoren an unser Gehirn gesendet werden, um die Ausschüttung der entsprechenden Hormone zu veranlassen.

Wir können also die Chemie in unserem Gehirn steuern, indem wir unseren Augen zu festgelegten Tageszeiten bestimmte Lichtwellen zuführen oder diese meiden. Wir sollten uns genauer bewusst machen, wie die verschiedenen Lichtwellen auf uns wirken, denn so ist unser Gehirn nun einmal verdrahtet. Es gibt inzwischen Hunderte wissenschaftlicher Studien, die den Einfluss von Licht auf unser Gehirn und das Hormonsystem zum Gegenstand haben. Das hat nichts damit zu tun, dass wir wie Hippies im Einklang mit der Natur leben, vielmehr geht es um die wissenschaftliche Erkenntnis, dass Licht eine starke Kraft ist, die wir lange Zeit ignoriert haben. Aber damit ist jetzt Schluss.

Cortisol durch Morgenlicht

Das Tageslicht bringt unser Gehirn dazu, am Morgen als Erstes Cortisol auszuschütten – Tatsache. Cortisol schenkt uns Energie und Antrieb für den Tag, deshalb brauchen wir es, wenn wir aufstehen, und NICHT, wenn wir ins Bett gehen. Folglich sollten wir morgens zunächst nach draußen gehen, um Sonnenlicht abzubekommen, das unseren Cortisolspiegel ausgleicht. Einfach nur alle Lichter im Schlafzimmer anzuschalten, hat nicht denselben Effekt. Die Lichteinstrahlung wird in Lux gemessen, und es ist erstaunlich, wie unterschiedlich stark die verschiedenen Lichtquellen sind. So unterscheiden sie sich:

- Heller Sonnenschein: 100 000 Lux, es dauert zwei bis drei Minuten, bis die Cortisolausschüttung einsetzt.
- Bewölkt (hallo, Deutschland): 10 000 Lux, es dauert 30 Minuten, bis die Cortisolausschüttung einsetzt.

- Helles Innenlicht: 1000 Lux, es dauert Stunden, bis die Cortisolausschüttung einsetzt.
- Schwaches Innenlicht: 100 Lux, du verstehst schon ...

Auch Fenster versperren dem Licht seinen Weg. Kürzlich las ich, dass man in einem Flugzeug sechs Stunden aus dem Fenster starren müsste, um denselben Lichteffekt zu erzielen wie nach einigen Minuten draußen im Freien.

Es geht also darum, zur rechten Zeit die Cortisolausschüttung durch Licht anzuregen. Geh als Erstes mit deinem Kaffee nach draußen und schau in den Himmel (nicht direkt in die Sonne, das ist nicht zu empfehlen). Du brauchst nicht zu meditieren, »Om« zu singen oder einen Sonnengruß auszuführen. Hier geht es darum, die Erkenntnisse der Neurowissenschaft zu nutzen, um die Hormonausschüttung zu timen. In Deutschland, wie auch in Großbritannien, ist es oft bewölkt und regnerisch. Doch für mich gibt es kein falsches Wetter, sondern nur falsche Kleidung und ich ziehe mir einen beschichteten Regenmantel über meinen Pyjama, damit ich es kuschelig warm habe.

Melatonin mithilfe von Dunkelheit steuern

Gerade an einem richtig schön sonnigen Morgen lass dich nicht dazu verleiten, eine Sonnenbrille aufzusetzen. Denn genau dadurch wird Melatonin zu einem Zeitpunkt freigesetzt, an dem du genau das gerade nicht willst. Durch das Verdunkeln der Augen wird dem Körper vorgegaukelt, dass die Nacht hereinbricht und es langsam Zeit ist, ins Bett zu gehen. Auch wenn es dir am Anfang vielleicht schwerfällt, ohne Sonnenbrille rauszugehen, denke daran, dass schon ein paar Minuten ohne Brille ausreichen, um deine Melatoninausschüttung deutlich zu verändern.

Stattdessen solltest du lieber deine Serotonin-Melatonin-Bildung am Abend ankurbeln, die beginnt, wenn das natürliche

Licht abnimmt. Du solltest deine Beleuchtung auf die Jahreszeiten abstimmen, also sie im Winter früher und im Sommer später abdunkeln. Dimme das Licht oder schalte die helle Deckenbeleuchtung aus und knipse warme Steh- oder Tischlampen an, um das natürliche Abendlicht zu imitieren. Oder zünde Kerzen an – aber bitte nicht diese sündteuren Dinger, die randvoll mit künstlichen Duftstoffen und Paraffin sind und deinen Hormonhaushalt durcheinanderbringen können. Am besten verwendest du unparfümierte Kerzen aus Soja- oder Bienenwachs und für einen angenehmen Duft verbrennst du ätherische Bioöle.

Schwäche also im Laufe des Tages das Licht ab und setze erst am Abend deine Sonnenbrille auf. Das mag anfangs ungewohnt sein, nach einer Woche ist es für dich aber ganz normal. Verdunkle in der Nacht dein Schlafzimmer möglichst stark, nutze dafür Verdunklungsvorhänge oder -rollos. Selbst bei geschlossenen Augen kann auf der Haut einfallendes Licht die Cortisolbildung anregen, deshalb sollte deine Umgebung beim Schlafen möglichst dunkel sein.

Jede Art von Licht in der Nacht beeinträchtigt deinen Melatoninspiegel. Wenn du einen Bildschirm oder andere elektronische Geräte im Zimmer hast, nimm sie vom Stromnetz oder klebe Leuchtdioden undurchlässig ab. Wenn du nachts auf die Toilette gehst, lass am besten das Licht aus und beweg dich vorsichtig. Hilf deinem Körper, so gut du kannst, Melatonin zu synthetisieren, damit sich das herrliche Schlafgefühl zur richtigen Zeit einstellt.

Natürliches Licht vs. blaues Licht

Natürliches Licht wird als »Vollspektrumlicht« bezeichnet, das heißt, es enthält alle Farben des Regenbogens und Lichtwellen, die wir nicht sehen können, wie Ultraviolett und Infrarot. Bildschirme – auch von Smartphones, Tablets und Laptops – strahlen synthetisches Licht mit blauem Spektrum ab, das wie natürliches Licht wirkt, weshalb unser prähistorisches Gehirn keinen Unterschied erkennen kann. Statt zu denken: »Jetzt ist es an der Zeit, Melatonin auszuschütten und einzuschlafen«, ist unser Gehirn mit seinen drei Millionen Jahren Evolutionsgeschichte darauf programmiert zu denken: »Tageslicht – es ist Zeit aufzustehen und auf die Jagd zu gehen!«

Wenn wir also um 22 Uhr auf unseren Handys scrollen oder auf dem Sofa Netflix schauen (was ich immer noch tue, es ist mein Wohlfühlort, sorry), bringen wir unser Gehirn durcheinander. Für den Hormonhaushalt ist das eine *Katastrophe*, denn die Melatoninausschüttung wird genau dann verhindert, wenn sie eigentlich angebracht wäre. Nach einem Netflix-Abend schlafe ich zwar immer noch ein, aber es ist nicht der erholsamste Schlaf, weil ich noch zu viel Cortisol im Körper habe.

Die Auswirkung von blauem Licht ist wirklich erstaunlich. Vor ein paar Jahren waren Matthew – er ist eine kleine Nachteule, wohlgemerkt – und ich zelten. Und weil er kein blaues Licht vor den Augen hatte, ist er um 22 Uhr weggepennt. (Ich habe mich natürlich geärgert, dass er vor mir einschlief.) Es war, als hätte er eine Schlaftablette genommen, denn normalerweise geht er erst um 2 Uhr nachts ins Bett (er hat einen ähnlichen Schlafrhythmus wie ein Vampir). Doch weil wir keine Handys oder Tablets dabeihatten, wurde seine Melatoninausschüttung nicht gehemmt und er schlief wunderbar.

Da ich kein Ungeheuer bin, erwarte ich natürlich nicht, dass du ab 18 Uhr alle Bildschirme verhängst und bei Schummerlicht Topflappen häkelst oder so. Ganz ehrlich, wir lieben Fernsehen, und abends sind bei mir immer irgendwelche Bildschirme an. Wenn du jedoch Probleme hast einzuschlafen und trotzdem am Abend dein Handy benutzen möchtest, kannst du dir mit einer Blaulichtfilter-Brille helfen – für mich eine bahnbrechende Neuerung. Man bekommt sie inzwischen überall für kleines Geld und sie verhindert, dass die blauen Lichtwellen unserem Gehirn weismachen, es wäre Tag. Ich trage sie abends beim Fernsehen oder Telefonieren. Viele Modelle sind sogar richtig chic, damit wirst du nie wie ein Cyborg aussehen ...

2. ESSEN

Die Auswirkungen deines Essens auf deinen Schlaf

Ein weiterer Faktor, mit dem du deinen Schlaf verbessern kannst, ist dein Essen – und es ist nicht nur entscheidend, WAS, sondern mindestens genauso wichtig, WANN du isst. Wie ich schon ausgeführt habe, solltest du deinen Serotoninwert erhöhen, denn aus diesem Glückshormon wird Melatonin synthetisiert, das Schlafhormon – und das am besten zur richtigen Tageszeit, das heißt kurz vor dem Schlafengehen. Kaum zu glauben, aber wahr: Wir können uns mithilfe unseres Essens einen entspannenden, wohltuenden Schlaf verschaffen.

Wenn du Probleme beim Einschlafen hast, liegt es wahrscheinlich an deinem niedrigen Serotoninspiegel. Früher wusste man nicht, wie wichtig Serotonin für einen erholsamen Schlaf ist, aber inzwischen ist das wissenschaftlich nachgewiesen. Forscher:innen des California Institute of Technology fanden heraus, dass Serotonin im Gehirn in direktem Zusammenhang mit dem Anstieg des »homöostatischen Schlafdrucks«[3] steht, also mit deinem natürlichen Schlafbedürfnis, das sich während deiner Wachzeit auf- und während des Schlafes wieder abbaut. Bei einem Serotoninmangel fühlst du dich weniger müde, doch keine Sorge, das lässt sich ändern – und alles beginnt im Darm.

Darmgesundheit und Mikrobiom

Wenn du gut schlafen möchtest, solltest du dich auch ausführlich mit deiner Darmgesundheit beschäftigen. Ich glaube, kaum ein Hausarzt bringt sie mit Schlaflosigkeit in Zusammenhang. Aber sie ist extrem wichtig. Zuvor habe ich erklärt, dass 95 Prozent des Serotonins im Darm hergestellt werden. Zur Unterstützung dieses Prozesses benötigst du ein gutes Darmmikrobiom.

Als Darmmikrobiom bezeichnet man die Gemeinschaft von Milliarden von Bakterien und Mikroorganismen, die sich im unteren Darmbereich angesiedelt haben – inklusive ihres Erbguts und der von ihnen produzierten Moleküle. Inzwischen ist den Wissenschaftler:innen klar, welche entscheidende Rolle ein gesundes Darmmikrobiom für die Gesundheit, den Verdauungsstoffwechsel, das Immunsystem und die Hormonproduktion eines Menschen spielt.

Das Darmmikrobiom und die Bakterienvielfalt leiden darunter, wenn wir zu viele verarbeitete (»prozessierte«) Lebensmittel essen. Und damit meine ich alles, was sich nicht in seinem natürlichen Zustand befindet, sondern verpackt oder verarbeitet ist wie Fertiggerichte, Schokoriegel, Zerealien, Chips, Croissants und selbst angeblich so »gesunde« vegane Snacks. All diese und viele weitere Lebensmittel sind stark verarbeitet (»hochprozessiert«) und stecken voller Pflanzenöle und anderen entzündungsfördernden Zutaten wie Zucker. Studien belegen, dass eine Ernährung auf Basis verarbeiteter Lebensmittel die Serotoninproduktion hemmt oder gar stoppt, weil die enthaltenen (künstlichen Zusatz-)Stoffe sich negativ auf das Darmmikrobiom und den Tryptophanspiegel auswirken.

Nur ein gesundes, vielfältiges Darmmikrobiom kann ausreichend Serotonin produzieren, das dann,[4] wie wir wissen, zu Melatonin umgewandelt wird. Wer also häufig zuckerhaltige, hochverarbeitete Lebensmittel isst, wird eher Schlafprobleme bekommen (wie auch andere Gesundheitsprobleme, was wir später noch sehen werden).

Kraft und Wirkung fermentierter Lebensmittel

Die gute Nachricht: Es gibt viele einfache und köstliche Wege, um zu einem gesunden Darmmikrobiom und einem ausgeglichenen Serotoninspiegel zu gelangen. Es ist inzwischen allgemein bekannt, dass fermentierte Lebensmittel die Diversität des Darmmikrobioms fördern (je größer die Vielfalt deiner Darmbakterien, desto besser für dich) und ihre offenkundige Wirkung[5] wurde wissenschaftlich nachgewiesen. In einer kürzlich veröffentlichten Studie der Stanford Universität wurden zwei Gruppen von Esser:innen miteinander verglichen: eine Gruppe, die reichlich fermentierte Lebensmittel zu sich nahm, und eine andere, die sich sehr ballaststoffreich ernährte. Die Teilnehmer der Gruppe, die viel fermentierte Lebensmittel konsumierte, hatten eine viel größere Diversität in ihrem Darmmikrobiom und geringere Entzündungswerte auf molekularer Ebene. Ein Forscher bezeichnete dies als »verblüffendes Resultat«, und da kann ich nur zustimmen.

Zu fermentierten Lebensmitteln gehören:

- Kefir
- Kombucha (fermentiertes spritziges Teegetränk)
- Sauerkraut
- Sauerteigbrot
- Rohmilchkäse
- Kimchi (meist fermentierter Chinakohl und weißer Rettich oder anderes Gemüse)

Die letzten drei Lebensmittel auf der Liste esse ich sehr gerne abends als kleinen Snack. Ich trinke auch gern den ganzen Tag hindurch Kombucha, er unterstützt die »guten« Bakterien in meinem Darmmikrobiom. (Vielleicht bin ich ein bisschen süchtig nach Kombucha, aber lieber nach Kombucha als nach Wein!)

Fülle deinen Tryptophan-Tank

Tryptophan ist die Aminosäure, aus der Serotonin gebildet wird (das seinerseits in Melatonin umgewandelt wird, wie du inzwischen weißt). Diese Aminosäure kann der Körper nicht selbst herstellen, deshalb sollten wir uns von tryptophanreichen Lebensmitteln ernähren. Idealerweise sollten wir sie am Abend essen, am besten ein paar Stunden vor dem Schlafengehen.

Die folgenden Lebensmittel beispielsweise sind hervorragende Tryptophan-Lieferanten:

- weißer Reis
- helles Fleisch (Pute und Hähnchen – schau dich nach günstigem Biofleisch um und nimm lieber Schenkel statt Brustfleisch, sie enthalten auch mehr Nährstoffe)
- rotes Biofleisch von grasgefütterten Rindern (Weidehaltung)
- Eier
- Nüsse
- Linsen (braune vor dem Kochen am besten über Nacht einweichen, schwarze brauchen das nicht)
- Sesamsaat und Sonnenblumenkerne
- weißer Fisch
- Kirschen (insbesondere Montmorency-Sauerkirschen)
- Avocado (nicht überreif)
- Bananen (dito)

Reis koche ich gern in Knochenbrühe oder Kollagenpeptiden (10 g), um meinen Aminosäurespiegel zu erhöhen.[6] Wenn ich nach dem Essen irgendwie noch Lust auf etwas zu knabbern habe, bereite ich mir einen Tryptophan-Smoothie aus diesen Zutaten:

- 1 Banane
- 1 Glas Rohmilch (mit vielen guten Bakterien für meine Darmmikroben)
- 15 g Bio-Instant-Rinderbrühe von grasgefütterten Tieren
- 1 gestrichener EL Kakaopulver (weglassen, wenn du stark auf Kaffee reagierst, weil Kakao eine geringe Menge Koffein enthält)
- einige Tropfen Vanilleextrakt
- 1–2 Tropfen Stevia-Süße (optional)
- 1 Prise Meersalz

Ich gebe alles zusammen in den Mixer und trinke es ein paar Stunden bevor ich ins Bett gehe. Der Smoothie hält mich auch vom Naschen ab. Tryptophan gibt es als Nahrungsergänzungsmittel, das man am besten in Verbindung mit Kohlenhydraten zu sich nimmt. Ich persönlich bin der Meinung, dass »echte« Lebensmittel immer besser sind als Nahrungsergänzungsmittel, weil sie auch der Darmgesundheit nutzen (außerdem kommst du mit Lebensmitteln am Ende immer günstiger weg). Wenn du allerdings im Flugzeug oder Zug einen fürchterlichen Fraß vor dir stehen und keine andere Wahl hast, greifst du am besten zu Nahrungsergänzungsmitteln. Im weiteren Verlauf erkläre ich dir, welche einen guten Schlaf fördern.

Durch gesunde Fette die Serotoninproduktion fördern

Was und wie auch immer du isst, lass das mit der fettarmen Ernährung sein. Ich habe mich schon früher immer wieder darüber ausgelassen und werde es bis zu meiner letzten Sekunde tun – egal, was in den 1980er- und 1990er-Jahren propagiert wurde, fettarme Kost ist NICHT gut für dich. Gerade wenn es um erholsamen Schlaf geht! Denn eine Low-fat-Diät kann die lebenswichtige Serotoninproduktion durcheinanderbringen. Wir brauchen gute (ungesättigte) Fette, weil ihre essenziellen Fettsäuren, also Fettsäuren, die unser Körper nicht selbst herstellen kann, die Bausteine für unsere Zellen sind. Du solltest möglichst viele ungesättigte Fettsäuren wie etwa Omega-3 auf deinen Speiseplan setzen:

- Makrele
- Sardine
- Lachs
- Sardellen (Anchovis)
- Walnüsse
- Chiasamen

Bei einer gesunden Ernährung geht es darum, chemische Substanzen zu zählen, nicht Kalorien, und wir sollten keine Angst vor Fett haben. Im Kapitel »Warum muss ich andauernd essen?« gehe ich darauf ein, wie Hormone unseren Appetit regulieren, aber denk daran, ohne Fette würden wir schlicht und einfach nicht überleben.

Verschiebe deine Essenszeit nach hinten

Es kommt nicht nur darauf an, *was* du isst, sondern auch, *wann* du isst. Beim Aufwachen bist du in einem nüchternen Zustand, und das ist super, weil Fasten deinen Dopamin- und Adrenalinspiegel in die Höhe schnellen lässt. Sobald du etwas isst, kommt die Serotoninproduktion in Gang, deshalb solltest du die Ausschüttung so weit wie möglich hinauszögern, denn Serotonin = Melatonin = müde. Mit anderen Worten: Nimm deine erste Mahlzeit möglichst spät zu dir.

Ich weiß, das mag etwas beängstigend klingen – vielleicht denkst du sogar: »Dann verhungere ich!« Doch lass dich nicht abschrecken, wenn du deine Essgewohnheiten erst einmal ein wenig verändert hast, wirst du keinen Hunger leiden, versprochen! Vertrau mir, ich weiß, wie es ist, sich wirklich zittrig zu fühlen, seit ich beim Alkoholentzug im Delirium war. Die Verschiebung meiner Essenszeit war nicht einmal annähernd so schlimm. Du kannst deine innere Uhr buchstäblich innerhalb von drei Tagen umstellen und damit deine Essenszeit verschieben, ohne Hunger zu verspüren. Wenn du normalerweise um 7 Uhr isst, geh zuerst auf 7:45 Uhr, und verschieb den Zeitpunkt dann immer ein bisschen weiter nach hinten. Vielleicht ist es Mittag, wenn du deine erste Mahlzeit einnimmst, schau mal, wie es bei dir läuft.

Wenn du dich auf diese Weise ernährst, zählst du weder Kalorien noch machst du dir Gedanken über dergleichen Unfug. Du trickst einfach nur deine Schlafhormone aus, damit sie ab jetzt später ausgeschüttet werden – und zwar wann du es willst. Inzwischen komme ich mit Essen am Morgen nicht mehr gut zurecht – ich werde sehr lethargisch. Auch wenn es sich seltsam anhören mag, dass man morgens nicht gleich frühstücken sollte, probiere es ein paar Tage aus und warte ab, wie du dich damit fühlst. Wir haben das Denkmuster übernommen, dass wir den ganzen Tag essen müssten, um unseren Stoffwechsel in Gang zu halten (und ja, darauf gehe ich im nächsten Kapitel genauer ein), doch ständiges Essen bringt so vieles in uns durcheinander, nicht zuletzt auch unseren Biorhythmus. Und wie wir schon gesehen haben, sollten wir uns davor dringend hüten, wenn wir gut schlafen wollen.

Iss Kohlenhydrate lieber am Abend

Tatsächlich ist es eine gute Idee, Kohlenhydrate möglichst am Abend zu essen und nicht über den Tag verteilt. Sie haben so einen positiven Effekt auf unsere Schlafhormone – Kohlenhydrate werden in Zucker umgewandelt, der den Blutzuckerspiegel erhöht und die Insulinausschüttung anregt. Dadurch wird der Spiegel unseres Stresshormons Cortisol gesenkt und der Serotoninspiegel angehoben, was für den Schlaf ideal ist. Perfekt, um zur Ruhe zu kommen und sich zu entspannen.

Vielleicht geht es dir auch so wie mir: Wenn ich mittags einen Teller Nudeln, ein Sandwich oder irgendein belegtes, gefülltes Fladenbrot (Panino, Döner oder Wrap) esse, bin ich am frühen Nachmittag müde. Das liegt am abfallenden Cortisolwert, und den können wir gerade an einem anstrengenden Tag gar nicht gebrauchen.

Deshalb passt es für mich sehr gut, Kohlenhydrate am Abend zu essen. Dadurch kann ich mich wirklich entspannen, weil der GABA-Wert steigt (der Neurotransmitter, der das Gedankenkarussell verlangsamt). Versuche also, kohlenhydrathaltige Speisen möglichst am Abend, ein paar Stunden vor dem Zubettgehen zu essen, damit sie dein Körper vor dem Schlafen in Ruhe verdauen kann.

Natürlich bin ich nicht perfekt, wenn es um diese Dinge geht. Auch wenn ich verrückt danach bin, im Bett zu essen, versuche ich, mit dieser lieben Gewohnheit zu brechen. Anfangs habe ich meine leckeren Häppchen (Sauerteigbrot mit Käse) unten in der Küche verspeist, aber ich wäre ja nicht ich, wenn mir dazu nicht etwas eingefallen wäre: »Wollen wir uns einen Käseteller machen und oben im Bett beim Netflix-Gucken snacken?« (Genial, oder?) Das schlich sich schnell als tägliche Routine ein. Auch wenn ich mit vollem Bauch so gut schlafen kann wie ein Opa nach dem Weihnachtsfestmahl, weiß ich, dass es nicht gut für mich ist. Man rutscht so leicht in schlechte Angewohnheiten rein, aber ich werde es ändern und meine Häppchen ein paar Stunden vor dem Schlafen in der Küche futtern. Versprochen!

Nahrungsergänzungsmittel für einen besseren Schlaf

Wie schon erwähnt, ist es besser und billiger, sich gezielt zu ernähren, als massenweise Pillen einzuwerfen. In Fleisch und Fisch sind so viele Mikronährstoffe, die nicht als Ergänzungsmittel aufbereitet werden können – so weit ist die Wissenschaft noch nicht. Es gibt allerdings einige Nahrungsergänzungsmittel, die dich auf deinem Weg zu einem erholsameren Schlaf unterstützen können. Aber bitte nimm sie nicht alle gleichzeitig! Doch ich hoffe, dass die nachfolgende Auflistung ein paar Alternativen für dich bereithält. Ich empfehle dir, jeweils immer nur eines der Mittel auszuprobieren und genau zu beobachten, wie du dich damit fühlst.

Magnesium

Dieser Mineralstoff ist für viele Körperfunktionen unentbehrlich, doch wir brauchen ihn *ganz besonders* für einen erholsamen Schlaf. Magnesium aktiviert den Teil des Nervensystems, der uns Ruhe und Entspannung schenkt – und die Melatoninproduktion steuert. Außerdem aktiviert es unsere GABA-Rezeptoren, was das Gedankenkarussel zur Ruhe kommen lässt.[7] Auf dem Markt sind viele verschiedene Mittel erhältlich, zum Schlafen ist Magnesiumglycinat das beliebteste (und außerdem auch leichter verdaulich als andere). Eine Tagesdosis liegt üblicherweise zwischen 250 und 300 mg (beachte aber unbedingt die Packungsaufschrift).

L-Theanin

Diese Aminosäure kommt in ihrer natürlichen Form in Tee und Pilzen vor und hilft uns beim Schlafen, indem sie den GABA- und den Serotoninwert erhöht. Es ist als Kapsel oder Pulver erhältlich, ich nehme jeden Morgen eine 100-mg-Kapsel zum Kaffee. Ich habe festgestellt, dass ich dann nicht so aufgedreht bin vom Koffein und dennoch einen leichten Kick bekomme. Vor dem Schlafengehen nehme ich 400 mg mit Wasser ein.

Taurin

Auch diese Aminosäure wird im Körper gebildet, sie spielt eine wichtige Rolle für das Herz-Kreislauf-System, beim Aufbau von Muskeln und für das zentrale Nervensystem. Seine Bedeutung für unsere Schlafqualität rührt daher, dass Taurin die GABA-Rezeptoren im Gehirn aktiviert und an der Melatoninproduktion beteiligt ist. Man kann eine Stunde vor dem Schlafengehen 500 bis 1500 mg einnehmen (ich weiß, dass Taurin auch in Red Bull enthalten ist, allerdings empfehle ich Red Bull keinesfalls als Schlafmittel, das wäre ja komplett irre!).

5-HTP

Der Körper wandelt Tryptophan zunächst in 5-HTP um, woraus dann Serotonin gebildet wird, das wiederum in Melatonin umgewandelt wird. 5-HTP zum Supplementieren gibt es als Pulver oder in Kapseln. Man kann eine Stunde vor dem Zubettgehen 100 bis 200 mg einnehmen. Wenn du SSRI (selektive Serotonin-Wiederaufnahme-Hemmer) gegen Depressionen einnimmst,

MUSST du vorher mit deinem Arzt oder deiner Ärztin sprechen, da deren Wirkung durch 5-HTP beeinträchtigt werden könnte.

Vitamin (Hormon!) D

Das Vitamin-D-Hormon hilft dir, zur Ruhe zu kommen, weil es an vielen Schlaffunktionen beteiligt ist. Da es fettlöslich ist, achte darauf, dein Präparat mit guten Fetten zusammen MORGENS einzunehmen und nicht abends, denn sonst wird die Melatoninproduktion beeinträchtigt.

Süßholzwurzelextrakt

Wenn du vor dem Schlafen mit Herzrasen und Angstzuständen zu kämpfen hast, weil deine Nebennieren aus dem Gleichgewicht geraten sind, dann könnte dir Süßholzwurzelextrakt helfen. Denn die enthaltene Glycyrrhizinsäure (ich kann's auch nicht aussprechen) unterstützt die Aufrechterhaltung eines gesunden Cortisolspiegels. Allerdings solltest du die Tropfen nicht am Abend, sondern mit etwas Wasser verdünnt am Morgen einnehmen. Die Süßholzwurzel ist tabu, wenn du an Leber- oder Nierenerkrankungen, Bluthochdruck oder Kaliummangel leidest. Auch schwangere und stillende Frauen sollten auf Süßholz und Lakritze verzichten.

Zink

Zink erhöht auf natürliche Weise den Testosteronspiegel – und ein niedriger Testosteronwert trägt nach wissenschaftlichen Erkenntnissen zu Schlaflosigkeit bei.[8] Es wurde auch festgestellt, dass ein guter Zinkspiegel die Zeit bis zum Einschlafen reduziert und die Schlafdauer insgesamt verlängert.

Ashwagandha

Ashwagandha ist ein pflanzliches Heilmittel (Adaptogen), das dich widerstandsfähiger gegen Stress macht und entspannt.

Untersuchungen haben gezeigt, dass Menschen mithilfe von Ashwagandha schneller einschlafen, länger schlafen und ihr Schlaf überhaupt erholsamer ist. Es ist als Kapsel oder Pulver erhältlich, das zum Einnehmen in einem Getränk aufgelöst wird. Achtung: Es kann zu Anhedonie führen (Freudlosigkeit, Verlust von positiven Gefühlen)!

Ling Zhi (Reishi-Pilz)
Dieser Pilz mit dem schönen deutschen Namen »Glänzender Lackporling« ist ein weiteres Adaptogen, das unter anderem bei Schlaflosigkeit hilft. Sein Wirkstoffkomplex soll für innere Ruhe und Ausgeglichenheit sorgen. Zum Ausprobieren kannst du vor dem Schlafengehen einen Ling-Zhi-Tee trinken – oder du nimmst eine Kapsel ein.

3. TEMPERATUR

Lieber kalt als warm

Es ist mir völlig schleierhaft, warum wir dazu erzogen wurden, es uns im Bett mit Wärmflasche und dicker Wolldecke gemütlich zu machen, obwohl sich gerade Kälte positiv auf den Schlaf auswirkt. Anstatt zu schwitzen, wach zu liegen und dir Sorgen zu machen, kannst du bei Kälte abschalten. Sie hilft dir, die richtigen Hormone zum Schlafen zu produzieren. Tut mir leid, jetzt kommt der Moment, in dem ich dir sage, dass du ins kalte Wasser springen musst (ich weiß, ich weiß). Aber ich bin natürlich keine Sadistin, vielmehr sind es handfeste wissenschaftliche Erkenntnisse, die belegen, warum kaltes Wasser so erstaunlich gut wirkt.

Der mit dem Wow-Effekt: Unser Vagusnerv

Der Vagusnerv verläuft vom Gehirn bis zum Darm, er ist Hauptbestandteil des parasympathischen Nervensystems und der längste Nerv in unserem Körper. Es mag etwas verwirrend sein, aber das *parasympathische* Nervensystem regelt alle Körperfunktionen im Ruhezustand wie zum Beispiel die Verdauung. Es versetzt den Körper in den Wiederherstellungsmodus, bei dem Herzschlag und Atmung herunterfahren. Deshalb ist es für den Schlaf so wichtig, dass unser Vagusnerv optimal funktioniert (er kontrolliert auch die Blase, deshalb müssen wir im Schlaf nicht pinkeln).

Im Gegensatz dazu steuert das *sympathische* Nervensystem unsere Aktivitäten während des Tages, so etwa den Kampf-oder-Flucht-Reflex, womit es uns tagsüber einsatzbereit hält.

Einfach ausgedrückt:

Parasympathikus = runterkommen (automatische Körperfunktionen)
Sympathikus = aktiv sein (körperliche Leistungsfähigkeit)

Mithilfe des Vagusnervs, der 75 bis 80 Prozent des Parasympathikus steuert, kannst du deinen Parasympathikus aktivieren und dich selbst beruhigen. Und nichts mag der Vagusnerv lieber als kaltes Wasser.

Die Wirkung von kaltem Wasser

Kälte stimuliert den Vagusnerv, der, wie wir gerade erfahren haben, in unserem Körper die Kommunikationsautobahn für Ruhe und Verdauung ist. Letztendlich verarbeitet der Körper den Kälteschock, indem er sich fragt: »Huch, was ist denn hier los?« Daraufhin wird der Körper von einer Kaskade parasympathischer

Hormone regelrecht geflutet, sodass er sich beruhigt, was für einen erholsamen Schlaf essenziell ist.

Bei mir wirkt kaltes Wasser Wunder. Ich bringe mich oft in Schwung, indem ich mich zuerst in meine portable Infrarot-Sauna (ca. 230 Euro) setze, alles ausschwitze und dann unter die kalte Dusche springe. Ich stelle mich unter die Dusche und lasse das eiskalte Wasser über meinen Nacken laufen, sodass es direkt auf meinen Vagusnerv trifft. Und etwa 20 Minuten nachdem ich aus der Dusche gekommen bin, überschwemmen mich Unmengen beruhigender Hormone, die bewirken, dass ich mich entspannt und schläfrig fühle.

Auch auf Singen und Summen reagiert der Vagusnerv positiv. Wenn du also die Wirkung des kalten Wassers noch verstärken möchtest, dann schmettere unter der kalten Dusche einen Song.

Langsam anfangen

Klar verstehe ich dich. Niemand *möchte* kalt duschen. Ich selbst kämpfe auch heute noch gegen den Drang, es lieber doch sein zu lassen, denn wir Menschen möchten es warm und gemütlich haben. Ich würde dir nicht empfehlen, unvermittelt unter die kalte Dusche zu springen, wenn du das noch nie gemacht hast, weil du dann schreiend sofort wieder herausrennst. Du solltest dich stattdessen lieber langsam darauf vorbereiten, indem du zuerst möglichst heiß duschst.

Im Endeffekt möchten wir unseren Körper dazu bringen, sich nach Kälte zu sehnen. Beim ersten Mal habe ich superheiß gebadet, so heiß, dass es in meinem Kopf pochte. Kennst du das? Ich stelle mir einen Podcast an und bleibe schwitzend, so lange wie ich es ertragen kann, in der heißen Wanne sitzen. Schließlich sehne ich mich regelrecht nach eiskaltem Wasser und möchte es am liebsten trinken. Probiere es einfach aus – kaltes Wasser nach heißem fühlt sich fantastisch an. Mit der Zeit gewöhnst du dich daran und es kommt dir auch weniger kalt vor. Was hier geschieht, hat etwas von Magie.

Allerdings muss ich einräumen, dass es nicht bei jedem funktioniert. Meine Freundin Lucy probierte das Kaltduschen aus und war danach sehr aufgekratzt. Jeder ist anders, deshalb muss jeder ausprobieren, was für ihn oder sie am besten funktioniert. Zieh es eine Woche lang durch und warte ab, wie du dich fühlst. Versuche, zunächst 30 Sekunden unter der Dusche zu bleiben, und steigere dich dann langsam auf zwei Minuten (wenn du es so lange aushalten kannst!).

Du brauchst auch nicht jeden Tag kalt zu duschen. Tatsächlich ist das sogar besser, damit dein Körper es nicht immer erwartet (siehe den Dopaminplan im Kapitel »Warum habe ich das Gefühl, den Verstand zu verlieren?«). Schon ein paar kalte Duschen pro Woche – *spätestens* eine Stunde vor dem Zubettgehen – werden dir wirklich helfen. Vielleicht hast du aber auch morgens mehr davon, probiere aus, was für dich am besten passt.

Reduziere die Temperatur

Eine andere viel einfachere und weniger angsteinflößende Methode für einen guten Schlaf besteht darin, die Temperatur in deinem Schlafzimmer herunterzuregeln. Im Tiefschlaf sinkt deine Körpertemperatur und das möchtest du unterstützen. Wenn es in deinem Zimmer zu warm und stickig ist, kann sich das negativ auf deinen Schlaf auswirken, sodass es schwieriger wird, einzuschlafen oder in die wichtige REM-Phase einzutauchen. Stell dir eine Hitzewelle vor – das fühlt sich schrecklich an und man kann kaum einschlafen, wenn man buchstäblich kocht, nicht wahr?

Die Schlafzimmertemperatur sollte im Idealfall zwischen 17 und 19 Grad Celsius liegen. Dreh also das Thermostat runter oder stell die Heizung ganz aus (spart auch Energie!). Öffne möglichst auch das Fenster, damit kühle Luft in dem Raum zirkulieren kann. Wenn du wegen des Straßenlärms das Fenster geschlossen halten möchtest, lege dir eine gute Schlafmaske und Ohrstöpsel zu.

Wenn es dir im Bett zu heiß wird, kannst du kühlende Matratzenauflagen oder eine Kühlmatte (*Chilly Pad*) verwenden. Sie gleicht einer dünnen Luftmatratze, die du unter dein Laken oder Spannbetttuch legst. Sie eignet sich hervorragend für heiße Sommertage und auch wenn du unter Hitzewallungen leidest (siehe dazu auch das Kapitel »Was ist mit meinem Hormonhaushalt los?«). Probier doch die Auflagen und die Luftmatratze einfach mal aus!

4. ATMUNG

Der schnellste Weg, um deinen Schlaf zu verbessern – die Atmung ist definitiv ein Notfallprogramm. Sie ist neben Nahrungsergänzungsmitteln der schnellste Weg, um deine Körperchemie zu verändern – du kannst quasi eine Hormonflut auslösen, ohne auch nur das Bett zu verlassen. Beim Atmen geht es darum, dass du dir deines körperlichen Zustands bewusst wirst – also raus aus dem herumwirbelnden Verstand, rein in den Körper. Du brauchst noch nicht einmal deinen Lebensstil zu verändern oder einen besonderen Ort aufzusuchen, du kannst einfach um 3 Uhr nachts im Bett liegen und atmen. Und das Beste daran: Es ist KOSTENLOS.

Darum hilft tiefe Atmung beim Schlafen

Die Atmung beeinflusst das parasympathische Nervensystem, deshalb ist sie so wirkungsvoll, ähnlich wie kaltes Wasser. Durch eine bewusste tiefe Atmung lässt sich der Vagusnerv stimulieren, bei der tiefen Atmung steigt zunächst der Blutdruck, das stimuliert den Vagusnerv, der die Herzfrequenz senkt. Das heißt, es werden beruhigende, entspannende Hormone aktiviert, die wir zum Schlafen brauchen.

Einer der größten Verfechter der Tiefenatmung (und Kaltwasserdusche) und Entwickler der nach ihm benannten Atemtechnik ist Wim Hof. Der Niederländer ist Extremsportler, weltweit als »The Iceman« bekannt und einer der erstaunlichsten Motivationsredner überhaupt. Ich folge der Wim-Hof-Methode; immer wenn ich in einer Krisensituation stecke und mich festgefahren habe, helfe ich mir als Erstes damit. Ich mache drei oder vier Durchgänge (siehe unten), was jeweils etwa 15 Minuten dauert. Lass dich nicht irritieren, die Zeitwahrnehmung funktioniert währenddessen anders.

DIE WIM-HOF-METHODE

- Atme 35-mal sehr schnell und tief ein und schnell wieder aus (das Gegenteil davon, wenn du einen Luftballon aufbläst). Ich mache es, bis mir etwas schwindelig wird.
- Atme aus und halte deinen Atem so lange wie möglich an.
- Wenn du einatmen musst, nimm einen tiefen Atemzug, halte ihn zehn Sekunden und atme aus.
- Wiederhole diesen Zyklus drei Runden.

Danach überschwemmt mich eine regelrechte Welle von Wohlfühlhormonen. Es ist die schnellste Methode zur Serotoninfreisetzung, sodass sich mein System beruhigt und ich aus dem »Katastrophisieren« herauskomme. Es hat einen ähnlichen Effekt wie Meditieren, was bewirkt, dass Serotonin und Melatonin ausgeschüttet werden. Während meines Entzugs lernte ich TM (Transzendentale Meditation) kennen, doch Meditieren passt nicht zu mir. Aber wenn du ernsthafte Schlafprobleme hast, empfehle ich dir, ein paar Meditationsarten auszuprobieren, um herauszufinden, ob sich eine davon für dich eignet.

App mit geführter Meditation

Wenn du mitten in der Nacht immer wieder aufwachst und völlig erschöpft bist, kann dir allein der Gedanke an eine Meditation oder Atemübung schon zu viel sein. Ich kenne dieses Gefühl, wenn man sich nicht einmal dazu überwinden kann, sich selbst zu helfen. Es ist verrückt, aber so sind wir Menschen nun einmal gestrickt, deshalb mach dir keine Vorwürfe. Und das Gefühl, sich zu nichts aufraffen zu können, tritt noch wahrscheinlicher auf, wenn du nachts um 2 Uhr total am Ende bist und in Panik gerätst.

Sollte das bei dir der Fall sein, empfehle ich dir eine App mit geführten Atemübungen oder Meditationen. Das ist *viel* einfacher, weil jemand zu dir spricht. Wenn ich in mir ein »Zuwenig« fühle, möchte ich am liebsten alles aufschieben. Auch wenn ich selbst genau weiß, wie ich die Wim-Hof-Methode anwenden muss, lasse ich mich von seiner App anleiten. Es ist absolut verständlich, wenn du dich selbst nicht motivieren kannst, manchmal muss uns einfach jemand an die Hand nehmen. Es ist *unmöglich,* immer im Besitz seiner vollen Willenskraft zu sein. Du kannst auch die *Apps Calm, Headspace* und *Mindfulness* ausprobieren – finde heraus, welche am besten für dich funktioniert, indem du mal reinhörst.

Den Mund zukleben

Ein weiterer supereinfacher Trick für besseren Schlaf besteht darin, sich selbst den Mund zuzukleben. Man sollte durch die Nase atmen und *nicht* durch den Mund, was viele von uns im Schlaf jedoch tun.

Bei der Nasenatmung wird mehr Stickstoffmonoxid gebildet, was für eine bessere Durchblutung und Sauerstoffabgabe ans Körpergewebe sorgt. Dies bewirkt wiederum, dass der Blutdruck sinkt und man besser schläft. Bei der Mundatmung schnarcht man nicht nur häufig, sie kann auch zu Bluthochdruck und sogar zu einer Schlafapnoe führen (kurze Atemaussetzer im Schlaf). Außerdem bekommst du einen trockenen Hals, sodass du mitten in der Nacht aufwachst. Dadurch wird die Cortisolausschüttung angeregt. Die Folge: Du kannst nicht mehr einschlafen.

(Matthew schläft mit offenem Mund. Auch wenn er nicht schnarcht, vernehme ich dabei aus seiner Kehle ein Geräusch, eine Art Rumpeln. Einmal habe ich ihm den Mund zugehalten, und das Geräusch hörte augenblicklich auf. [Am nächsten Morgen fragte er mich, ob ich versucht hätte, ihn zu ersticken!] Ich würde ihm gern den Mund zukleben, aber im Moment versuche ich es lieber noch mit Ohrstöpseln bei mir.)

Wenn du weißt, dass du durch den Mund atmest, versuch es einmal mit einem Mundpflaster (findet immer mehr Verbreitung) oder einem mikroporösen Klebeband. Der Mund muss noch nicht einmal komplett zugeklebt werden. Untersuchungen haben gezeigt, dass schon ein kleiner Streifen Tape von der Oberlippe bis zur Unterlippe reicht, um dem Körper zu signalisieren, dass durch die Nase geatmet werden soll. Am besten ist es, wenn du vor dem Aufkleben etwas Vaseline aufträgst, sodass sich das Tape am Morgen ablösen lässt, ohne dass du Haut von deinen Lippen mit abreißt. Autsch!

DIE GRENZEN DER »SCHLAFHYGIENE«

Wenn du öfter schlecht schläfst, hast du sicherlich im Internet schon einmal nach Schlaftipps gegoogelt und bist dabei auf das Thema Schlafhygiene gestoßen. Vieles davon klingt vernünftig, zum Beispiel: eine bequeme Matratze, Verdunklungsrollos oder -vorhänge, keine Bildschirme im Zimmer, kein Koffein am Abend oder entspannt zu Bett gehen, indem man vorher eine Achtsamkeitsübung macht etc.

Daran ist wirklich nichts auszusetzen (vieles davon habe ich auch schon erwähnt), doch wenn man glaubt, seine Probleme allein mit der Schlafhygiene lösen zu können, wird es nicht funktionieren. Die Schlafexpertin Kathryn Pinkham von der Insomnia Clinic, einer auf Schlafstörungen spezialisierten Einrichtung in England, hat viele Artikel zu diesem Thema veröffentlicht und stimmt mit mir in der Ansicht überein, dass eine Fixierung auf die Schlafhygiene alles nur noch schlimmer machen kann. Sie sagt: »Ich begegne häufig Menschen mit einer perfekten Schlafhygiene, die jedoch miserabel schlafen. Tatsächlich gibt es kaum Beweise dafür, dass man mit Schlafhygiene die Schlaflosigkeit kurieren kann.«[9]

Mach dir also keine Sorgen, falls du immer noch zu kämpfen hast, obwohl du deine Schlafhygiene gewissenhaft einhältst. Hier konzentrieren wir uns auf Tricks, die du zu jeder Tageszeit anwenden kannst und die sich direkt auf deinen Hormonhaushalt auswirken.

SO OPTIMIERE ICH DIE HORMONE FÜR DEN SCHLAF – UND DAS FUNKTIONIERT AUCH BEI DIR

Alles, was ich über Hormone und ihre Bedeutung für einen gesunden Schlaf gelernt habe, wende ich in meinem Leben an, und zwar so, dass es zu mir und meiner inneren Uhr passt. Deine Veranlagung kannst du schwerlich ändern und glücklicherweise bin ich in unserer Familie die Lerche, während Matthew die Nachteule ist. Er kann nachts wunderbar aufstehen, wenn die Kinder etwas brauchen, aber ihn morgens aus dem Bett kriegen zu wollen, ist ein Albtraum.

Bei mir ist es anders. Sobald ich diesen Cortisolschub fühle, bin ich wach. Ich mache mir einen Kaffee, schalte die Nachrichten ein, gehe raus und kurble meine Hormone an, hole die Schuluniformen aus dem Trockner, den einzuschalten ich am Vorabend vergessen habe – es ist das totale Chaos, trotzdem fühle ich mich wohl. Ich tue alles, was ich kann, um mich morgens zu motivieren, und mache sogar Sport, wenn die Kinder aus dem Haus sind. Hätte ich einen geregelten 8-Stunden-Arbeitstag, würde ich um 6 Uhr aufstehen, um zu joggen, bevor die Kinder so weit sind, und würde an der Routine festhalten, die bei mir funktioniert.

Ab Mittag fange ich an abzubauen und um 15 Uhr bin ich platt. Nachmittags Sport zu treiben, bringt mir gar nichts. Ich bin damit nicht glücklich, sondern werde nur aufgekratzt, ich habe gemerkt, dass das nichts für mich ist. Abends tue ich Dinge, die die Serotonin- und Melatoninausschüttung anregen, beispielsweise gehe ich in die Sauna und dusche anschließend kalt, dann esse ich nahrhafte, beruhigende kohlenhydrathaltige Gerichte. Wenn ich ins Bett gehe, lasse ich das Fenster offen, damit ständig frische Luft hereinkommt, setze meine total unsexy wirkende Schlafmaske auf und stecke mir Ohrstöpsel aus Wachs in die Ohren. Für mich ist es wunderbar behaglich, mit meinen Hunden zusammen zu schlafen, aber ich kenne viele Menschen, die das ganz und gar nicht so empfinden …

Ich will hier darauf hinaus, dass es sich bei jedem Menschen anders verhält. Jeder muss selbst suchen und herausfinden, was für ihn das Richtige ist. Jeder von uns ist ein Individuum und führt sein eigenes Leben mit seinen spezifischen Bedürfnissen und Belastungen – folglich sind auch die Schlafprobleme einzigartig. Probier daher aus, welche Anregungen und Vorschläge aus diesem Kapitel sich für dich eignen und wie du sie in deinen Alltag integrieren kannst.

MACH DEIN ZUHAUSE SCHLAFTAUGLICH

Stell zunächst eine Checkliste von deinem Schlafzimmer auf, um herauszufinden, ob sich etwas eingeschlichen hat, das deinen Schlaf beeinträchtigen könnte. Beantworte die folgenden Fragen und nimm bei Bedarf die für dich nötigen Änderungen vor.

Welche Raumtemperatur herrscht nachts in deinem Schlafzimmer? Stell sie runter, wenn sie höher als 18 Grad Celsius ist.
Ist dein Schlafzimmer vollständig dunkel? Wenn nicht, schaff dir Verdunklungsvorhänge an oder trag eine Schlafmaske.
Schläfst du bei offenem Fenster? Öffne es, wenn möglich. Sollte es draußen zu laut sein, nimm Ohrstöpsel.
Gibt es Stand-by-Lämpchen im Raum? Zieh den Stecker der Geräte raus oder überklebe die Lämpchen bzw. Leuchtdioden.
Hast du dein Handy auf den Flugzeugmodus umgestellt oder ausgeschaltet? Wissenschaftliche Studien ergaben, dass die Strahlung von Mobiltelefonen den Schlafrhythmus stören kann.[10]
Hast du deine Schlafmaske aufgesetzt und Ohrstöpsel eingesteckt? Siehst du so unsexy wie möglich aus? Perfekt!

MEINE ZEHN BESTEN TRICKS FÜR DIE OPTIMIERUNG DES HORMONHAUSHALTS

In diesem Kapitel bekommst du von mir zahlreiche Anregungen, und ich hoffe, dass du verschiedene Methoden ausprobierst, um herauszufinden, was dir (und in welcher Kombination) am besten hilft. Hier fasse ich die wichtigsten Dinge zusammen, die du selbst unternehmen kannst:

Am Morgen

- **Natürliches Licht:** Stell dich auf den Balkon, geh in den Garten oder streck deinen Kopf aus dem Fenster – was auch immer du tun kannst, um einen ordentlichen Cortisolkick zu bekommen und dich auf deinen Biorhythmus einzustimmen.
- **Ohne Sonnenbrille:** Die Sonnenbrille verhindert, dass das Licht von den Lichtrezeptoren im Auge aufgenommen wird, wodurch dem Gehirn vorgegaukelt wird, es wäre Nacht.
- **Essenszeit:** Verschiebe deine Mahlzeiten möglichst weit nach hinten, damit du möglichst lange nüchtern bleibst. Dies fördert die Cortisolausschüttung am Morgen.

Zur Mittagszeit

- **Fermentierte Lebensmittel und gesunde Fette:** Ein gesundes, vielfältiges Darmmikrobiom unterstützt deinen Serotoninspiegel. Greif zu Kombucha, Kimchi, Kefir und anderen fermentierten Lebensmitteln – sie müssen auch nicht alle mit K beginnen.

Am Abend

- **Blaulichtfilter-Brille bei Bildschirmbenutzung:** Wenn du blauem Licht ausgesetzt bist, glaubt dein Körper, es wäre Tag.
- **Bananen am Abend, nicht am Morgen:** Iss tryptophanreiche Lebensmittel wie Bananen, Hafer, Linsen, Nüsse und Kerne oder Sauerteig erst später am Tag.
- **Licht dimmen:** Als Reaktion auf Dunkelheit setzt das Gehirn Melatonin frei, deshalb dämpfe das Licht und mach es dir gemütlich.
- **Kalte Dusche oder Akupressurmatte** (*spike mat*)**:** Durch das Draufliegen wird eine Welle von parasympathischen Reaktionen ausgelöst, die den Schlaf fördern.
- **Mundpflaster:** Nasenatmung verbessert nicht nur den Schlaf, sondern reduziert auch das nächtliche Aufwachen.

- **Keine Filme mit Adrenalinkick nach 23 Uhr:** Du liegst sonst die ganze Nacht wach.
- **Alkohol:** Schon eine geringe Menge kann die Schlafqualität negativ beeinflussen.

AGENDA ZUR UNTERSTÜTZUNG EINES ERHOLSAMEN SCHLAFS – VORHER UND NACHHER

Wie ich schon erläutert habe, ist es wichtig, *mit* deiner inneren Uhr zu arbeiten und nicht *dagegen*. Zum Abschluss dieses Kapitels möchte ich, dass du deinen gegenwärtigen Tagesablauf genau unter die Lupe nimmst. Gesteh dir selbst ein, zu welchen Tageszeiten du etwas tust, das deine Schlafhormone durcheinanderbringen könnte. Wann konsumierst du Koffein? Wann treibst du Sport (oder machst du gar keinen?)? Gehst du morgens oder überhaupt an die frische Luft? Trägst du schon morgens in der Früh eine Sonnenbrille? Wann isst du was? Wann bist du auf Social-Media-Kanälen unterwegs oder hängst an deinem Smartphone? Sei gnadenlos ehrlich und denk genau darüber nach, was sich negativ auf (d)einen erholsamen Schlaf auswirken könnte.

Wenn du erst einmal die Gewohnheiten in deinem Alltag identifiziert hast, die deine natürlichen Schlafzyklen beeinflussen, kannst du sie auch verändern. Überlege noch einmal, was in diesem Kapitel auf dich zutreffen könnte und welche der zehn Tricks du am ehesten umsetzen kannst, weil sie dir am hilfreichsten erscheinen. Bei manchen müsstest du größere Veränderungen an deinem Lebensstil vornehmen, andere kannst du ganz leicht in die Tat umsetzen, zum Beispiel morgens für ein paar Minuten rausgehen. Vergiss auch nicht, einen Notfallplan für »mitten in der Nacht« aufzustellen. Bleib dran, es wird nicht alles sofort Wirkung zeigen, aber du KANNST und WIRST besser schlafen.

DR. E. – MIT ÄRZTEN UND ÄRZTINNEN ÜBER SCHLAF SPRECHEN

Im Rahmen der Gesundheitsfürsorge wird Schlaf oft vernachlässigt. Im Gespräch mit unseren Patient:innen wenden wir unverhältnismäßig viel Zeit dafür auf, Symptome zu erforschen, die er oder sie im Wachzustand hat. Über Schlaf verlieren wir dabei kaum ein Wort.

Dabei regeneriert sich der Körper im Schlaf, und ich bin ein großer Verfechter der These von den Selbstheilungskräften des Körpers.

Es gibt verschiedene Ansichten darüber, wie viel Schlaf jeder von uns braucht. Vielleicht hast du schon einmal gehört, acht Stunden seien ideal, doch Schlafforscher sind sich darüber einig, dass der Schlafbedarf wechseln, also unterschiedlich groß sein kann. Unsere Bedürfnisse variieren je nach Veranlagung, Alter und deinem momentanen Körperzustand. Wenn wir beispielsweise krank sind, brauchen wir mehr Schlaf als sonst, weil der Körper seine gesamte Energie benötigt, um Infektionen zu bekämpfen oder Gewebe zu heilen.

Wenn du wegen eines beliebigen gesundheitlichen Problems zum Arzt/zur Ärztin gehst, solltest du sinnvollerweise über deinen Schlaf und die möglichen Ursachen von Schlafstörungen sprechen. Schlaflosigkeit kann deine Gesundheit in eine Abwärtsspirale führen, eine Verschlechterung deiner Gesundheit allgemein mit sich bringen, Entzündungen fördern und psychische Probleme verursachen.

Dein Arzt/deine Ärztin kann dir bei Schlafmangel helfen, indem er/sie dich an Expert:innen verweist, die beispielsweise NLP (Neurolinguistisches Programmieren) praktizieren, und dir bei Bedarf auch Medikamente verschreiben. Ich empfehle dir, verschreibungspflichtige Medikamente nur unter ärztlicher Aufsicht und im Notfall einzunehmen – sie machen stark abhängig und es kann sehr schwierig werden, sie abzusetzen.

Wann du ärztlichen Rat einholen solltest:

- Gedankenspiralen: Grübeln, Angstzustände und Gedankenspiralen mitten in der Nacht – können möglicherweise ein Zeichen von Stress sein, der erhebliche gesundheitliche Auswirkungen haben kann.
- Nykturie: häufiges Aufwachen in der Nacht wegen Harndrang – kann auf Diabetes oder Harnwegs-/Prostataprobleme hinweisen.
- Lautes Schnarchen mit kurzen Atemaussetzern – kann ein Zeichen für eine obstruktive Schlafapnoe sein.
- Nachtschweiß (nächtliche Hyperhidrose) – kann auf eine Infektion zurückgehen oder mit dem Immunsystem zusammenhängen.
- Nächtlicher Husten – kann ein Zeichen für Reflux und sogar Asthma sein.

Wann du integrative Gesundheitsförderung in Anspruch nehmen solltest:

- Wenn du dich morgens wie gerädert fühlst und zu üblichen Schlafenszeiten nicht einschlafen kannst; oder wenn du morgens viel Koffein brauchst. Dysregulation der Nebennieren: Der Cortisolspiegel erreicht seinen Höchststand später am Tag. Lass deinen Cortisol- und DHEA-Spiegel (Dehydroepiandrosteron, wichtig für die Regulierung des Hormonstoffwechsels) am Morgen testen. Auch eine Schilddrüsenüberfunktion ist möglicherweise der Grund, weshalb du nachts nicht schlafen kannst. In der Peri-/Postmenopause kann ein niedriger Progesteronwert eine mögliche Ursache darstellen (dazu später mehr).
- Restless-Legs-Syndrom (Syndrom »der unruhigen Beine«) in der Nacht: Wird mit einem niedrigen Dopaminspiegel in Zusammenhang gebracht, das ist jedoch noch nicht vollständig geklärt.
- Nächtliches Muskelzucken: Kleine Muskelkrämpfe können durch einen Mangel an Mineralstoffen wie Magnesium verursacht werden.

WARUM MUSS ICH ANDAUERND ESSEN?

IN DIESEM KAPITEL KONZENTRIEREN WIR UNS AUF FOLGENDE HORMONE:

Ghrelin: *signalisiert uns, dass wir hungrig sind und etwas essen müssen*
Leptin: *signalisiert uns, dass wir satt sind*
Insulin: *reguliert den Blutzuckerspiegel, der durch die Ernährung angeregt wird*
Dopamin: *unser »Belohnungshormon«, es lenkt unser Verlangen (»Heißhunger«) auf süßes, salziges und fettes Essen*

Bis vor wenigen Jahren steckte ich mit meinem Essverhalten in einem Teufelskreis. Ich hatte mit meinem Gewicht zu kämpfen und war IMMER hungrig. Ich schaffte es nie, so schlank zu werden, wie ich meiner Meinung nach sein sollte. Ich war sicherlich noch vom Bild des »Heroin-Chics« der 1990er-Jahre beeinflusst. Aber ich war nie der Super-Skinny-Typ.

Beim Essen war ich total gehemmt, hatte ständig Gewissensbisse und dachte: »Mann, das darf ich doch gar nicht essen.« Mein Appetit war mein größter Feind, für mich der Beweis, dass ich in puncto Diät einfach nicht genug Willenskraft aufbrachte. Doch jetzt weiß ich – was ich in diesem Kapitel erklären werde –, dass ich in einer Essensfalle gefangen war, mit Lebensmitteln, die mich hochgradig süchtig machten. Das führte dazu, dass ich übergewichtig und depressiv wurde und nicht mehr dazu in der Lage war, meinen Appetit zu kontrollieren, das heißt, mein dopamingesteuertes Verlangen.

Hier folgt ein Beispiel für meinen täglichen Speiseplan, als ich schwer übergewichtig war und versuchte, mich »gesund« zu ernähren:

7 Uhr Aufstehen, kein Kaffee, der macht mich nur nervös, deshalb aß ich drei Portionen Vollkorn-Frühstückszerealien mit Haferdrink (dieser neue pflanzliche Trend ist besser als Magermilch). Oder ich erhitzte eine Schale mit ballaststoffreichen Frühstücksflocken in der Mikrowelle und schnippelte mir eine Banane über den Brei, weil mein Arzt mir Vollkorn und Obst empfohlen hatte.

11 Uhr Ich habe einen Bärenhunger. Ich habe Appetit auf ein typisches English Breakfast mit Toast, Speck und Spiegelei, aber das ist wirklich ungesund. Stattdessen esse ich ein Croissant oder eine Scheibe Toast mit veganer Butter (enthält weniger Fett) und Marmelade.

13 Uhr Ich habe bis zum Mittag durchgehalten! Jetzt kann ich endlich was Richtiges essen. Wie wäre es mit einem Salat und einem fettarmen Dressing, etwas Fisch und vielleicht einer winzigen (okay, nicht ganz so winzigen) Scheibe Vollkornbrot als Beilage?

16 Uhr Jetzt habe ich richtig Hunger. Ich verzichte auf Schokolade, denn die ist ungesund. Dafür mache ich mir ein ordentliches Vollkornbrot mit fettarmem Aufstrich, fettarmer Mayonnaise, Schinken und Salat.

19 Uhr Endlich ist Zeit fürs Abendessen. Ich habe meine 10 000 Schritte geschafft, was wirklich toll ist (das habe ich gut gemacht!). Ich belohne mich mit einem Essen vom China-Imbiss, um das Ende des Tages zu feiern. Ich bin *erschöpft.*

22 Uhr Noch ein paar Zerealien und Toast!

Jetzt ist mir klar: kein Wunder, dass ich erschöpft war, ich habe schließlich ständig zuckerhaltige Produkte zu mir genommen! Fast alles, was ich gegessen habe, hat sich in meinem Blutkreislauf in Zucker verwandelt:

- Vollkorn-Frühstückszerealien – Kohlenhydrate werden zu ZUCKER.
- Hafermilch – enthält ZUCKER und Pflanzenöl, außerdem wird Hafer in ZUCKER umgewandelt.
- Toast – Kohlenhydrate werden in ZUCKER umgewandelt.
- Marmelade – ist doch klar, was da drin ist, oder?
- Salat – ehrlich gesagt, war das nur auf einem kleinen Stück von dem Brot, das Kohlenhydrate enthält, die umgewandelt werden in … na, du weißt schon.

Ich dachte, man könnte nur aus Kohlenhydraten Energie gewinnen. Ich hatte gelernt, dass sie den Glukose- bzw. den Blutzuckerspiegel erhöhen und somit Energie liefern. (Vielleicht erinnerst du dich noch an die Mars- oder Snickers-Werbung. Die Botschaft, dass wir Kohlenhydrate essen müssen, um genug Energie zum Arbeiten, für Sport und Spaß zu haben. Der Satz »Mars bringt verbrauchte Energie sofort zurück« hat sich in mein Gedächtnis eingebrannt.).

WARUM ICH MEINEN APPETIT NICHT KONTROLLIEREN KONNTE UND WAS DAS MIT MIR GEMACHT HAT

In Wirklichkeit fütterte ich meinen Appetit ständig mit Nahrungsmitteln, die meine Hungerhormone negativ beeinflussten – sie ließen meinen Blutzuckerspiegel in die Höhe schnellen und jäh wieder abfallen, setzten Appetithormone frei und brachten meine Sättigungssignale durcheinander. Ich war zuckersüchtig, weil ich dem Dopaminrausch nachjagte, der mir durch den Verzicht auf Alkohol verloren gegangen war. Damals war es mir noch nicht bewusst, aber ich betrieb Biohacking auf schädlichste Art und Weise: Ich suchte nach dem »Kick«, den das Essen mir verschaffte.

Obwohl ich Hunger hatte und hauptsächlich aß, was mir als »gesund« verkauft wurde, verstand ich nicht, warum sich mein Gewicht nicht veränderte. Schließlich ernährte ich mich laut den Ärzten »richtig«. Ich trank nicht, rauchte nicht, aß Vollkornprodukte und Obst, also hätte ich doch abnehmen und mich satt fühlen müssen? Wenn ich zu meinem Hausarzt ging, weil ich nicht abnehmen konnte, sagte man mir: »Das liegt an Ihrem Alter, Sie haben jetzt ein paar Kinder und Ihr Stoffwechsel verlangsamt sich. Vielleicht sollten Sie Ihre Kalorienzufuhr etwas reduzieren.«

Alles klar. Ich versuchte, meine Zwischenmahlzeiten wegzulassen und meinen Appetit bis zum Mittagessen zu zügeln. Doch ich konnte mich auf nichts konzentrieren, weil ich NUR noch dachte: »Wann ist es Zeit zum Essen?« Ich war wie besessen von meinem VERLANGEN nach Essen. Es fühlte sich so schmerzhaft an und natürlich funktionierte es nicht. Ich erlag dem Gefühl des »Hungers«, obwohl ich mit meinen 1,70 Metern Größe und Übergewicht gar nicht verhungern konnte. Aber die Signale aus meinem Gehirn waren eindeutig: *essen, essen, essen.*

Das führte dazu, dass meine psychische Gesundheit litt. Ich nahm nicht ab und hatte das Gefühl, das sei nicht fair. Verzweifelt verglich ich mich mit anderen Menschen, sah mir Prominente in Zeitschriften an und dachte, ich sei nicht so gut wie sie, was meinen Selbsthass noch verstärkte. Ich war erst 38 Jahre alt, stark übergewichtig, lag im Bett und hatte keine Energie. Ich war verzweifelt und dachte: »Das kann es doch nicht sein!« Aus dieser Verzweiflung heraus begann ich, im Internet zu recherchieren, wo ich schließlich auf das Biohacking stieß.

ÄNDERN, WAS ICH ZU WISSEN GLAUBTE

Ich begegnete Dave Asprey, bekannt als Erfinder des Bulletproof Coffee, und begann »Fett« völlig neu zu bewerten. Wie alle Menschen der 1980er- und 1990er-Jahre hatte ich eine Heidenangst vor Fett, weil mir jahrelang eingetrichtert worden war, es sei das größte Übel. Doch als ich anfing, wissenschaftliche Studien im Internet zu lesen, war ich von den neuesten Erkenntnissen zu dem Thema völlig verblüfft. Ich las nach, wie unser Körper Fett verwertet, warum man sich beim Abnehmen nicht aufs Kalorienzählen verlassen kann und welche hormonellen Mechanismen im Gehirn für Appetitspitzen und -tiefs verantwortlich sind.

Die Zugabe von MCT-Öl (*Medium Chain Triglycerides*, Extrakt aus Bio-Kokosöl) in meinen Kaffee brachte mich zu der Erkenntnis, dass alles, was ich bis dahin über Essen und Appetit gedacht hatte, falsch war. Plötzlich konnte ich meinen Heißhungerattacken vorbeugen, indem ich morgens meine Kohlenhydrate durch Koffein und gute Fette ersetzte. Das MCT-Öl reduzierte die Nervosität, die ich mit dem Koffein in Verbindung gebracht hatte (allerdings nahm ich auch das bereits erwähnte L-Theanin hinzu, auf das ich später noch näher eingehen werde).

Mit dieser Kombination aus Koffein und Fett konnte ich mein Gehirn willentlich beeinflussen, meinen Appetit und meine Sättigungshormone kontrollieren und dadurch die kreative und körperliche Energie zurückgewinnen, die ich so lange vermisst hatte. Und es ging sogar recht schnell. Obwohl meine gezügelten Appetithormone mir suggerierten, dass ich nach dem Aufstehen »eine Schüssel Müsli und Toast« brauche, verschwand dieses Verlangen schon nach drei Tagen MCT-Öl-Einnahme. Ich brach mit einer lebenslangen Gewohnheit und erkannte: Wow! Da draußen gibt es all diese vielen Möglichkeiten! Und das brachte mich dazu, weiterzurecherchieren und in meinem Leben immer mehr positive Veränderungen vorzunehmen. Mir wurde klar, dass ich schon als kleines Mädchen, also seit über 30 Jahren, gegen meinen Heißhunger angekämpft hatte.

Jetzt esse ich, um mich zu ernähren, um geistig fit zu bleiben, um Muskeln aufzubauen und um meinen Körper zu unterstützen. Jetzt esse ich mit Genuss. Jetzt verspüre ich keinen Hunger mehr zwischen den Mahlzeiten. Wenn du dich mit ständig in deinem Inneren nagendem Appetit herumschlagen musst, mit der Stimme im Kopf, die dir einflüstert, dass du hungrig bist, obwohl du erst vor 30 Minuten etwas gegessen hast, mit dem Gefühl der Verzweiflung, wenn du versuchst abzunehmen und es nicht schaffst, obwohl du alles tust, was man dir rät, dann wird dir dieses Kapitel helfen. Vor einigen Jahren hatte ich noch überhaupt keine Ahnung. Niemand hatte mir erklärt, auf welche Weise Hormone unseren Appetit steuern, also dachte ich einfach, es mangele mir an Willenskraft.

WARUM DIE HERKÖMMLICHEN ERNÄHRUNGSRATSCHLÄGE KOMPLETTER SCHWACHSINN SIND

Ich habe es bereits gesagt und wiederhole es hier: *Es ist nicht deine Schuld,* wenn du Probleme hast, dein Verlangen nach Essen unter Kontrolle zu bringen. Ich sehe es ständig bei meinen Freunden und Followern – viele sind in einem süchtig machenden Teufelskreis gefangen und brennen für Dinge wie Chips,

Schokolade, Süßigkeiten oder »Kekse, Kekse, Kekse«, wie mir Sarah auf Instagram schrieb.

Als ich die Menschen online befragte, was ihrer Meinung nach das am meisten süchtig machende und die schlimmsten Heißhungerattacken auslösende Lebensmittel sei, fiel mir auf, wie stark sich alles um ZUCKER dreht – und wie sehr wir uns alle bewusst sind, dass er uns in seinen klebrigen Griff bekommen hat. »Ich sehne mich jede Sekunde des Tages nach Zucker«, schrieb Donna. »Ich habe eine massive Zuckersucht ... Brot, Schokolade, Chips, Wein, Kartoffeln! Ich weiß, was ich tun muss, aber ich kann einfach nicht aufhören«, fügte Lindsey hinzu. Annette nahm kein Blatt vor den Mund: »Mein Laster ist Zucker. Seit ich vor zweieinhalb Jahren aufgehört habe zu trinken, ist meine Gier nach Zucker durch die Decke gegangen. Ich habe schon ein paarmal versucht, mit dem Zucker aufzuhören, doch danach war es schlimmer als vorher ... Zucker ist wirklich ein Teufelszeug.«

Die Entwöhnung von Zucker ist sehr schwierig, weil unsere Lebensmittel mit verschiedenen Arten von Zucker vollgepackt werden. Besonders ärgerlich finde ich dabei die Scheinheiligkeit der Lebensmittelindustrie. Jahrzehntelang wurden wir mit falschen Informationen darüber gefüttert, wie wir uns und unser Leben mit Energie versorgen sollten – es hieß immer, dass eine fettarme, kalorienreduzierte Ernährung und der Grundsatz »alles in Maßen« der richtige Weg seien. Aber diese Ratschläge sind wahnsinnig wenig hilfreich und *funktionieren einfach nicht.*

»Alles in Maßen« ist Blödsinn, denn ein Großteil unserer Nahrung besteht aus stark verarbeiteten (»hochprozessierten«) Lebensmitteln, die so entwickelt sind, dass sie süchtig machen sollen. Diese rufen nachweislich (und seien wir ehrlich: Sie wurden speziell dazu entwickelt) Esssüchte hervor, weil unser endokrines (Hormon-)System auf die darin enthaltenen Moleküle reagiert. »In Maßen essen« ist nutzlos und wahrscheinlich der schädlichste, unverantwortlichste und herablassendste Ratschlag überhaupt – weil dein Körper süchtig ist nach diesen verarbeiteten Lebensmitteln und Hormone ausschüttet, die dich dazu verleiten, mehr zu essen. Du kennst das Gefühl, nach *einem* Keks nicht mit dem Futtern aufhören zu können, und hinterher wirfst du dir dann vor, gierig oder unkontrolliert zu sein. Aber es ist nicht deine Schuld, es liegt an deinen Hormonen.

Der Ratschlag **»Iss weniger Kalorien« ist Blödsinn,** weil wir uns von nährstoffarmen Lebensmitteln ernähren, die völlig andere Hormonkaskaden auslösen als nährstoffreiche. Kalorie ist nicht gleich Kalorie – unser Körper verwertet Kalorien aus gutem Essen ganz anders als aus Drecksfraß – und sie haben unterschiedliche Auswirkungen auf unseren Appetit. Eine kleine Tüte Chips hat doppelt so viele Kalorien wie zwei Eier. Ich wette, du könntest fünf Tüten Chips hintereinander niedermachen, hättest aber Schwierigkeiten, fünf Eier hinunterzubringen, und zehn schon gleich gar nicht! Und wenn du lediglich deine Kalorienzufuhr reduzierst, um abzunehmen, wirst du wahrscheinlich rasenden Hunger bekommen.

»Ernähre dich fettarm« ist Blödsinn, weil unser Körper Fett BRAUCHT. Wenn wir mehr gute Fette essen, verbrennen wir auch mehr Fett. Fettarme Lebensmittel sind hochprozessierter Müll, der im Labor produziert wird. Die Lebensmittelhersteller ersetzen Fett durch Chemikalien und Zucker, die katastrophale Auswirkungen auf unser Darmmikrobiom haben und unsere Sättigungshormone durcheinanderbringen, die uns eigentlich sagen sollen, dass wir voll sind – also futtern wir weiter!

Das klingt vielleicht nach einer Schimpftirade (und das ist es auch!), doch was mich so wütend macht, sind die Lügen, die uns aufgetischt werden. Wenn ich mit all dem, was ich weiß, zu meinem Hausarzt ginge, würde der wahrscheinlich behaupten, dass *ich* Blödsinn verzapfe. Es ist schon phänomenal, wie kontraproduktiv einige der gängigsten Ernährungsratschläge sind.

Um dir ein echtes Beispiel zu präsentieren: Vor ein paar Jahren nahm ich an einem Kurs für Personal Trainer teil, weil ich dachte, das wäre der nächste Schritt für mich, denn ich treibe so gern Sport. Der Kurs war sehr aufschlussreich – bis das Thema Ernährung auf den Tisch kam. Da ging es um Kalorienkontrolle, Kohlenhydrate, Vollkornprodukte, wenig gesättigte Fettsäuren, nur kleine Mahlzeiten und dafür oft essen – also das Gegenteil dessen, was ich und alle meine Follower:innen herausgefunden haben.

Danach musste ich den Kurs abbrechen. Denn ich dachte: »Mit dem, was ich weiß, kann ich nicht dahinterstehen. Mit so einem Quatsch werde ich kein Personal Trainer, also vergiss es.« Ich beschloss, nur noch über aktuelle wissenschaftliche Forschung zu berichten, zum Beispiel über die Erkenntnisse der Stanford University zum Darmmikrobiom, und darüber, was bei mir und den Menschen, die ich kenne, funktioniert. Die genannten überholten Ernährungsratschläge helfen niemandem weiter, und es wird noch mal 20 bis 30 Jahre dauern, bis die großen Institutionen auf dem Wissensstand angelangt sein werden, den ich bereits erreicht habe und in diesem Buch mit dir teile.

WARUM SICH DIE LEBENSMITTELKONZERNE MIT TRICKS IN UNSERE GEHIRNE EINGESCHLICHEN HABEN …

Wir sind überfüttert und unterernährt und müssen begreifen, wer von unseren Essgewohnheiten profitiert: die Lebensmittelkonzerne. Rund 90 Prozent der Lebensmittelproduktion sind in der Hand von lediglich zehn Unternehmen. Diese haben natürlich ein massives finanzielles Interesse daran, dass wir immer wieder auf ihre Erzeugnisse zugreifen, deshalb stellen sie »Produktentwickler« ein, die mithilfe ausgeklügelter Zusatzstoffe ihre Lebensmittel suchtauslösend machen sollen, und verkaufen diese hyperpalatablen (das heißt im Geschmack künstlich aufgepimpten) Lebensmittel dann an uns. Sie *wollen,* dass unser Blutzucker hormonell bedingt abfällt, damit wir immer wieder zu unseren Lieblingsdrogen zurückkehren: den verarbeiteten Lebensmitteln.

Wir müssen uns gegen die großen Lebensmittelkonzerne mit ihren Marketingstrategien und ihrer offenen (und nicht zu vergessen unterschwelligen) Werbung wappnen. Denk immer dran: Die Versuchung lauert überall. Man kann durch keine kleine oder größere Stadt gehen, ohne ständig von Fast-Food-Ketten mit der penetranten Botschaft belämmert zu werden, dass wir uns doch irgendwas Süßes »gönnen« sollen.

Man hat uns also beigebracht, hochkalorische, suchtauslösende Nahrungsmittel als Belohnung zu betrachten, aber gleichzeitig sollen wir unsere Kalorienzufuhr kontrollieren. Ein Cupcake ist natürlich nie genug, und so sitzen wir fest in einem Dilemma, das von denjenigen Instanzen geschaffen wurde, denen wir vertrauen. Was für ein Durcheinander! Kein Wunder, dass Frauen wie Claire in einem kräftezehrenden und verwirrenden Kampf zwischen »brav sein« und »sich belohnen« gefangen sind. »Die ganze Woche bin ich gut drauf, und dann – peng – werde ich am Wochenende wieder zum Kind, schlemme von Freitagabend bis Sonntag und bin die nächste Woche damit beschäftigt, meine Ausrutscher wiedergutzumachen«, schrieb sie auf Instagram.

Wem nützt dieser Wirrwarr, diese widersprüchlichen Botschaften? Nicht uns, nicht unserer geistigen und körperlichen Gesundheit und unserem Hormonhaushalt SCHON GAR NICHT. Die einzigen Gewinner sind die Lebensmittelkonzerne. Denk mal an deren CEOs in ihren Privatjets, die frischen Hummer oder andere tolle Sachen verspeisen und ganz sicher NICHT den Müll, den sie in ihren Fabriken produzieren!

... UND IN UNSERE GEFÜHLSWELT!

Ich wette, dir fallen einige Lebensmittel ein, die dir ein wohliges, nostalgisch angehauchtes Gefühl vermitteln, weil du sie als Kind gern gegessen hast oder weil du die Werbung dafür im Fernsehen gesehen hast. Ich wette, du kennst das Gefühl: »Puh, ich hatte einen anstrengenden Tag, jetzt gönne ich mir was Süßes.« Und ich wette, du kennst auch das Schuldgefühl, das sich nach dem Stück Kuchen oder der Tafel Schokolade einstellt. Davon lese ich so oft auf meiner Instagram-Seite.

Melanie schrieb: »Ich glaube innerlich offenbar, dass ich eine Belohnung verdiene, nachdem ich einen Tag lang brav war ... mein Bauch wird flacher und mein Appetit lässt nach ... dann werde ich maßlos, bis ich wieder da bin, wo ich angefangen habe.« Carolyn hat auch etwas geschrieben, was mich sehr berührt hat: »Wenn ich mich emotional überfordert fühle, greife ich zu Essen, um mich zu betäuben – ich sitze da und stopfe Chips, Schokolade, Cashewnüsse, Erdnüsse, Nutella aus dem Glas, Honigkuchen mit einer dicken Butterschicht in mich hinein, alles, was ich in meinen Schränken finden kann – und ich höre nicht auf, bis es weg ist. Dann fühle ich mich schrecklich.«

Das habe ich auch durchgemacht – und überwunden. Ich möchte allen helfen, die damit zu tun haben, und deshalb werde ich erklären, WARUM wir nicht aufhören können zu essen, was mit unseren Hormonen geschieht, die das verursachen, und WIE man Heißhungerattacken vorbeugen kann, sodass der Appetit gar nicht erst aufkommt.

WAS UNSEREN APPETIT KONTROLLIERT

Zuerst das Mindset verändern

Wenn wir unseren Appetit kontrollieren wollen, bedeutet das nicht einfach nur, dass wir weniger essen. Zunächst müssen wir verstehen, dass uns hyper-palatable Lebensmittel als »Belohnung« untergejubelt werden. Aber in einem industriell gefertigten Brownie steckt rein gar nichts, was uns guttäte. Wir müssen unsere Scheuklappen abnehmen, denn in der westlichen Welt geht es mit der Gesundheit bergab. Wir werden immer kränker, unsere psychische Gesundheit ist auf dem Tiefpunkt, wir haben keine Energie mehr, leiden unter allen möglichen hormonellen Störungen und – stell dir vor – das hat etwas damit zu tun, was wir jeden Tag zu uns nehmen.

Es geht nicht darum, schlanker zu werden, wir sind alle völlig unterschiedlich gebaut. Es ist egal, ob du 1,90 Meter oder 1,55 Meter groß bist, ob du einen großen Busen oder breite Hüften hast. Aber es ist *nicht fair,* dass du in ständiger Gefahr bist und dein Leben aufs Spiel setzt, weil du zu viele Kohlenhydrate, versteckte Zucker und entzündungsfördernde Öle zu dir nimmst, damit diese Riesenkonzerne immer mehr Profit machen können. Und dann zu hören, es wäre deine Schuld, weil du »nicht genug Willenskraft« aufbringst, weniger von etwas zu konsumieren, das wir in Form eines pflanzenbasierten Müsliriegels vorgesetzt bekommen und das denselben Suchtfaktor hat wie Kokain. Das ist einfach irre!

In diesem Kapitel geht es darum, die Homöostase zu erreichen – einen Zustand des Gleichgewichts zwischen unseren physischen, chemischen und biologischen Körperfunktionen. Wir werden den hormonell gesteuerten Heißhunger-Mechanismus außer Kraft setzen, der nicht nur unseren Appetit anfacht, sondern auch viele der heute weit verbreiteten chronischen Krankheiten auslöst. Ab jetzt fütterst du dein Gehirn, und dein Körper wird folgen. Ich verspreche dir, dass du erstaunliche

Veränderungen an deiner Gesundheit feststellen wirst, sobald du mit deinem suchtauslösenden Konsum stark verarbeiteter Lebensmittel aufgehört hast. Das hat nichts mit Willenskraft zu tun, vielmehr brauchst du nur deine Hormone so einzustellen (oder »auszutricksen«), dass sie dich unterstützen. Lass uns alle unseren bestmöglichen eigenen Gesundheitszustand finden, damit wir ein langes und glückliches Leben führen können.

Wie Hormone den Appetit steuern

Hormone haben die volle Kontrolle über unser Hungergefühl – und wann und in welcher Menge sie ausgeschüttet werden, bestimmt die Nahrung und wie viel davon wir zu uns nehmen. Auch beim Appetit spielen Hormone eine wichtige Rolle, wir werden uns hier auf die wichtigsten konzentrieren.

Ghrelin

Das ist das Hungerhormon, das überwiegend im Magen produziert wird. Seine Hauptaufgabe besteht darin, den Appetit zu regulieren, indem es dem Gehirn signalisiert, dass Essenszeit ist. Was geschieht, wenn du an einem Fast-Food-Laden vorbeigehst und dir der Geruch von Pommes frites in die Nase steigt? Meist bekommst du Hunger, nicht wahr? Den verursacht das freigesetzte Ghrelin.

Der Ghrelinspiegel schwankt im Laufe des Tages und kann außer durch Essensgerüche auch durch die innere Uhr unserer Körperzellen beeinflusst werden. Wenn du täglich zu regelmäßigen Zeiten isst, lernt dein Körper, in der »Erwartung« von Nahrung genau dann Ghrelin auszuschütten. Außerdem regt ein sinkender Blutzuckerspiegel die Produktion dieses Hormons an, und genau deshalb haben wir nach dem Verzehr zuckerhaltiger Lebensmittel mehr Hunger. Das heißt, nicht das Bedürfnis nach Nahrung, sondern das plötzliche Abfallen des Blutzuckerspiegels löst die Freisetzung von Ghrelin aus.

Leptin

Das Sättigungshormon teilt uns mit: »Gut, jetzt hast du genug gegessen, du bist satt.« Leptin wird im Fettgewebe produziert und sendet Signale an den Hypothalamus (im Zwischenhirn), woraufhin dieser ein Sättigungsgefühl auslöst. Für die Regulierung des Körpergewichts ist es entscheidend, dass der Leptinspiegel aufrechterhalten wird, er steuert auch die Kalorienverbrennung.

Das Leptin hat sich einst entwickelt, um uns Menschen vor dem Verhungern oder Überessen zu bewahren. Doch moderne industriell gefertigte (das heißt prozessierte) Lebensmittel stören die Leptinrezeptoren im Darm, weil sie bewirken, dass sich die Darmschleimhaut ablöst und sich die darin sitzenden Rezeptoren zurückbilden. Folglich kann das Leptin seiner Aufgabe nicht mehr nachkommen. Darüber hinaus gibt es die sogenannte Leptinresistenz, bei der vom Körper zwar viel Leptin produziert wird, das Gehirn es aber nicht wahrnimmt – sie gilt als eine der Hauptursachen für Übergewicht. Erhält das Gehirn kein Leptin-Signal, denkt es, man wäre hungrig, übermittelt kein Sättigungssignal, also isst man weiter.[11]

Insulin

Dieses Hormon reguliert den Blutzuckerspiegel, was auch für den Appetit sehr wichtig ist. Insulin wird in der Bauchspeicheldrüse produziert und ausgeschüttet, wenn der Körper die Nahrung in Glukose (Zucker) aufspaltet, die unsere Zellen mit Energie versorgt. Auf dem Weg in die Zellen löst Glukose eine Insulinantwort aus, die den Blutzuckerspiegel wieder auf ein normales Niveau absenkt.

Das Problem unserer kohlenhydratreichen Ernährung mit stark verarbeiteten Lebensmitteln besteht darin, dass ihre Bestandteile im Blut in Zucker umgewandelt werden, der den ganzen Tag über Insulinspitzen produziert, um den Blutzuckerspiegel wieder auf ein sicheres Niveau zu bringen. Der Abfall des Blutzuckerspiegels löst dann die Freisetzung des Hungerhormons Ghrelin aus, das uns sagt: »Ich brauche mehr Essen!« Das führt wiederum dazu, dass wir schließlich mehr von diesen kohlenhydratreichen hochverarbeiteten Lebensmitteln essen, wodurch ein Insulinschub ausgelöst wird. Wir befinden uns also in einem Teufelskreis aus Hochs und Tiefs. Die Zellen in unserem Körper brauchen nicht diese gesamte Energie, weshalb die überschüssige Glukose in Fett umgewandelt und im Gewebe gespeichert wird.

Wenn ich meinen Blutzuckerspiegel im Gleichgewicht halte, vermeide ich eine Unterzuckerung, die mich hungrig macht. Doch es kommt noch etwas hinzu: Durch ständiges Naschen treiben wir unseren Insulinspiegel ständig in die Höhe, was möglicherweise zu einem Prädiabetes führt, der sich zu Typ-2-Diabetes weiterentwickeln kann, der seinerseits wiederum schwerwiegende Krankheiten hervorrufen kann. Mit einem Wort: Wir sollten darauf bedacht sein, unseren Blutzuckerspiegel möglichst im Gleichgewicht zu halten.

HINWEIS ZU DIABETES

Typ-1-Diabetes ist genetisch bedingt, also eine Erbkrankheit, bei der der Körper nicht genügend Insulin produziert, was zu einem hohen Blutzuckerspiegel führt. Das kann ernsthafte gesundheitliche Probleme nach sich ziehen, weshalb Menschen mit Typ-1-Diabetes täglich Insulin spritzen müssen, um zu überleben.

Bei Typ-2-Diabetes ist der Blutzuckerspiegel zu hoch, weil die Insulinantwort nicht richtig funktioniert. Typ 2 ist die häufigste Form von Diabetes und wird durch eine zucker- und kohlenhydratreiche Ernährung ausgelöst. Bei dieser häufigsten Form von Diabetes funktioniert die Insulinreaktion nicht richtig und der Blutzuckerspiegel ist zu hoch. Die

Zahl der Menschen mit Typ-2-Diabetes steigt rapide und nach Schätzungen werden bis 2025 mehr als fünf Millionen Menschen in Großbritannien an Typ-2-Diabetes erkranken, das sind bis zu 7,5 Prozent der Bevölkerung.[12] In Deutschland soll es laut Angaben des Deutschen Diabetes-Zentrums bis zum Jahr 2040 zwölf Millionen Typ-2-Diabetiker geben. Das klingt wirklich beängstigend, aber es gibt auch eine gute Nachricht: Die Krankheit ist durch eine Veränderung der Essgewohnheiten und des Lebensstils reversibel.

Dopamin

Oh ja, Dopamin, Fluch und Segen in einem: Es ist unser »Glückshormon« und gleichzeitig die Quelle unseres Suchtverhaltens. Hormon und Neurotransmitter in einem, wird es im Darm und im Gehirn produziert, als Motivationshormon kontrolliert es verschiedene unserer Verhaltensweisen. Früher galt Dopamin als reines »Glückshormon«, doch der Botenstoff ist an das Belohnungssystem im Gehirn gekoppelt und steuert auch unsere Motivationskraft, aktiviert zahlreiche Zellen und treibt uns zu Handlungen an (»Antriebshormon«), dazu gehören auch unsere Bewegungen und unsere Sprache. Dopamin lässt uns den Fernseher einschalten und den Wasserkessel aufstellen, weil wir wissen, dass dann eine Belohnung in Form einer Sendung oder einer Tasse Tee für uns folgt.

Dopamin ist wichtig, wenn es um den Appetit geht, denn es steuert unser Verlangen, unseren Heißhunger. Es ist das Motivationshormon, das in prähistorischen Zeiten dafür gesorgt hat, dass wir nach Nahrung suchten. Heutzutage sind wir umgeben von Dopamintriggern, die uns einen Dopaminrausch verschaffen, vom »Like« auf Social Media bis hin zum Ergattern eines Croissants (siehe den Text im übernächsten Abschnitt).

Ich habe von Natur aus einen niedrigen Dopaminspiegel, deshalb bin ich immer auf der Jagd danach. Früher habe ich mir den Dopaminrausch mit Alkohol verschafft und ihn später durch Zucker und suchtauslösendes Essen ersetzt. Diese Gier nach Dopamin ist fürchterlich und du kannst sie nicht einfach so »wegstecken«. Ich erhöhe meinen Dopaminspiegel jetzt durch Laufen, treibende Musik, Lichteinwirkung und verschiedene Arten von Nahrungsergänzungsmitteln – außerdem durch die Planung meiner Mahlzeiten und der Art meines Essens, worauf ich gleich kommen werde.

Das Zusammenspiel der Appetithormone

Die Appetithormone beeinflussen, was wir wann essen. Am besten lässt sich das dadurch illustrieren, indem ich beschreibe, was passiert, wenn du ein Croissant isst, und zwar beginnt es schon, bevor du es überhaupt in die Hand bekommst. Stell dir den Ablauf eines gewöhnlichen Morgens vor:

- Du wachst zu spät auf, um normal zu frühstücken, deshalb überlegst du, dir vor der Arbeit ein Croissant zu kaufen. Wenn du an diesen »Leckerbissen« denkst, wird Dopamin ausgeschüttet und du stehst schnell auf, damit du an dein Croissant kommst. Weil du normalerweise um 7:30 Uhr isst, schüttet dein Körper mit Blick auf dein Frühstück Ghrelin aus und du bekommst Hunger.
- In der Bahn auf dem Weg zur Arbeit denkst du ständig an das Croissant, weil das Ghrelin in deinem Magen rumort. Als du aus der Bahn aussteigst, regnet es und du hast keinen Schirm. Aber dein Antrieb durch das Dopamin (»Hol dir das Croissant!«) ist so stark, dass du trotzdem in das Café gehst.
- Du kaufst das Croissant, isst es und genießt das wohlige Gefühl durch das Dopamin, weil du deine »Belohnung« bekommen hast.
- Die Kohlenhydrate werden im Blut in Zucker umgewandelt, was eine Insulinreaktion auslöst und auch die Leptinrezeptoren

hemmt. Deshalb fühlst du dich nicht satt, obwohl du gerade etwas gegessen hast. Du überlegst, dir noch etwas zu besorgen, aber erst mal musst du ins Büro.

- Wenn du am Schreibtisch sitzt, macht das Insulin seinen Job und bewirkt, dass dein Blutzuckerspiegel sinkt. Dieser Abfall setzt erneut Ghrelin frei und dein Appetit kehrt zurück. Du kämpfst zwar dagegen an, aber es hilft nichts, also gehst du um 10 Uhr in die Gemeinschaftsküche und plünderst die Keksdose.

Ich wette, dass du das oder zumindest etwas Ähnliches schon mal erlebt hast. Unsere Hormone steuern dieses Verhalten, das Problem ist nur, dass der Körper sich schon bald an diesen Dopaminschub gewöhnt (hat) und wir immer mehr essen müssen, um dieses Gefühl wieder zu erleben. Das führt dazu, dass wir uns immer ungesünder ernähren, weil unser Basis-Dopaminspiegel sinkt und wir uns von unseren Essgelüsten kontrollieren lassen.

Ehe du dich's versiehst, brauchst du zwei Croissants, um denselben Dopaminschub zu bekommen, und es wird zur Gewohnheit. Was als gelegentlicher Dopaminkick begann, wird zur täglichen Gewohnheit, langfristig mit schwerwiegenden Folgen für unsere Gesundheit. Doch nicht nur unser Körper braucht Nahrung, wir müssen auch unser Gehirn füttern, denn Lebensfreude geht vom Gehirn aus, nicht von einem Blätterteighörnchen.

Wodurch wird die Esssucht verursacht?

Das ausbreitende Fortschreiten der Fettleibigkeit in den vergangenen 30 Jahren hat bestätigt, was wir alle wissen: Industriell verarbeitete Lebensmittel machen süchtig. (In zehn Jahren werden in den USA 50 Prozent der Bevölkerung an krankhafter Adipositas leiden, und du willst mir sagen, dass es *nicht* von den industriell hergestellten Nahrungsmitteln herrührt, die es vor 1950 noch nicht gab?) Unsere westliche Ernährung steckt voller Lebensmittel, die in einer Verpackung mit einer Liste nicht identifizierbarer Zutaten stecken. Sie werden in Laboren entwickelt, von Wissenschaftlern, nicht von Köchen, und zielen auf unseren »Glückspunkt« ab: eine Mischung aus raffiniertem Zucker, raffiniertem Salz und Pflanzenfett sowie Samenölen, die wir einfach unwiderstehlich finden. Im wahrsten Sinne des Wortes.

Wenn wir industriell verarbeitete Lebensmittel essen, bringen wir die Hormone, die den Appetit steuern, völlig durcheinander, wie wir an meinem Croissant-Beispiel gesehen haben. Wir treiben unseren Blutzuckerspiegel ständig in die Höhe, was eine Hormonkaskade in Gang setzt, die uns noch hungriger macht, als wir vorher waren. Also greifen wir nach dem nächsten verarbeiteten »Leckerbissen«, der uns fett und unzufrieden werden lässt und zudem Entzündungsprozesse im Körper hervorruft, sodass wir sehr krank werden können. Doch sie sind darauf ausgerichtet, dass wir sie hyperpalatabel (unwiderstehlich lecker) finden. Wir sitzen also in einer gemeinen Falle.

Ich bin ein absoluter Gegner verarbeiteter Lebensmittel, weil ich aus eigener Erfahrung weiß, wie elend man sich fühlt, wenn man davon abhängig ist. Der Mangel an natürlichen Nährstoffen in einigen dieser Lebensmittel ist katastrophal. Unser Körper ist zudem darauf programmiert, nach bestimmten Nährstoffen (eine Kombination aus Aminosäuren und Fettsäuren) in unserem Essen zu suchen. Das heißt, wenn diese Nährstoffe dort nicht vorhanden sind, holen wir uns einfach mehr Nahrung!

Das ist der Grund, warum man beim Verzehr eines Burgers (auch bei solchen aus Fleischersatz) immer auch gleich nach einer Tüte Pommes greift. Der Burger enthält zahlreiche chemische Substanzen (»Zusatzstoffe«) und kaum Nährstoffe, die unser Körper braucht, wie etwa Vitamin B_{12}, Häm-Eisen und all die anderen Vitamine und Mineralien, die uns natürliche Lebensmittel wie Fleisch, Fisch, Milchprodukte und Eier liefern.

Dich trifft also überhaupt keine Schuld, wenn du die Finger nicht von verarbeiteten Lebensmitteln lassen kannst. Du bist nicht »schwach« und es fehlt dir nicht an »Willenskraft«. Diese Lebensmittel sind eigens dazu entwickelt, dass sie auf der chemischen Ebene die Gier des Körpers auf Nachschub wecken. Als Gesellschaft wurden wir mit hochgradig süchtig machenden Inhaltsstoffen und völlig blödsinnigen Ratschlägen zwangsgefüttert.

Achte auf die Inhaltsstoffe

Um deinen Heißhunger in den Griff zu kriegen, solltest du bei einem Lebensmittel als Erstes die Liste der Inhaltsstoffe lesen, die auf jeder Verpackung abgedruckt sein muss. Beurteile nicht anhand des Verpackungsdesigns, ob etwas gesund oder ungesund ist, sondern schau dir die Inhaltsstoffe an. Wenn eine der unten aufgeführten Zutaten darin enthalten ist, solltest du die Packung liegen lassen. Denk daran, dass reines Profitstreben dahintersteckt, wenn die Lebensmittelindustrie unsere Körperchemie manipuliert, indem sie die Nahrung mit diesen Zutaten und Zusatzstoffen anreichert. Und denk auch daran, dass verpackte Lebensmittel längst nicht so gut für dich sind wie unverpackte, zum Beispiel Fisch, Fleisch und frisches Gemüse.

Pflanzliche Öle und Samenöle

In meinem letzten Buch *It's Not a Diet* (in Deutschland noch nicht erschienen) habe ich erklärt, warum pflanzliche Öle in der Ernährung meine größten Feinde sind. Sie sind einfach eine Katastrophe – eine Art entzündungsfördernder Shitstorm für Körper und Gehirn. Man sollte sie als Allererstes verbannen, noch vor dem Zucker.

Nicht nur, dass **raffinierte** Pflanzenöle – wie Sonnenblumenöl, Rapsöl oder »Pflanzenöl« im Allgemeinen – Entzündungen verursachen, weil sie voller Omega-6-Fettsäuren stecken (von denen wir *nicht* viele wollen), sie irritieren auch die Leptinrezeptoren in unserer Darmschleimhaut. Wenn wir Pflanzenöle in irgendeiner Form zu uns nehmen, löst sich die wichtige Darmschleimhaut immer mehr ab, die Leptinrezeptoren bilden sich zurück und das Gehirn erhält kein Sättigungssignal. Wenn du also viele Dinge isst, die Pflanzenöl enthalten (und glaub mir, das gilt für zahlreiche verarbeitete Lebensmittel), läufst du zum einen Gefahr, chronisch entzündliche Krankheiten wie Diabetes, Arthritis oder Krebs zu entwickeln, zum anderen willst du auch nach einer halben Stunde Nachschub von dem jeweiligen Essen.

Es soll hier nicht unerwähnt bleiben, dass Pflanzenöl ursprünglich als Reinigungsmittel für landwirtschaftliche Maschinen (igitt!) genutzt wurde – erst im 20. Jahrhundert begann man, es als billige Zutat in industriell hergestellten Lebensmitteln zu verarbeiten. Ursprünglich wurde es uns als »gesunde« Alternative zu Butter verkauft, da es im Gegensatz dazu ungesättigte Fettsäuren enthält. In den letzten Jahrzehnten wurde unsere Nahrung immer stärker verarbeitet, deshalb ist der Verbrauch von Pflanzen- und Saatenölen *kometenhaft* angestiegen.[13]

Diese billigen Pflanzenöle, die in Chips, Crackern, Fertiggerichten, Keksen und vielem mehr stecken, enthalten einen hohen Anteil von Linolsäure. Diese macht etwa acht Prozent unserer täglichen Kalorienzufuhr aus, und nach Ansicht von Forschern ist das mehr, als die menschliche Gattung vertragen kann. Es hat sich herausgestellt, dass zu viel Linolsäure das vom Hormon Leptin vermittelte Sättigungsgefühl überdeckt, und zudem vergrößern sich unsere Fettzellen. Außerdem verhindert Linolsäure, dass andere, »gute« Fettsäuren (wie Omega-3-Fettsäuren) vom Körper aufgenommen werden. So werden wir nicht nur immer dicker und fetter und hungriger, sondern auch immer kränker.

Falls du immer noch zweifelst: Es gibt ein Reinigungsmittel in Großbritannien *(The Pink Stuff Paste)*, das stolz damit wirbt, dass es »pflanzlich« ist. Das heißt, es ist ein Reiniger auf Pflanzenölbasis! Denk mal nach: Wenn du den Rost auf deinen Gartenmöbeln mit Pflanzenöl entfernen kannst, was macht es dann mit deiner empfindlichen Darmschleimhaut? Ich habe dazu Dr. Cate Shanahan interviewt (die Ärztin und Biochemikerin, die den Samenölskandal aufgedeckt hat). Sie sagte, dass sie ihre Wechseljahre mit Leichtigkeit überstanden hat UND einen Zentimeter größer geworden ist, nachdem sie diese giftigen Substanzen aus ihrer Ernährung verbannt hatte.

Emulgatoren

Emulgatoren sind chemische Zusatzstoffe in Lebensmitteln, die nicht ineinander lösliche Zutaten wie Öl und Wasser verbinden. Sie sind in Dressings, Brot, Saucen, Schokolade, Margarine und Eiscreme enthalten, weil sie dafür sorgen, dass alles schön cremig wirkt. Sie dienen eher der äußeren Anmutung, also einem ästhetischen Zweck, wir brauchen sie nicht und sie haben nicht einmal einen Geschmack! Emulgatoren sind eigentlich so etwas wie ein Klebstoff. Achte auf Namen wie Sojalecithin, Carrageen, Mono- und Diglyceride in der Zutatenliste, denn manchmal lassen sich Emulgatoren nicht so leicht identifizieren.

Emulgatoren in hochprozessierten Lebensmitteln blockieren auch die Fähigkeit unseres Darms, zu erkennen, was tatsächlich in unserer Nahrung enthalten ist. Dadurch verhindern sie die Freisetzung von Leptin und die Übermittlung des Sättigungssignals. Dies geschieht, indem sie das CCK (Cholecystokinin) ausschalten, ein Peptidhormon, das in unserem Dünndarm gebildet wird. Dessen Aufgabe besteht hauptsächlich darin, die Leptinausschüttung anzuregen, aber die Emulgatoren verhindern dies dadurch, dass sie Schäden an der Schleimhautschicht verursachen, weshalb die Zellen nicht erkennen, was in den Lebensmitteln steckt. Das hat zur Folge, dass der Leptinspiegel nicht ansteigt und das Sättigungssignal länger braucht, um das Gehirn zu erreichen.

Zucker

Vielleicht meinst du, dein Müsliriegel wäre gesund, weil darauf »ohne Zuckerzusatz« steht. Doch Zucker ist heimtückisch und hat viele verschiedene Gesichter, weil es viele verschiedene Arten gibt.

- Fructose (Fruchtzucker)
- Glukose
- Sirup, sämtliche Sorten, z. B. Reissirup
- Gerstenmalz
- Fruchtsaftkonzentrat
- Saccharose
- Agavendicksaft
- Datteln
- Honig

Versteckter Zucker in Lebensmitteln steigert den Appetit, weil er unsere Insulinreaktion stört, also essen wir mehr. Das ist eine Tatsache. Und es ist kein Zufall, dass so viele meiner Follower:innen berichten, sie seien süchtig nach zuckerhaltigen Lebensmitteln, vor allem nach Süßem. »Ich verschlinge eine ganze Tüte Gummibärchen in einem Atemzug. Danach wird mir schlecht, aber am nächsten Tag mache ich das wieder«, sagt Louise. Dawn fügt hinzu: »Jeden Abend ab 21 Uhr überfällt mich der Heißhunger auf Gummischlangen. Das ging so weit, dass ich schon welche kaufte, als ich auf den Schulbus wartete, und während der Rückfahrt im Bus die ganze Packung niedermachte.«

Aber wir müssen nicht nur bei den Süßigkeiten auf der Hut sein, denn auch so gut wie alle industriell hergestellten (stark verarbeiteten) Lebensmittel enthalten versteckten Zucker, sogar herzhafte Suppen! (Sieh dir mal die Tomatencremesuppe von Heinz an. Die reinste Zuckerbombe!)

DEPRESSIONEN UND ESSSUCHT

Vielleicht isst du auch deshalb zu viel, weil du deprimiert bist. Im Kapitel »*Warum fühle ich mich so niedergeschlagen?*« werde ich detaillierter darauf eingehen, wie Hormone unsere Stimmungen beeinflussen, doch es besteht sicher auch eine Verbindung zur Esssucht.

Während meiner Depression steckte ich in einem Teufelskreis – Überessen aus Frust. Mein Dopaminhaushalt war in Bezug auf Freude/Vergnügen und Schmerz aus dem Gleichgewicht geraten und ich griff nach Nahrungsmitteln, die mich aufheiterten, um etwas zu »fühlen« (obwohl ich das damals noch nicht durchschaute). Ich hatte eine Schwäche für Pizza und Eiscreme, dann durchlief ich den Süß-herzhaft-Kreislauf. Andere Menschen nehmen Drogen oder trinken Alkohol, was ich zu dem Zeitpunkt bereits hinter mir hatte, also wurden verarbeitete Nahrungsmittel zu meiner Ersatzdroge. Wenn man depressiv ist, hat man wahrscheinlich einen höheren Cortisolspiegel und einen niedrigeren Serotoninspiegel, deshalb giert man nach Kohlenhydraten, die in diesen Nahrungsmitteln immer enthalten sind.

Wenn du unter Depressionen leidest, fühlst du wahrscheinlich kaum etwas oder sogar nichts, deshalb greifst du zu Dingen, die dir in der Vergangenheit die Empfindung von Geborgenheit und Glück vermittelt haben. Das ist verständlich, doch schau dir die Inhaltsstoffe an und frag dich, ob sie bei dir eine Antwort in Form einer Sucht auslösen. Wenn du eine Schüssel voll Zerealien geleert hast, sagt du dann nach 20 Minuten: »Ich bin satt«, oder willst du dir Nachschub holen? Ich weiß, dass es schwierig ist, sich aus diesem Kreislauf zu befreien, aber denk daran, dass du dir mit dieser Art von negativem Biohacking selbst schadest. Indem du einen Bogen um diese Lebensmittel machst, betreibst du positives Biohacking, und dein Leben steht nicht länger ausschließlich im Zeichen deines Appetits.

FÜNF ERNÄHRUNGSMYTHEN, DIE DICH ZUM ÜBERESSEN VERLEITEN

1. »Auf pflanzlicher Basis« heißt NICHT automatisch gesund

Jawohl, genau an dieser Stelle gehe ich auf den veganen Ernährungstrend sein. Ich habe damit ein massives Problem, weil ich glaube, dass die meisten Veganer:innen unter Nährstoffmangel leiden. Viele Veganer:innen essen inzwischen wieder Fleisch, weil sie an Prädiabetes leiden, keine Energie haben und weil sich durch ihr kohlenhydratreiches Essen um die Leber herum Viszeralfett angesammelt hat. Die Liste lässt sich fortführen. Meiner Meinung nach ist eine vegane Ernährung für die meisten Menschen keine nachhaltige Option, also langfristig nicht geeignet, und für die Spezies Mensch nicht gesund.

Ich denke, der Veganismus ist in den letzten Jahren so populär geworden, weil viele vegane Lebensmittel eigentlich hochprozessiertes Junkfood sind. Die Menschen sagen: »Oh, ich ernähre mich pflanzlich«, als wäre das ein Verdienst, doch in Wahrheit ernähren sie sich fast nur von Fast Food. All diese veganen Burger, Würstchen, Fleisch- und Käse-Ersatzprodukte und veganen Brotaufstriche sind randvoll mit allerlei entzündungsfördernden chemischen Substanzen und lassen dafür so ziemlich alle natürlichen Nährstoffe vermissen.

Ich bin mir sicher, dass es da draußen Veganer:innen gibt, die sich ausgewogen und von unverarbeiteten, sprich natürlichen Lebensmitteln ernähren, aber ich habe auch beobachtet, dass viele Veganer:innen gern Pommes frites und Veggie-Würstchen futtern und sich dann wundern, warum sie müde, hungrig und übergewichtig sind. Das liegt daran, dass sie ihrem Körper nicht die Nährstoffe zuführen, die er zum Leben braucht! Der Darm ist entzündet und nicht in der Lage, die Hormone zu produzieren, die der Körper braucht, etwa Serotonin und Dopamin. Wie wollen sie Mutter Natur besiegen?

Ich möchte hier niemandem vorschreiben, dass er/sie sich vegan, Paläo oder mit Fleisch ernähren soll oder nicht. Ich sage dir nur: Sorge gut für dich selbst! (Stark) verarbeitetes pflanzliches Essen ist letztlich auch nichts anderes als Fast Food. Wenn du aus ethischen oder religiösen Gründen keine Tiere verzehren möchtest, okay, dann iss ein Ei. Das ist die Quelle des Lebens. Es hat alle Inhaltsstoffe, um Leben zu ermöglichen. Damit erfüllst du zumindest alle Nährstoffkriterien.

Immer, wenn ich »auf Pflanzenbasis« lese, heißt das für mich »Chemie-Shitstorm«. Das ist Greenwashing vom Feinsten. Wer glaubt, eine vegetarische oder vegane Ernährung hätte nichts mit Tod zu tun, sollte mal scharf nachdenken. Wenn du denkst, dass keine Tiere geschlachtet werden, um riesige Anbauflächen für Getreide zu bekommen, sieh dir mal *Unten am Fluss (Watership Down)* an. Jugendliche sind besonders anfällig für die Rhetorik der Pflanzenesser, aber ein niedriger Häm-Eisen- und Vitamin-B_{12}-Wert wird fraglos ihrer geistigen Gesundheit schaden.

2. Ein Burger von McDonald's ist gesünder als ein veganer Burger

Ich möchte dir nicht empfehlen, zu McDonald's zu gehen und dir einen Big Mac zu bestellen – McDonald's ist nicht gerade eine gesunde Wahl und die meisten Produkte, die dort verkauft werden, bestehen aus süchtig machenden hochprozessierten Lebensmitteln, die Blutzucker- und Insulinspitzen hervorrufen. Wenn du sagst: »Ich habe Lust auf einen Hamburger«, meinst du in Wahrheit: »Ich habe Lust auf das Brötchen, auf die Mayo und den Ketchup«, und nicht auf den Burger.

Der Burger ist nicht das Problem, sondern die »Beilagen« drum herum. Der Rinds-Burger ist sogar besser als ein sogenanntes gesundes veganes Patty. Wenn du also nur das Patty isst, dann hau rein! Aber wirf einfach mal einen Blick auf die Liste der Inhaltsstoffe.

McDonald's Burger	*Impossible veganer Burger*
100 % Rinderhackfleisch	Wasser Sojaproteinkonzentrat (entzündungsfördernd) Kokosnussöl Sonnenblumenöl (entzündungsfördernd) natürliche Aromen (was auch immer das sein mag) Kartoffelprotein (ein Emulgator) Methylcellulose (Gelier- und Verdickungsmittel) Hefeextrakt (Geschmacksverstärker) kultivierte Dextrose (Traubenzucker, sogenannter Einfachzucker) modifizierte Stärke Soja-Leghämoglobin (entzündungsfördernd) Salz gemischte Tocopherole (Antioxidantien) Sojaprotein-Isolat Vitamine und Mineralstoffe (Zinkgluconat, Thiaminhydrochlorid [Vitamin B_1], Niacin, Pyridoxinhydrochlorid [Vitamin B_6], Riboflavin [Vitamin B_2], Vitamin B_{12} [synthetisches B_{12} alias Cyanocobalamin – aus Cyanid!])

So, da haben wir's: Es ist ein Cocktail aus entzündungsfördernden und insulinsteigernden Inhaltsstoffen sowie im Labor hergestellten Vitaminen, die dein Darmmikrobiom und deine Hormonproduktion durcheinanderbringen und dich hungrig zurücklassen. Lecker! Natürlich kommt es auch auf die Herkunft des Fleisches an und wo und wie das Rind aufgezogen wurde. Da nicht biologisch gehaltene Tiere (meist) mit Hormonen und Getreide vollgepumpt sind, ist es nicht gerade das beste Fleisch, aber immer noch besser als die hochverarbeitete Alternative.

3. Snacks machen hungrig

Unsere Gesellschaft wird von einer regelrechten Snack-Manie beherrscht, die uns – rate mal – von den Lebensmittelkonzernen aufgezwungen wurde, denn Snacks gibt es nicht umsonst. Erinnern wir uns an die Generation unserer Großeltern, die keine Snacks kannten und trotzdem überlebt haben! Bei uns hat inzwischen diese Snack-Mentalität Einzug gehalten. »Oh, mein Gott, ich habe seit Stunden nichts mehr gegessen!« Und weißt du, was, Pauline? Das ist völlig in Ordnung!

Es ist eine Tatsache, dass wir nicht länger als ein paar Minuten ohne Luft und nicht länger als drei Tage ohne Wasser überleben können, aber in einigen sehr, sehr seltenen Fällen haben Menschen monatelang ohne Nahrung überlebt. In den 1960er-Jahren erlangte ein sehr fettleibiger Schotte Berühmtheit: Angus Barbieri, so sein Name, hat 125 Kilogramm verloren, indem er 382 Tage nichts aß (wobei er aber Vitamine, Hefe und verschiedene Getränke zu sich nahm)![14] Ich empfehle NATÜRLICH nicht, mehr als ein Jahr lang nichts zu essen, ich bin ja nicht übergeschnappt. Aber wir müssen uns umprogrammieren, diese Besessenheit loswerden, dass Snacks »gut« für unseren Stoffwechsel wären. Wenn wir uns regelmäßig kleine Snacks »leisten«, treiben wir unseren Blutzuckerspiegel und die Insulinreaktion ständig in die Höhe und verbrennen letztendlich Kohlenhydrate zur Energiegewinnung und nicht unsere Fettreserven. Das Absinken des Blutzuckerspiegels triggert dann wieder unser Hungerhormon.

Wenig und oft zu essen, ist nicht gut für die Taille. Es führt dazu, dass wir Fett einlagern, unser Gehirn vernebelt ist und wir uns nicht konzentrieren können und wir ständig auf der Suche nach Essbarem sind, weil unser Blutzuckerspiegel ständig sinkt. Anstatt die Nahrungsaufnahme über den Tag zu verteilen und alle paar Stunden einen Snack zu sich zu nehmen, ist es viel besser, in größeren Abständen umfangreichere Mahlzeiten zu verzehren. Wenn wir unseren Blutzuckerspiegel konstant halten, indem wir uns ein paar Stunden ohne Essen gönnen, können wir dieselbe Kalorienmenge zu uns nehmen und verspüren dennoch *weniger* Hunger.

(Übrigens: Es ist auch erwiesen, dass Intervallfasten gesundheitliche Vorzüge hat. Der japanische Zellforscher Yoshinori Ōsumi erhielt 2016 den Medizin-Nobelpreis für seine Arbeit über Autophagie, also darüber, was mit den Zellen passiert, wenn man [mindestens 14 Stunden lang] fastet. Fasten kann dazu beitragen, dass in den Zellen ein Reinigungsprozess in Gang kommt, wobei die Zellen beschädigte Teile, etwa fehlgefaltete Proteine, beseitigen [die zu neurodegenerativen Krankheiten wie Alzheimer führen können], es kann helfen, Zellen zu recyceln, die Zellregeneration zu fördern und Entzündungen zu reduzieren.)[15]

4. Fett ist gut für dich

Diese Botschaft möchte ich dir am liebsten in den Kopf hämmern: Fett ist Brennstoff! Wenn man Kohlenhydrate isst, verbrennt man Kohlenhydrate. Aber wenn man Fett isst, verbrennt man Fett. Meine Ernährung ist mittlerweile ausgesprochen fettreich, weil ich dazugelernt habe. Fettarme Diäten sind furchtbar schlecht für uns und machen uns nur dicker, weil unser Körper ständig Kohlenhydrate verbrennt und die überschüssige Energie als Fett speichert. Tatsächlich sind Fettsäuren wie Omega-3 superwichtig, weil unser Körper darauf programmiert ist, bestimmte Nährstoffwerte in unserer Nahrung zu erreichen.

Wenn man wirklich hungrig ist und Ghrelin ausschüttet, verlangt der Körper nach einer bestimmten Menge an Aminosäuren und Fettsäuren. Und er wird danach suchen, egal, was du isst. Isst du zum Beispiel eine Scheibe Toastbrot, enthält es zwar eine bestimmte Menge an Aminosäuren, aber nicht alle Fettsäuren, da Toast kein vollwertiges Nahrungsmittel ist. Also wird dein hormonbedingtes Hungergefühl dich dazu bringen, so lange weiterzuessen, bis du die benötigte Menge an Aminosäuren und Fettsäuren aufgenommen hast. Besitzt deine Mahlzeit jedoch eine hohe Nährstoffdichte, und dafür sind gute Fette unerlässlich, wirst du schneller satt, weil deine Leptinreaktion dir signalisiert, mit dem Essen aufzuhören.

Anstatt dir über fettarme Lebensmittel und Kalorienzufuhr den Kopf zu zerbrechen, solltest du dein Gehirn »neu ausrichten« und verstehen, dass gesundes Fett wirklich gut für deine Gesundheit und deinen Appetit ist. Das erreichst du entweder durch den Verzehr gesunder Fette wie von Avocados, Eiern, fettem Fisch, tierischen Fetten und Weidebutter und indem du mit guten Fetten kochst oder deine Mahlzeiten damit anreicherst. Zum Beispiel mit:

- MCT-Öl
- Olivenöl/natives Olivenöl extra (Olivenöl im Salat verbessert die Bioverfügbarkeit der Nährstoffe im Salat, da Fett die Aufnahme der Nährstoffe erleichtert)
- Leinsamenöl (ich gebe manchmal eine winzige Menge in einen Smoothie)

- Avocadoöl
- Fischöle
- Kürbiskerne

5. *Unser Körper braucht Cholesterin*

Cholesterin ist eine wachsartige Substanz, die in jeder Zelle des Körpers vorkommt – und für die Produktion bestimmter Hormone wie Östrogen, Progesteron und Vitamin (HORMON!) D sowie aller Sexualhormone unentbehrlich ist! Außerdem bildet es die Lebersäuren, die bei der Verdauung überschüssiges Fett aufnehmen.

Wenn du in den 1980er- und 1990er-Jahren aufgewachsen bist, wirst du dich noch an die Medienhysterie rund um das Thema Cholesterin erinnern. Auch heute noch wird Cholesterin pauschal als schlecht bezeichnet und uns nahegelegt, unseren Wert zu senken – koste es, was es wolle. Aber es ist trivial zu sagen: »Ein hoher Cholesterinspiegel ist schlecht für dich und du musst Statine einnehmen.« Die Ärzte vereinfachen das Thema Cholesterin zu stark und jagen uns Angst davor ein. In Wahrheit *brauchen* wir Cholesterin, und es ist für einen gesunden Hormonhaushalt unverzichtbar.

Es gibt zwei Arten von Cholesterin: HDL (High-Density-Lipoprotein) und LDL (Low-Density-Lipoprotein).

HDL wird auch als »gutes« Cholesterin bezeichnet, da es überschüssiges Cholesterin aus dem Blut aufnimmt und zur Leber transportiert. Dort wird es ausgeschieden und dadurch das Herz vor Erkrankungen geschützt. LDL-Cholesterin ist das »schlechte« Cholesterin, das sich an den Wänden der Blutgefäße ablagert und Blutgerinnsel bilden kann, die unter Umständen einen Herzinfarkt oder Schlaganfall hervorrufen. Wenn du also deinen Cholesterinspiegel kennst, musst du zwischen HDL- und LDL-Cholesterin unterscheiden – denn es ist NICHT dasselbe!

Du solltest deine Einstellung zum Cholesterin in Lebensmitteln überdenken, denn Eier – die einen hohen Cholesteringehalt haben – sind aufgrund ihrer hohen Nährstoffdichte eines der besten Lebensmittel, um den Appetit und den Blutzuckerspiegel zu regulieren. Ich esse jeden Tag Eier – denn in Wahrheit erhöhen Zucker und Kohlenhydrate das schlechte Cholesterin, deshalb gib nicht dem armen Ei die Schuld. Wir Menschen essen seit Jahrtausenden Eier, doch plötzlich behaupten die Medien, sie wären schlecht für uns? Das ist lächerlich. Die American Heart Association (AHA) berichtet jetzt, dass Cholesterin »kein Nährstoff ist, dessen übermäßiger Verzehr Anlass zur Besorgnis gibt«.[16] Das hat sich jedoch noch nicht in den Medien herumgesprochen, geschweige denn bei den meisten Ärzten.

DEN APPETIT REGULIEREN UND DIE ESSSUCHT BESIEGEN

Füttere deinen Darm, füttere dein Gehirn

Im Kapitel über den Schlaf habe ich von der Bedeutung des Darmmikrobioms gesprochen. Für die Ernährung ist es genauso wichtig, wie du wahrscheinlich schon gemerkt hast. Wir können unseren Darm innerhalb weniger Wochen heilen, indem wir die richtigen Dinge essen, den Darm mit guten Bakterien besiedeln und um verarbeitete Lebensmittel einen Bogen machen. Milliarden von Darmbakterien sind entscheidend für eine gesunde Hormonproduktion, wodurch die richtigen Botschaften zur richtigen Zeit an unser Gehirn gesendet werden.

Wir müssen unser Gehirn unbedingt gesund erhalten, denn dort wird entschieden, ob wir zu unseren Laufschuhen oder nach der Tüte Kartoffelchips greifen! Alles hängt mit der Darm-Hirn-Achse zusammen und damit, dass unsere Hormone ihre Arbeit richtig tun und unseren Appetit auf gesunde Weise steuern.

Was ich jeden Morgen tue, um meine Appetithormone unter Kontrolle zu halten

Ich bin ein Suchtmensch, deshalb drücke ich IMMER den Ist-mir-doch-egal-Knopf. Es sei denn, ich komme meinen Gelüsten zuvor. Ich darf nichts dem Zufall überlassen und muss vorausschauend denken. Es ist wie zu Beginn meines Entzugs: Hätte ich mich damals in eine Bar gesetzt? Nein, natürlich nicht. Wenn man lange genug beim Friseur sitzt, bekommt man einen Haarschnitt, und wenn ich ohne Plan für mein Essen oder Trinken in der Küche sitze, geht alles den Bach runter. Wir kennen uns, wir wissen, was uns triggert, und wenn es nur der Blick auf die Uhr ist, der uns sagt: »Essenszeit!« Also versuche ich immer, der Zeit einen Schritt voraus zu sein.

Im Gegensatz zu vielen Biohackern, die morgens erst eine Stunde warten, bevor sie ihren Kaffee trinken, tue ich das nicht, denn ich muss drei Kinder versorgen und aus dem Haus bringen und brauche meinen Kaffee sofort! Sobald ich aufstehe, nehme ich mir ein Glas Wasser (meistens direkt aus der Leitung), presse den Saft einer Zitrone hinein, füge eine Prise Salz oder ein paar anständige Elektrolyte hinzu und trinke es, während die Kaffeemaschine läuft. Elektrolyte versorgen das Gehirn mit den Mineralien Magnesium, Kalium und Natrium, die es braucht, um richtig zu funktionieren, damit der Strom leicht fließen kann.

Während ich das Frühstück für die Kinder zubereite, nehme ich mein L-Theanin und trinke meinen Kaffee, den ich mit meinem Keto-Pulver (mit MCT-Ölen) und Weidebutter anreichere, was meine morgendlichen Blähungen wirklich reduziert. Da ich eine Vorliebe für Süßes habe, füge ich auch etwas Stevia hinzu, das meinen Insulinspiegel nicht so stark in die Höhe treibt wie Zucker. Neueren Studien zufolge soll es sogar entzündungshemmend wirken! Es wird diskutiert, ob Stevia sich negativ auf das Darmmikrobiom auswirkt, das ist also noch nicht geklärt. Aber für mich persönlich zählt, dass es mich vom Zucker fernhält.

Das MCT-Öl-Pulver in meinem Kaffee zügelt meinen Heißhunger, hält mich im Fettverbrennungsmodus (in den ich beim Schlafen eingetreten bin) und stoppt die Ghrelinproduktion. Ich weiß, dass ich sonst im Speck für die Kinder herumstochern würde! Viele sagen: »Ich habe morgens keine Zeit zum Kochen«, aber das *stimmt nicht.* Ich koche morgens immer vier Eier, und das dauert nicht länger, als für meine Kinder Müsli und Toast zu machen. Asa und Jude essen jeder ein Ei, Luxx bekommt Speck, und die übrigen Eier sind später für mich.

Wie ich im Kapitel »Warum kann ich nicht schlafen?« erklärt habe, erledige ich alle meine Cortisol, Adrenalin und Dopamin steigernden Aktivitäten am Morgen und am frühen Nachmittag. Wenn ich Hunger bekomme, esse ich die gekochten Eier mit etwas Salz – entweder für sich allein oder vor etwas anderem. Wenn ich zuerst die Eier esse, kann ich sicher sein, dass ich um 16 Uhr an der Tankstelle nicht nach einer Tüte Chips greife! Außerdem habe ich meine Essenszeit nach hinten verschoben, meinen Blutzuckerspiegel ins Gleichgewicht und meine Hungerhormone unter Kontrolle gebracht, sodass ich später am Tag eine richtige Mahlzeit genießen kann.

VIER WEGE, DEINEN APPETIT PROBLEMLOS ZU ZÜGELN

Ein paar Stunden nichts zu essen, kann die Hölle sein, wenn man es mit dem »Teufelsduo« Ghrelin und Dopamin zu tun hat – das habe ich auch schon erlebt! Du kannst sie in den Griff bekommen, indem du deine Neurobiochemie umprogrammierst. Und zwar so, dass dich Heißhungerattacken gar nicht erst in eine Bäckerei zerren können. Du kannst Blutzuckerspitzen und -tiefs vermeiden und dich von den fürchterlichen Appetitrufen in deinem Gehirn befreien.

Ich weiß, es wird nicht einfach für mich sein, dir zu verkaufen, dass du keine Vollkorn-Frühstückszerealien mehr essen und stattdessen nur Kaffee mit etwas Pulver oder Öl darin trinken sollst. Aber sieh es mal so (das hat mir geholfen): Du sollst sie ja *nicht für immer* von deinem Speisezettel verbannen. Nur so lange, bis du deine Hormone wieder ins Gleichgewicht gebracht hast.

Es ist unglaublich befreiend, seine Essgelüste zu besiegen. Du hast deine Nervenbahnen so verändert, dass du nicht mehr automatisch in alte Gewohnheiten zurückfällst (und selbst wenn du mal rückfällig wirst, ist es *nicht schlimm*, das kenne ich bei mir selber auch). Es ist durchaus möglich und ich verspreche dir, dass du, statt Hunger zu haben, voller Energie sein und dich kreativ, satt und fröhlich fühlen wirst.

1. Verschieb deine Essenszeit, um dein Insulin und Ghrelin zu kontrollieren

Wenn du das Kapitel über den Schlaf gelesen hast, weißt du, dass deine Zellen sich nach deiner inneren Uhr richten, also dass zu bestimmten Zeiten bestimmte Hormone freigesetzt werden. Das gilt auch für deinen Appetit.

Ghrelin wird zu deinen regelmäßigen Essenszeiten ausgeschüttet. Du musst also deine Essenszeiten nach hinten verschieben, um die Ghrelinausschüttung hinauszuzögern, die dir sagt: »Ich habe Hunger!« Wie ich weiter vorn erklärt habe, wird sie auch durch einen Abfall des Blutzuckerspiegels ausgelöst. Dieser wird durch den Verzehr von Nahrungsmitteln mit hohem Glukosegehalt verursacht, die eine Insulinantwort auslösen. Die Insulinantwort muss also hinausgezögert werden, um deinen Appetit zu zügeln. Dies erreichst du, indem du deine Mahlzeiten allmählich immer später einnimmst.

Dein Körper bekommt nichts davon mit, wenn du deine Essenszeiten um 45 Minuten nach hinten verschiebst. Anstatt wie gewohnt um 8 Uhr morgens zu essen, iss erst um 8:45 Uhr. Nach ein paar Tagen gehst du auf 9:30 Uhr und so weiter. Das wird mit der Zeit immer einfacher und du hast morgens keinen Hunger mehr. Versprochen! Ich bin früher um 7 Uhr aufgestanden und habe mir sofort drei Portionen Frühstückszerealien genehmigt, weil ich »hungrig« war (natürlich war ich es nicht, aber du kennst das ja schon). Ich möchte dich nicht dazu ermuntern, ein Jahr zu fasten wie dieser schwergewichtige Schotte, aber ich möchte dich dazu anregen, deine Essenszeiten langsam nach hinten zu verschieben, damit du deinen Hormonhaushalt richtig einstellen und deinen Appetit kontrollieren kannst.

2. *Bekomm deinen Heißhunger* vor dem Essen *in den Griff (mithilfe des unglaublichen neuen natürlichen Nahrungsergänzungsmittels, das den Appetit zügelt)*

Nichts ist schlimmer als der Kampf gegen den Dopaminhunger. Mit Nahrungsergänzungsmitteln und Inhaltsstoffen, die du deinen Getränken beimischst oder vor dem Essen einnimmst, kannst du ihm jedoch vorbeugen.

L-Glutamin

Diese Aminosäure habe ich verwendet, als ich zuckerfrei gelebt habe. Wenn man einen Löffel dieses Pulvers 30 Sekunden unter der Zunge zergehen lässt, gelangt es in den Blutkreislauf und dämpft das Verlangen nach Zucker (es schmeckt allerdings nach Puder!).

MCT-Öle

Etwas MCT-Öl oder -Pulver im morgendlichen Kaffee oder grünen Tee versorgt das Gehirn mit Noradrenalin. MCT (mittelkettige Triglyceride) enthalten besondere Fettsäuren, die aus Kokosöl gewonnen und vom Körper besonders gut verstoffwechselt werden. Da sie nicht erst verdaut werden müssen, gelangen sie schnell ins Blut und zügeln den Appetit, denn sie enthalten gute Fette und bringen Gehirn und Körper in Schwung.

Kollagen

Kollagen enthält viele Aminosäuren, nach denen unser Körper verlangt, wenn wir hungrig sind. Wenn du also deinen Heißhunger in den Griff bekommen willst, füge deinem morgendlichen Fett-Kaffee etwas Kollagenpulver hinzu. Das hilft auch, um beim Abendessen im Restaurant dem Brötchenkorb besser widerstehen zu können!

Apfelessig

Es ist ein großartiges, einfaches und spottbilliges Mittel. Ein Löffel Apfelessig vor dem Essen regt die Verdauungsenzyme an und verlangsamt den Abbau der Kohlenhydrate im Darm. Außerdem dämpft er die Insulinantwort, sodass der Blutzuckerspiegel besser reguliert wird (und damit auch der Appetit!). Du kannst den Essig mit Wasser verdünnt trinken, wenn du ihn pur nicht magst.

Berberin

Meine absolute Lieblingsneuentdeckung hat – ohne zu übertreiben – auch die medizinische Welt im Sturm erobert. Berberin ist ein völlig natürliches pflanzliches Produkt (eine bioaktive Verbindung, die aus der Rinde und der Wurzel der Berberitze gewonnen wird). Studien haben gezeigt, dass es die Freisetzung von Leptin, unserem Appetithormon, reduziert. Es ist ein völlig sicheres natürliches Nahrungsergänzungsmittel, das den Blutzuckerspiegel senkt und die Insulinantwort abschwächt.

Berberin aktiviert in den Zellen das Enzym AMPK (AMP=Adenosinmonophosphat, AMP-abhängige Proteinkinase), den Stoffwechsel-»Hauptschalter«, der in allen Körperorganen vorhanden ist. Das Enzym wirkt auf vielfältige Weise: Es verringert die Insulinresistenz, hilft dem Körper beim Zuckerabbau, reduziert die Zuckerproduktion in der Leber, verlangsamt den Abbau von Kohlenhydraten im Darm und erhöht außerdem die Zahl der nützlichen Mikroben im Darm. Es hat sich auch herausgestellt, dass es die Dopaminproduktion im Darm erhöht (durch Regulierung des Mikrobioms).

Für DICH bedeutet das: *Berberin hilft dir, weniger zu essen.* Wenn dein Blutzuckerspiegel stabil ist, hast du weniger Heißhungerattacken. Wenn du asiatisch essen gehen oder eine kohlenhydratreiche Mahlzeit verspeisen willst, solltest du vorher etwas Berberin einnehmen – es hält dich davon ab, nachher wieder an den Kühlschrank zu gehen, um dir noch ein paar Häppchen zu gönnen. Früher, als ich noch übergewichtig war, hätte ich Berberin gut gebrauchen können. Aber auch jetzt, wenn mich eine größere Katastrophe getroffen hat und ich denke: »Scheiß drauf!«, und gerne Selbstsabotage mit Donuts betreiben möchte (was ab und zu vorkommt), ist es sehr nützlich, zuerst Berberin einzunehmen.

Studien haben gezeigt, dass Berberin adipösen Menschen hilft, Gewicht zu verlieren und ihren Typ-2-Diabetes zu kurieren, und zwar genauso wirksam wie pharmazeutische Medikamente. Gegenwärtig wird Betroffenen zur Behandlung von Typ-2-Diabetes das Medikament Metformin verschrieben, das alle möglichen Nebenwirkungen wie Sodbrennen, Blähungen, Kopfschmerzen, einen metallischen Geschmack im Mund und extreme Müdigkeit mit sich bringt – die Liste ließe sich beliebig fortsetzen. In einer Studie verloren die Teilnehmer, die Berberin einnahmen, in nur drei Monaten 3,6 Prozent ihres Körperfetts und schafften es von fettleibig zu übergewichtig. Andere Studien haben eine überzeugende Anti-Diabetes- und Anti-Adipositas-Wirkung[17] gezeigt – es ist wirklich ein Wundermittel. Greif zu Dihydroberberberin, weil der Körper es leichter verwerten kann.

Koreanischer Ginseng

Verbessert die Glukose- und Insulinregulation, da er Ginsenoside enthält, die auch entzündungshemmend wirken.

Indisches Basilikum

Ein adaptogenes Kraut, das hilft, Stress zu bekämpfen und den Blutzuckerspiegel stabil zu halten.

3. Verändere die Reihenfolge innerhalb deiner Mahlzeiten

Dies ist ein einfacher und unglaublich effektiver Trick, der von Gesundheitsexperten wie der Biochemikerin und als *Glucose Goddess* bekannten Jessie Inchauspé und dem Neurowissenschaftler und Podcaster Andrew Huberman empfohlen wird. Du kannst deinen Appetit beeinflussen, indem du einfach die REIHENFOLGE änderst, in der du dein Essen zu dir nimmst. Wenn du zuerst Kohlenhydrate isst, steigt der Blutzuckerspiegel an (deshalb servieren Restaurants Brot zuerst – das macht hungrig!). Er steigt VIEL höher, als wenn man sich zuerst an Gemüse, Eiweiß oder Fett hält. Wenn du dich also zuerst auf die letztgenannten Lebensmittel stürzt, schwächst du die Auswirkungen dieser Glukosespitze ab und fühlst dich viel früher satt. Außerdem fällt dein Zuckerspiegel später weniger rapide ab (»sugar crash«), weshalb es dich seltener nach Zwischenmahlzeiten verlangt.

Wenn du zum Beispiel einen Teller mit Lachs, Reis und Brokkoli hast, widmest du dich zuerst dem Lachs und dem Gemüse und hebst dir den Reis bis zum Schluss auf. Die *Glucose Goddess* empfiehlt, als Allererstes zumindest etwas Gemüse zu essen, weil dadurch ein »Netz« im Darm entsteht, das den Insulinanstieg verlangsamt. Eine andere Möglichkeit: Du nimmst vor dem Essen etwas Eiweiß und Fett zu dir. Deshalb empfehle ich allen, vor dem Essen eine halbe Avocado oder ein Ei einzuschieben – und zwar BEVOR du vor deinen Kindern sitzt und ihnen ihre Pommes klaust –, eine, noch eine und noch eine ...

Wenn du eine Naschkatze bist, trink lieber einen Eiweißshake – statt nach stark verarbeiteten Keksen oder Schokolade zu greifen – und gib etwas Fett hinein, wie etwa Erdnussbutter (reine Erdnussbutter, ohne Pflanzenölzusatz), und eine Banane. Andere sagen vielleicht: »Oh, dieser Smoothie enthält viel Fett und Zucker!«, und flippen aus, aber es ist wichtiger, dass du satt wirst und von diesen verdammten verarbeiteten Lebensmitteln wegkommst. Ich weiß, dass Bananen Fruchtzucker enthalten, aber dieser Zucker ist viel, viel besser als die Alternative: all die Müslis und Müsliriegel und Notanker, nach denen du süchtig geworden bist und die du entsprechend den Lügen der Nahrungsmittelindustrie immer noch für »Belohnungen« hältst, obwohl sie nichts dergleichen sind. Erinnere dich immer daran, dass du Süßigkeiten mit Heißhunger gleichsetzen musst.

4. Iss nährstoffreiche Lebensmittel, um deinen Leptinspiegel zu steigern

Nach allem, was du bis jetzt in diesem Kapitel gelesen hast, ist es selbstverständlich, dass du verarbeitete Lebensmittel möglichst komplett aus deiner Ernährung streichen solltest. Wenn ich es noch einmal besonders hervorheben muss, dann betone ich es jetzt! Ich habe dir erklärt, wie schädlich verarbeitete Lebensmittel für alles sind, angefangen bei deinem Darmmikrobiom bis zur Appetitregulation, und wie gefährlich Pflanzenöle, Emulgatoren und versteckter Zucker sind, weil sie deinen Hormonhaushalt durcheinanderbringen. Lies also die Liste der Inhaltsstoffe, oder noch besser: Iss keine verpackten Fertiglebensmittel.

Stattdessen solltest du deine Ernährung mit nährstoffreichen Lebensmitteln ergänzen, die deinen Bedarf an Aminosäuren und Fettsäuren decken und als Reaktion das Sättigungssignal unseres »Hormon-Freundes« Leptin auslösen. Wenn du satt bist, dämpfst du auch die Wirkung des Ghrelins, das dem Gehirn mitteilt, dass du hungrig bist.

Wenn es um Lebensmittel geht, die lang satt halten, nützt dir eine Liste mit Gemüsesorten wie Blattsalat und Brokkoli wenig. Diese Nahrungsmittel sind natürlich gut für dich, aber sie decken nicht deinen Nährstoffbedarf. Lebensmittel mit großer Nährstoffdichte enthalten vollständige Proteine und diejenigen Nährstoffe, die der Körper braucht, um optimal zu funktionieren.

ZEHN GENIALE NÄHRSTOFFDICHTE LEBENSMITTEL ZUR BEFRIEDIGUNG DEINER HUNGERHORMONE

Eier – du hast es wahrscheinlich schon erraten, ich liebe Eier in jeder Form. Sie sind ein vollwertiges Nahrungsmittel voll gesunder Fette, Proteine, Vitamine sowie Mineralstoffe und stillen den Appetit. Außerdem sind sie eine fantastische natürliche Cholinquelle (auf die ich im Kapitel »Warum habe ich das Gefühl, den Verstand zu verlieren?« näher eingehe). Ich bekomme meine Eier von einem befreundeten Hühnerzüchter aus der Nachbarschaft, doch wenn du keine regionale Quelle (etwa einen Bauernmarkt) hast, kannst du auch Bio-Eier aus dem Supermarkt nehmen.

Oliven – so wie Olivenöl zu den besten Speiseölen zählt, sind Oliven selbst auch sehr nährstoffdicht. Sie enthalten viele gute einfach ungesättigte Fettsäuren und sind reich an sekundären Pflanzenstoffen, sogenannten Polyphenolen, die antioxidative Eigenschaften haben. Außerdem sind sie fermentiert, das heißt, sie nutzen unseren Darmbakterien. Meide Oliven, die in Raps- und/oder Sonnenblumenöl eingelegt sind.

Austern – zugegeben, sie sind nicht immer leicht zu bekommen. Aber Austern sind reich an Zink, das zusammen mit Leptin unseren Appetit reguliert. Außerdem enthalten sie unglaublich viel Omega-3-Fettsäuren, Vitamin (HORMON!) D, Selen und

Zink, das in vielen anderen (auch pflanzlichen) Lebensmitteln zwar auch zu finden ist, wovon aber meist nur ein geringer Teil tatsächlich im Darm aufgenommen wird.

Avocados – ja, damit haben wir mittlerweile ein Umwelt-Gewissensproblem. Dennoch ist die Avocado ein erstaunlich nährstoffreiches Lebensmittel. Sie hat nicht nur einen hohen Anteil an gesunden Fetten (und hält deshalb länger satt), sondern ist auch eine Quelle für die Vitamine C, E, K und B_6, Riboflavin (Vitamin B_2), Niacin (früher B_3), Magnesium und Kalium. Außerdem liefert sie gute Ballaststoffe.

Fisch – mit seinem hohen Eiweiß- und Tryptophangehalt eignet sich Heilbutt besonders gut als Appetitzügler. Auch Lachs, Makrele und Sardine sind hervorragend. Alle Fischsorten haben große Vorteile: Sie reduzieren Entzündungen im ganzen Körper und ermöglichen es dem Leptin, effektiv mit dem Gehirn zu kommunizieren.

Ribeye-Steak – dieses saftige, stark marmorierte Rinderstück enthält viel gutes Fett und Eiweiß, außerdem reichlich B-Vitamine, Zink, Selen und einige einzigartige Verbindungen, die nur in Fleisch vorkommen, wie etwa Carnosin, das nicht nur die Gesundheit der Muskeln unterstützt, sondern auch Anti-Aging-Effekte hat (wer hätte das gedacht?).

Rinderleber – man mag die Nase rümpfen, aber Leber wird nicht ohne Grund als das »Multivitamin der Natur« bezeichnet: Rinderleber steckt voller sonst oft nur extrem schwer verfügbarer Nährstoffe, und ist außerdem ein fabelhafter Eiweißlieferant. Sie enthält Häm-Eisen, die Vitamine B_6, B_{12} und A sowie jede Menge Nukleinsäuren, die der Körper für die Verdauung braucht, um die Muskeln zu regenerieren, den Stoffwechsel zu regulieren und unser

Immunsystem zu stärken. Ich gebe immer etwas Leber in die Bolognesesauce für die Kinder, und bis jetzt haben sie nichts gemerkt!

Griechischer Joghurt (und andere Vollmilchprodukte) – griechischer Joghurt ist besonders nährstoffreich, da er viel für den Körper verwertbares Eiweiß, Kalzium, Magnesium, Jod und Phosphor enthält. Dazu kommen Probiotika, die ein gesundes Darmmikrobiom unterstützen. Achte nur darauf, dass du ungesüßten Joghurt kaufst! Zum Süßen kannst du etwas Stevia einrühren.

Mandeln – ungesalzene Mandeln sind eine fantastische natürliche Quelle für Ballaststoffe, Eiweiß und gesunde Fette. Darüber hinaus enthalten sie auch andere wichtige Nährstoffe wie Vitamin E und K, Folsäure, Thiamin, Magnesium, Kalium und Antioxidantien. Wenn du Lust auf einen Snack hast, sättigen sie dich viel besser als Chips. Vergiss nicht, die Mandeln vor dem Genuss zehn Stunden in Salzwasser einzuweichen.

Gekochte Kartoffeln – haben einen schlechten Ruf, aber in Wirklichkeit können sie beim Appetitzügeln sehr nützlich sein. Eine Studie belegt sogar, dass gekochte Kartoffeln siebenmal besser sättigen als ein Croissant[18] (schon wieder diese dämlichen Blätterteighörnchen!). Noch schlauer ist es, sie nach dem Kochen kalt zu essen, denn bei abgekühlten Kartoffeln erhöht sich nach etwa 12 bis 24 Stunden der Anteil an resistenter Stärke, das hält uns länger satt. Ein erneutes Erhitzen zerstört die resistente Stärke nicht.

Kollagenpeptide – haben ein Aminosäureprofil, das der Darm erkennt, wodurch die Ghrelin-Produktion eingedämmt wird. Ich gebe über den Tag verteilt einen Teelöffel Kollagen in jedes Getränk, damit ich nicht naschanfällig werde. Peptide werden aufgrund ihrer geringeren Molekülgröße besser aufgenommen als normales Kollagen.

WER SICH NICHT VORBEREITET, FÄLLT AUF DIE NASE

Die Botschaft dieses Kapitels an dich: Denke vorausschauend und sei IMMER VORBEREITET. Damit meine ich, dass man die Wahl seiner Nahrung nicht dem Zufall überlassen darf. Deshalb musst du ein bisschen organisiert sein, sonst wirst du am Ende rückfällig. Wie ich immer wieder betont habe, liegt es nicht daran, dass du »schwach« bist, denn du wirst ständig mit unterschwelliger Werbung bombardiert, mit Verlockungen und schlechte Gewohnheiten konfrontiert, die sich negativ auf deinen Hormonhaushalt auswirken. Gib also nicht dir selbst die Schuld, sondern wappne dich, damit du selbst deinen Appetit kontrollierst – und nicht etwa die Lebensmittelkonzerne.

Achte deshalb darauf, dass du gute Eiweiß- und Fettlieferanten wie Eier, Avocados oder Fleisch vorrätig hast. Probiere einige der Nahrungsergänzungsmittel aus, die ich dir in diesem Kapitel vorgestellt habe. Verschiebe deine Essenszeiten ein wenig nach hinten. Ersetze alte Rituale, wie beispielsweise die freitagabendliche Bestellung beim Pizzaservice, durch neue, gesündere. Nimm einen anderen Weg zur Arbeit, damit du nicht an der gewissen Bäckerei vorbeikommst – was auch immer du tun musst, um deine Trigger für Suchtessen und die Ghrelin-Ausschüttung auszutricksen: Schmiede clevere Pläne und setze sie um!

Der AHA-Plan

Damit dir das gelingt, möchte ich, dass du dir einen Wochenplan machst, in dem du den **AHA**-Ansatz auf deine Ernährung anwendest – du wirst damit etwas **ANDERS** machen, etwas Neues **HINZUFÜGEN** und eine für dich ungewohnte **ALTERNATIVE** ausprobieren.

Denk daran, dass jeder von uns einzigartig ist und sehr unterschiedliche Trigger hat. Wenn dich also etwas besonders anspricht, wie etwa Berberin oder mehr Eier essen, dann tu es. Wenn du Eier jedoch nicht ausstehen kannst, aber eine große Vorliebe für Zucker hegst, dann könnte dir L-Glutamin gefallen. Oder falls du üblicherweise jeden Morgen gleich nach dem Aufstehen eine Schüssel Müsli vertilgst, dann lass sie weg. Was auch immer es ist, schreib dir deine drei erreichbaren AHA-Ziele auf und probiere diesen Plan eine Woche lang aus, um zu sehen, ob du deinen Heißhunger und deine Gier damit in den Griff bekommst.

Das mache ich diese Woche anders:	z. B. 45 Minuten später frühstücken
Das füge ich diese Woche als Neues hinzu:	z. B. vor jedem Snack ein Ei essen
Das ist diese Woche meine ungewohnte Alternative:	nach einem heißen Bad 20 Sekunden kalt duschen

DU FÜHLST DICH BESSER UND HAST EINEN GESUNDEN APPETIT

Wenn du dich zunächst etwas schwertust, denk einfach daran, insbesondere wenn du massenweise hochverarbeitete Lebensmittel konsumiert hast, dass naturbelassene Lebensmittel nur am Anfang langweilig schmecken. Denn deine Geschmacksknospen werden sich innerhalb kurzer Zeit umgewöhnen. Natürliche Lebensmittel werden dir wieder gut schmecken, aber um in den Genuss ihrer Vorzüge zu kommen, musst du erst das ganze verarbeitete Zeug von deinem Speiseplan streichen. Man braucht

Geduld, was schwierig sein kann, wenn man darauf programmiert ist, Dopaminschübe aus dem Essen zu beziehen, unter Insulinabstürzen leidet und ständig versuchen muss, das Ghrelin-Monster satt zu bekommen. Aber du wirst es schaffen, am Ende fühlst du dich gut ernährt und satt – ohne diese schrecklichen Heißhungerattacken. Du schaffst es!

Mach dir keinen Kopf, wenn du mal schwach wirst – wir sind alle nur Menschen, und auch ich falle immer wieder auf Versuchungen herein. Gerade wenn du den Mir-doch-scheißegal-Knopf gedrückt hast, musst du achtgeben, nicht in alte Gewohnheiten zurückzufallen. Du besitzt alle nötigen Informationen und Programme, um Heißhungerattacken zu trotzen und deine Appetithormone in den Griff zu bekommen – jetzt geh raus und tu's.

DR. E. – WIE DU MIT ÄRZTEN UND ÄRZTINNEN ÜBER DEINE ERNÄHRUNG SPRECHEN KANNST

Bei der Untersuchung neuer Patient:innen diagnostizieren wir immer häufiger Insulinresistenz und Prädiabetes. Das ist eine Zivilisationskrankheit, und mich als Arzt interessiert dabei besonders, dass sie nicht nur übergewichtige Menschen betrifft. Wir finden sie tatsächlich auch bei Menschen, die »gesund und fit« sind. In unserer Praxis stellen wir fest, dass die Gemeinsamkeit von Menschen mit Insulinresistenz Stress ist. Wenn du mit Übergewicht zu kämpfen hast, wäre mein erster Vorschlag für dich, danach zu schauen, was dich stresst.

Bei Stress:

a) erhöht sich der Cortisolspiegel.
b) steigt der Blutzuckerspiegel, weil der Körper Energie für einen Notfall bereithalten möchte.
c) werden die Insulinrezeptoren an der Wiederaufnahme von Insulin gehindert, was zu einer Insulinresistenz führt.

Wenn durch stressbedingte Nahrungsaufnahme außerdem Zucker aus zuckerhaltigen Snacks hinzukommt, nehmen Entzündungen erst richtig Fahrt auf. Die Blutzuckerregulation sollte meiner Meinung nach auf Basis der Kenntnis der Stressauslöser vorgenommen werden. Wenn man weiß, was den Stress einer Patientin/eines Patienten auslöst, kann man dann entsprechende Anpassungen vornehmen.

Zuckerabhängigkeit und Heißhungerattacken werden in der konventionellen Gesundheitsfürsorge so gut wie gar nicht angesprochen. Deshalb bin ich froh, dass Davinia die Zusammenhänge zwischen Heißhungerattacken und allgemeiner Gesundheit so klar herausgestellt hat.

Warum messen Mediziner dem Diabetes bzw. der Unfähigkeit, den Blutzucker zu senken, so große Bedeutung bei? Letztendlich führt ein hoher Blutzuckerspiegel zu Veränderungen in den Blutgefäßen, die alle Organe betreffen, von den Nieren über die Haut und den Blutkreislauf bis hin zu den Gliedmaßen und zum Gehirn. Ohne intakte Blutgefäße können die Zellen in den Organen nicht optimal mit Nährstoffen versorgt werden und dementsprechend nicht reibungslos funktionieren. Organversagen ist unbedingt sehr ernst zu nehmen.

Im Folgenden stelle ich die wichtigsten Symptome vor, die du deinem Hausarzt/deiner Hausärztin mitteilen solltest.

Störungen des Blutzuckerhaushalts

- Durst und das Bedürfnis, viel Wasser zu trinken
- Häufiger Harndrang, Gewichtsverlust, Müdigkeit, häufige Infekte
- Verdunklung der Hautfalten – typischerweise in den Achselhöhlen und in der Leistengegend – weist auf eine Insulinresistenz hin

Als Unterstützung gibt es Selbsthilfegruppen mit dem Thema Lebensstilveränderungen, als Behandlungsmöglichkeiten stehen Medikamente zur oralen Einnahme und – falls geboten – als Injektionen zur Verfügung. Gruppen mit erfahrenen Patienten können eine fantastische Hilfe sein.

Gewichtszunahme

- Gehe zu deiner Ärztin/deinem Arzt, um zugrunde liegende medizinische oder hormonelle Erkrankungen auszuschließen.
- Überprüfe alle Medikamente, die du regelmäßig nimmst.
- Überprüfe deine Lebensgewohnheiten, einschließlich den Konsum von Partydrogen.
- Versuche herauszufinden, ob in deiner Familie bereits gewichtsbedingte medizinische Komplikationen wie Diabetes und koronare Herzerkrankungen aufgetreten sind.
- Überprüfe, wie sich deine Gewichtszunahme auf deine Lebensqualität, deine Motivation, deine Stimmung und dein Selbstvertrauen auswirkt.
- Sei dir der Risiken bewusst, die mit Gewichtszunahme/Übergewicht verbunden sind – Lipid- und Triglyceridstatus, Bluthochdruck und Insulinresistenz, die zum metabolischen Syndrom führen können.

Ärzte und Ärztinnen bieten Therapien für den Gewichtsverlust an. Je nach BMI (Body-Mass-Index) hast du verschiedene Möglichkeiten:

- Medikamentöse Therapie – Liraglutid und Orlistat haben sich bei einigen Patienten bewährt.
- Auch könnte eine Magenverkleinerung in Betracht gezogen werden.

Bei Essstörungen brauchst du Unterstützung, die dir hilft, anders über dich selbst, deine Körperform bzw. deine Figur und letztendlich über deine Beziehung zum Essen nachzudenken. Wenn du dir Sorgen über dein Verhältnis zum Essen oder das einer anderen Person machst, nimm dies ernst und kontaktiere einen Arzt/eine Ärztin. Essstörungen können sich in Form von Unterernährung, Übergewicht oder Fressattacken äußern. Warnzeichen für Essstörungen sind unter anderem:

- übertriebene Sorge um die Figur
- Beeinträchtigung der emotionalen und psychischen Gesundheit –

Stress, Angst, Stimmungsschwankungen, sozialer Rückzug/soziale Isolation

- schneller Gewichtsverlust
- niedriger BMI
- Schwankungen/Störungen im Menstruationszyklus-Essattacken (und anschließende Scham)
- Abführmittelkonsum/Erbrechen/Darmspülungen/Drogenkonsum nach Essattacken
- Überbewertung der Körperform/Figur
- Selbstverletzung

Medizinische Untersuchungen

Dein Arzt/deine Ärztin kann mit dir besprechen, welche Untersuchungen in deinem Fall sinnvoll sind:

- BMI und Blutdruck
- Blutwerte der Schilddrüse + Werte der Nebennieren: TSH, T4, T3, DHEA und Cortisol am Morgen
- Blutzucker: HbA1c, Insulin und Glukose im nüchternen Zustand
- Lipidologie: HDL, Chol, LDL, Triglyceride
- großes Blutbild
- Leberfunktionstest
- Nierenfunktionstest
- Knochenprofile
- FSH, Östrogen, Progesteron, Testosteron

Integrative Diagnostik

Analytik von Biomarkern – individuell mit dem Arzt/der Ärztin abgestimmt:

- Homocystein, Vitamin B_{12}, Folsäure – Suche nach Methylierungsstörungen
- Lipidologie – ApoE-Genotyp, Apolipoproteine (Cholesterinabbau), TG, vLDL, LDL usw.
- Stoffwechsel – oben + Insulin im nüchternen Zustand, Adinopectin

Hormonuntersuchungen

- Fettsäurezusammensetzung – Omega 6 : Omega 3
- Mikronährstoffstatus: Mg, Zink, Cu+ usw. – ein organischer Säuretest ist nützlich
- Darmgesundheit: Mikrobiom, durchlässiger Darm (auch als »leaky gut« bekannt, Parasiten, Pilze usw. – umfassender Stuhltest
- großer DUTCH-Hormontest

Es gibt weitere Untersuchungen, aber dies sind die wichtigsten für den Anfang

Geräte

- kontinuierliches Blutzuckermessen – FreeStyle Libre 2, ein Sensor, mit dem du feststellen kannst, welche Nahrungsmittel deinen Blutzucker in die Höhe treiben
- Keto-Messgerät – Messung des Ketosezustands über die Atmung beim Intervallfasten und bei Low-Carb-, fett- und eiweißreichen Diäten
- Gesundheits-Wearables wie der Smart-Ring Oura messen z. B. Körpertemperatur, Herzfrequenz und Herzfrequenzvariabilität (HFV), um die Körperzyklen zu verfolgen (physiologischen Stress und Erholung)

WARUM HABE ICH DAS GEFÜHL, DEN VERSTAND ZU VERLIEREN?

IN DIESEM KAPITEL KONZENTRIEREN WIR UNS AUF FOLGENDE HORMONE:

Dopamin: *das »Lusthormon«, das auch Konzentration und Antrieb steuert*
Serotonin: *das »Glückshormon«, das auch das Gedächtnis und die Lernfähigkeit beeinflusst*
GABA: *verhindert Angstgefühle*
Cortisol: *der Stressregulator, der aus dem Gleichgewicht geraten kann*
Acetylcholin: *einer der wichtigsten Neurotransmitter des Körpers, unter anderem verantwortlich für Gedächtnis und Lernen bzw. Aufmerksamkeit*
UND: Was ist eigentlich der Unterschied zwischen einem Hormon und einem Neurotransmitter?

Hattest du schon einmal das Gefühl, dich an nichts mehr erinnern zu können? Dass dir einfach alles *zu viel* wird und du nicht mehr weißt, wie du zurechtkommen sollst? Dass du völlig überfordert, in dem Zustand von »Das schaffe ich nicht« festgefroren bist und »Aufschieberitis« (Prokrastination) dein zweiter Vorname wird? Hallo, freut mich, dich kennenzulernen, mir geht's genauso.

Ehrlich gesagt kann ich manchmal nicht glauben, was ich alles vergesse. Der Gehirnnebel hat mein Leben wirklich beeinflusst. Jedes Mal, wenn ich einen Raum betrat, schossen ungefähr sieben verschiedene Themen in meinem Kopf herum, und ich konnte nur demjenigen Aufmerksamkeit schenken, welches am lautesten schrie: Muss ich den Kindern Sneaker kaufen oder einen Reisepass raussuchen? Ich hatte keine Ahnung. Ich lebte in ständiger Angst, etwas Wichtiges vergessen zu haben – und sehr oft hatte ich das.

Das vielleicht schlimmste (oder beste) Beispiel für meinen Gehirnnebel war dieses: Ich bin mit meiner ganzen Familie zum Londoner Flughafen Gatwick gefahren, obwohl wir von Heathrow hätten abfliegen sollen. Ich hatte *extra* Heathrow gebucht, weil es mit dem Zug schneller und billiger zu erreichen ist, aber stattdessen brachte ich uns alle nach Gatwick, nur um festzustellen, dass von dort kein Flug ging (natürlich). Übrigens war ich zu diesem Zeitpunkt seit zehn Jahren trocken, es kann also nicht am Alkohol gelegen haben. Was war ich wütend auf mich!

WIE ICH MICH BEI GEHIRNNEBEL UND ÜBERFORDERUNG FÜHLE

Über Gehirnnebel und Dummheit macht sich die Allgemeinheit gern lustig – *wenn dein Kopf nicht angewachsen wäre, würdest du ihn glatt vergessen, ha, ha, ha.* Doch mir bereitet das großen Schmerz. Nachdem ich zwei Jahre trocken war, bekam ich von jemandem eine AA-Münze (die gibt es als Anerkennung dafür, wie lange du schon durchgehalten hast). Er war so freundlich und schenkte mir diese Münze, die er schon seit Jahren besaß – aber ich verlor sie innerhalb von ein paar Tagen. Da fühlte ich mich besonders schlecht.

Er sagte liebenswürdigerweise: »Keine Sorge, meiner Frau geht es genauso, ich weiß, dass du dir deswegen Vorwürfe machst und leidest.« Und er hatte so recht. Ich schämte mich wirklich dafür, dass ich die Münze verloren hatte, und das verstärkte mein Gefühl, dass ich ein »schlechter« Mensch war, der sich nicht richtig organisieren konnte. Heute weiß ich, dass dies wahrscheinlich auf mein ADHS zurückzuführen ist (Näheres dazu später).

Viele Menschen haben mit Angst und Panik zu kämpfen, und ich merke, dass sich diese Gefühle in den ersten Tagen meines Zyklus am stärksten ausprägen. Ich werde unglaublich nervös und spüre, wie meine Stimmung vom Kopf in den Bauch sinkt. (Kennst du das Gefühl, wenn man eine schlechte Nachricht bekommt? Genau so fühlte ich mich.) An diesen Tagen bekomme ich meinen Alltag nicht so gut geregelt wie sonst, ich reagiere überempfindlich auf das Geschrei der Kinder und bin völlig verzweifelt, weil ich befürchte, dass meiner Familie etwas Schlimmes zustoßen könnte. Meistens kann ich die Dinge relativieren, aber an manchen Tagen wache ich mitten in der Nacht auf und bin überzeugt, dass mein jüngster Sohn Jude auf seinem Fahrrad von einem Auto überfahren wird (es macht es nicht besser, dass er *tatsächlich* einmal die Hauptstraße überquert hat, aber wenn ich mich so fühle, kann ich nicht anders).

EINE HEIMLICHE EPIDEMIE

Als ich auf Instagram über Gehirnnebel und dessen Auswirkungen postete, konnte ich kaum glauben, dass mir so viele Frauen antworteten, die damit zu kämpfen haben. Gehirnnebel ist ein großes Problem, das viele von uns auf unterschiedliche Weise betrifft. Jo schrieb: »Es ist, als wäre ich in einem dunklen Raum und wüsste nicht, wo der Lichtschalter ist«, während Suzie sagte: »Man fühlt sich einfach dumm, als würde man langsam verrückt. Man weiß, dass etwas nicht stimmt, aber es ist so subtil, dass man es nicht herausfinden kann. Es ist, als würde dich dein eigener Körper an deinen Wahrnehmungen zweifeln lassen.«

Gehirnnebel beeinträchtigt uns so stark, dass er sich negativ auf unsere Arbeit und Beziehungen auswirken kann. Jennifer schrieb: »Ich arbeite in einem Beruf, in dem Fehler schwerwiegende Folgen für andere Menschen haben können, und heute muss ich alles doppelt und dreifach überprüfen, um nichts falsch zu machen. Ich habe auch Wortfindungsstörungen, sodass ich unprofessionell wirke, wenn ich Sitzungen leite. Als ob ich nicht wüsste, was ich tue.« Die Hebamme Amanda Jane fügte hinzu: »Ich erinnere mich daran, wie ich zur Frühschicht fuhr und mich fühlte, als wäre das Licht an, aber niemand ist zu Hause – ich hatte das Gefühl, dass mein Geist und mein Körper überhaupt keine Verbindung miteinander hatten … ich vergaß Wörter und Namen, und das war sehr frustrierend … ich hatte das Gefühl, meinen Verstand zu verlieren!« Sue sagte: »Es gibt Tage, an denen ich bei der Arbeit Aufgaben vergesse, die ich schon tausendmal gemacht habe … ich habe das Gefühl, dass ich nicht mehr klar denken kann und alles nur noch in Zeitlupe vor sich geht.«

Das Gefühl, den Verstand zu verlieren, ist verheerend und stark verunsichernd. Ob es sich nun um Gehirnnebel handelt, das Gefühl, sich nicht konzentrieren zu können, Dinge aufzuschieben wie ein Weltmeister oder das Gefühl, vom Leben überfordert zu werden – es ist REAL und kann dazu führen, dass wir uns weniger wert fühlen, wie Natasha auf Instagram schrieb: »Ich fühle mich, als hätte ich mich verloren! Früher war ich ein wirklich selbstbewusstes City-Girl. Jetzt bin ich entweder wütend, traurig oder verrückt.«

Lange Zeit hat man diese Gefühle völlig außer acht gelassen, weil sie hormonell bedingt sind, und bis vor Kurzem auch nicht richtig verstanden. Da viele der aufgeführten Symptome mit der Perimenopause und den Wechseljahren in Zusammenhang stehen, empfehle ich dir, auch das Kapitel »Was ist mit meinem Hormonhaushalt los?« zu lesen. Glücklicherweise hat die Forschung sich inzwischen ausgiebig mit den Hormonen beschäftigt, die diese Symptome verursachen, und das bedeutet, dass wir einiges tun können, um uns besser zu fühlen.

DIE BETEILIGTEN HORMONE – ABER ZUERST ...

... Worin besteht denn nun eigentlich der Unterschied zwischen Hormonen und Neurotransmittern?

Bevor wir uns den Hormonen zuwenden, die hinter all diesen Symptomen stecken, möchte ich dir ein paar Dinge über Neurotransmitter und Hormone erklären. Und das mit gutem Grund – ich möchte dir nicht einfach nur einen wissenschaftlichen Vortrag halten!

In meinen Augen ist dieses Kapitel genau der richtige Ort, um die Unterschiede herauszuarbeiten, denn lustigerweise spielen die wichtigsten Neurotransmitter – Serotonin, Dopamin, GABA und Acetylcholin – eine wichtige Rolle bei Gehirnnebel, Konzentration und Überforderung. Ich werde versuchen, mich auf ein paar Basisfakten zu beschränken:

Sie haben unterschiedliche Wirkungen

Neurotransmitter sind biochemische Stoffe (»Botenstoffe«) und für die Weiterleitung von Reizen von einem Nerv zum anderen an deren Verbindungsstellen zuständig. Also Signale des Gehirns, die Gedanken, Gefühle und Reflexe wie Bewegungen und Herzschlag steuern. Wenn Neurotransmitter ernsthaft aus dem Gleichgewicht geraten, können die Betroffenen psychische Störungen wie Depressionen, Angstzustände und Schlaflosigkeit ausbilden. Hormone sind chemische Botenstoffe und fungieren als Nachrichtenübermittler zwischen den Zellen, also als Signale, die ebenfalls unsere Stimmung massiv beeinflussen können, gleichzeitig sind sie auch für *viele andere Funktionen* wie Wachstum, Entwicklung und Fortpflanzung verantwortlich.

Sie gehören zu verschiedenen Systemen

Hormone werden vom endokrinen System produziert, einem Netzwerk aus Drüsen und Organen im Körper. Neurotransmitter sind Teil des Nervensystems, der »Kommandozentrale« des Körpers, die sich vom Gehirn über das Rückenmark in verschiedene Teile des Körpers ausbreitet.

Sie nehmen unterschiedliche Wege

Hormone werden über den Blutkreislauf transportiert und legen in der Regel eine gewisse Strecke von einem Ort (einer Drüse) zu ihrem Wirkungsort (einer anderen Drüse oder einem Organ) zurück. Neurotransmitter haben es nicht weit, nur eine winzige Strecke über den »synaptischen Spalt«, das ist ein schmaler Raum zwischen zwei Nervenzellen, hauptsächlich im Gehirn.

Sie werden mit unterschiedlicher Geschwindigkeit wirksam

Bei Neurotransmittern dauert es im wahrsten Sinne des Wortes Millisekunden, bis wir ihre Wirkung spüren, zum Beispiel den sofortigen Dopaminschub nach einem »Like« auf Social Media. Bis die Wirkung von Hormonen einsetzt, kann es von Sekunden bis zu ein paar Tagen dauern.

Manche Moleküle sind beides – sowohl Hormon als auch Neurotransmitter

Das ist so. Leider. Nachdem ich den Unterschied zwischen Hormonen und Neurotransmittern erklärt habe, möchte ich jetzt eigentlich keine Verwirrung stiften. Aber ich kann nichts dafür, in Ordnung? Manchmal ergibt Wissenschaft keinen Sinn, weil die Forscher scheinbar Wahnsinnige sind; man mag meinen, sie wollen einen nur durcheinanderbringen …

Im Prinzip können manche Moleküle sowohl Hormone als auch Neurotransmitter sein, zum Beispiel Serotonin, Adrenalin und Dopamin. Sie sind an so vielen verschiedenen Vorgängen in unserem Körper beteiligt, dass sie beide Funktionen innehaben. So wirkt Serotonin, wenn es freigesetzt wird, als Neurotransmitter, der über unser Nervensystem Signale in den Darm sendet, und es gelangt *auch* in unseren Blutkreislauf, wo es als Hormon[19] wirkt.

So, jetzt kennst du den Unterschied und kannst deine Freunde auf der nächsten Party mit diesem erstaunlichen Wissen beeindrucken (vielleicht lässt du es aber besser doch sein). Schauen wir nun, wie sich diese Neurotransmitter und Hormone auf unsere Konzentration, den Gehirnnebel und das Gefühl der Überforderung auswirken.

Serotonin

Serotonin ist als Glückshormon bekannt und sorgt dafür, dass wir uns schön, sicher und wohlfühlen. Es wird von der Zirbeldrüse im Gehirn freigesetzt, aber der größte Teil des Serotonins wird im Darm produziert, und zwar zunächst als seine »Vorstufe« Tryptophan, eine Aminosäure. Diese wird dann in 5-HTP umgewandelt, das in der zweiten Stufe zu Serotonin wird. Aus diesem Grund ist ein gesundes Darmmikrobiom für die Unterstützung unseres Serotoninspiegels sehr wichtig.

Damit unser Gehirn von Serotonin profitieren kann, spielt wieder die Aminosäure L-Tryptophan eine entscheidende Rolle: Im Gegensatz zum »fertigen« Serotonin kann sie nämlich die Blut-Hirn-Schranke passieren und tatsächlich ins Gehirn gelangen, wo sie von bestimmten Nervenzellen in Serotonin umgewandelt wird. Daher ist es entscheidend, dass wir (eiweißreiche) Lebensmittel mit hohem Tryptophan-Gehalt zu uns nehmen (siehe Seite 35).

Serotonin hat physiologische Auswirkungen auf SO VIELE Körperfunktionen (wie du im Laufe dieses Buches sehen wirst), in diesem Kapitel spielen Stimmung, Gedächtnis und Lernen/Aufnahmefähigkeit die Hauptrolle. Wenn dein Serotoninspiegel niedrig ist, hast du wahrscheinlich mit Problemen in diesen und weiteren Bereichen zu kämpfen.

Ein Hinweis zu Serotonin und Stuhlgang

Das ist auch mal interessant, denn wer hätte nicht gerne eine kleine Information über den Stuhlgang? Serotonin reguliert auch unsere Darmbewegungen. Daher kannst du dir auch ohne Hormontest einen schnellen Überblick über deinen Serotoninspiegel verschaffen. Verstopfung kann ein Zeichen für einen niedrigen Serotoninspiegel sein, während Durchfall möglicherweise auf einen zu hohen Serotoninspiegel hindeutet. Genial, oder?

GABA

Im Kapitel über Schlaf hast du schon mit unserem Freund GABA (Gamma-Aminobuttersäure) Bekanntschaft gemacht. GABA ist ein fantastischer angstlösender Neurotransmitter, der das Rattern im Gehirn verlangsamt und uns entspannt.

Er wird im Gehirn produziert und seine Hauptfunktion als »hemmender Neurotransmitter« besteht darin, die Immunantwort zu regulieren sowie Angst und Furcht in den Griff zu bekommen, wenn die Nervenzellen übererregt sind. Wenn du also ein Nervenbündel bist oder mit Schuldgefühlen und Zwangsstörungen zu kämpfen hast, leidest du vermutlich unter einem GABA-Mangel. (Ein niedriger GABA-Spiegel wirkt sich auch negativ auf unseren Schlafrhythmus aus.)

GABA ist bei uns in Deutschland als Nahrungsergänzungsmittel erhältlich, man kann es aber auch selber körpereigen produzieren – durch Ernährung und Bewegung.

Acetylcholin

Möglicherweise hast du dieses Wort noch nie gehört, aber es ist einer der wichtigsten Neurotransmitter im Körper. Er kommt im zentralen (und im peripheren) Nervensystem vor und ist für die Steuerung von Muskeln, Herzschlag, Gedächtnis und Empfindungen verantwortlich. Da Acetylcholin die Geschwindigkeit unseres Gehirns reguliert, kann ein niedriger Wert zu Gedächtnisproblemen sowie Schwierigkeiten beim Lernen und kreativen Denken führen.

Wir können Cholin in Form von Nahrungsergänzungsmitteln kaufen, die wir morgens einnehmen, oder es uns über bestimmte Lebensmittel zuführen – vor allem über Eier (dazu später mehr). Cholin ist ein wichtiger Unterstützer gegen Gehirnnebel, es lässt uns klarer denken und verbessert die Gedächtnisleistung.

Cortisol

Cortisol gehört zu den Hormonen mit schlechtem Ruf, aber es ist lebenswichtig – wir brauchen es eben zum richtigen Zeitpunkt! Das als Stresshormon bekannte Hormon wird einmal alle 24 Stunden von den Nebennieren ausgeschüttet, in Form eines großen Schubs, der uns aufweckt, aus dem Bett wirft und für den Tag bereitmacht. Etwa 30 Minuten nach dem Aufstehen erreicht die Cortisolfreisetzung ihren Höhepunkt.

Dieses Hormon wirkt motivierend und aktivierend, aber zur falschen Zeit oder in der falschen Menge ausgeschüttet, kann es uns in eine ängstliche, nervöse oder gereizte Stimmung versetzen. In unserem modernen hyperaktiven Leben tritt eine Dysregulation des Cortisolspiegels immer häufiger auf. Auslöser gibt es viele, angefangen von starkem Stress über exzessive Handynutzung bis hin zum Anschauen von Thrillern spät in der Nacht. Unser Ziel ist, den Cortisolspiegel so einzustellen, dass wir am Morgen davon profitieren und ihn nicht während des Tages und am Abend in die Höhe treiben.

Sollte dein Cortisolspiegel erhöht sein, können dir die Nahrungsergänzungsmittel Ashwagandha und Rhodiola helfen (siehe die Seiten 58f., 217 oder 284, und 182).

Ein Hinweis zum Thema Insulin

Ich werde an dieser Stelle nicht allzu sehr ins Detail gehen, da ich dieses Thema bereits behandelt habe, aber du solltest auch nicht vergessen, dass ein Abfall oder Anstieg des Blutzuckerspiegels auch die geistige Wachsamkeit beeinträchtigt. Ratschläge, wie du deinen Blutzuckerspiegel im Gleichgewicht halten kannst und warum ein durchlässiger Darm Probleme wie Gehirnnebel und Gedächtnisverlust verursachen kann, findest du im Kapitel »Warum muss ich andauernd essen?«.

Dopamin

Das Hormon Dopamin bezeichne ich gerne als »zweischneidiges Schwert«. Auf der »guten« Seite ist es als Lusthormon bekannt, dessen Kehrseite bildet der Schmerz, auch als Heißhunger bekannt. Hinter all diesen Gefühlen steckt Dopamin, es treibt unsere Motivation und unser Verlangen an, buchstäblich ALLE möglichen und unmöglichen Dinge zu tun! Der Dopaminspiegel beeinflusst unsere Stimmung, Konzentration, Motivation, Bewegung und – besonders wichtig – unser Belohnungssystem. Wenn du das Kapitel »Warum muss ich andauernd essen?« gelesen hast, erinnerst du dich sicher an mein Beispiel mit dem Croissant – und daran, wie wichtig Dopamin bei der Steuerung unseres Verhaltens ist.

Wie ich bereits beschrieben habe, kann Dopamin uns zu fantastischen Dingen beflügeln – zum Beispiel einen Marathon zu laufen, eine Prüfung zu bestehen oder eine mitreißende Rede zu halten –, aber es kann uns auch in die Sucht treiben. Der Körper hat einen konstanten Grundlinien-Dopaminspiegel, und wenn dieser niedrig ist (wie bei mir), hast du eventuell eine beträchtliche Neigung zu Aktivitäten, die dir einen Dopaminkick verschaffen.

Das können durchaus positive Aktivitäten wie Fallschirmspringen oder Laufen sein, aber leider auch schädliche Gewohnheiten wie die Süchte nach Glücksspiel, Alkohol, Sex oder Shopping. Doch wenn man seinen Dopaminspiegel durch ein solches Suchtverhalten oder gar durch Drogen erhöht, ist die Wirkung nur von kurzer Dauer, und wenn sie nachlässt, kann das den Grundlinienspiegel sogar absenken. Deshalb brauchen Süchtige in der Folge immer mehr von ihren spezifischen Suchtmitteln, um dasselbe Dopamingefühl zu erlangen.

Aber ob süchtig oder nicht, wir alle sind unserem Grundlinien-Dopaminspiegel ausgeliefert. Andrew Huberman, der Neurowissenschaftler in einem meiner Lieblingspodcasts, *The Huberman Lab,* beschreibt Dopamin auf brillante Weise. Er erklärt, Dopamin sei unsere »Währung«, weil wir damit quasi für unser »Glücksgefühl« bezahlen. Wir können uns nicht ohne Weiteres mit irgendetwas einen Dopaminkick abrufen – die Ausschüttung hängt von unserem Grundlinienwert ab und auch davon, was wir vorher getan haben und was uns zu diesem Erlebnis hingeführt hat. Kurz gefasst: Im Grunde ist alles relativ, das gilt auch für Dopamin!

Der Einfluss von Dopamin auf Konzentration und Antrieb

Die schlechte Nachricht: Wenn wir eine Aktivität, in deren Folge eine bestimmte Menge an Dopamin ausgeschüttet wird, immer wieder ausüben, erhöht sich die Schwelle, die wir erreichen müssen, um unser Lustgefühl wiederzuerlangen, und die Wirkung lässt nach. Ich gehe später darauf ein, wie wir diesen Mechanismus aushebeln können, aber das bedeutet, dass die Lösung NICHT in einer ständigen Wiederholung desselben Verhaltens besteht.

Um dir ein Beispiel zu geben: Du hast deinen Grundlinien-Dopaminspiegel erreicht und erhöhst ihn dann, indem du einen

Schokoriegel isst. Sobald du jedoch den letzten Bissen Schokolade im Mund hast, sinkt dein Dopamin unter den Grundlinienspiegel ab.

Anstatt glücklich und zufrieden zu sein, verspürst du dann einen Heißhunger auf etwas anderes, als Ersatz für das fehlende Hochgefühl – zum Beispiel noch einen Schokoriegel oder eine Handvoll Gummibärchen. Dieses »Verlangen« ist im Gehirn fest verdrahtet, denn mit dem Ende des positiven Erlebens hast du den Schmerzmechanismus (»Schmerz des Verlangens«) ausgelöst, und damit fühlst du dich schrecklich.

Wenn man sich ständig in einen Dopaminrausch hochschaukelt, fällt man irgendwann unter den Grundlinienspiegel, und dann würde man buchstäblich ALLES tun, um aus diesem Tal wieder herauszukommen. Das ist keine Sache der grässlichen Willenskraft, vielmehr spielt sich das Ganze im Gehirn ab. Dein Körper befiehlt dir, *alles* dafür zu tun, um dieses Dopaminhoch wieder zu erreichen und auf deinen Grundlinienwert zu kommen.

Deshalb rauben Drogensüchtige eine Bank aus, um sich das Geld für ihren nächsten Schuss zu besorgen. Deshalb müssen krankhaft Fettleibige sich immer noch einen Doppel-Hamburger reinziehen. Sie wollen dem »Schmerz des Verlangens« entfliehen. Auf der anderen Seite stehen Menschen wie die ehemalige YouTube-Chefin Susan Wojcicki oder die Spanx-Gründerin Sara Blakely, hyperaktive Unternehmerinnen, die ihren Dopaminkick immer wieder aus ihrem beruflichen Erfolg beziehen – viele dieser extrem erfolgreichen Menschen haben definitiv einen (zu) niedrigen Dopaminspiegel! Dieses Verhalten kann ebenso leicht in eine Sucht abgleiten.

Wir müssen im Kopf behalten, dass unser Verlangen biochemische Ursachen hat und sich nicht durch Willenskraft steuern lässt. Wenn du also Schwierigkeiten hast, dich zu motivieren oder zu konzentrieren, und mit einer Dosis »Ist-mir-egal«

zu kämpfen hast, dann liegt das an deinem niedrigen Dopaminspiegel – weil entweder dein Grundlinien-Dopaminspiegel ohnehin nicht hoch genug ist oder weil du zu vielen dopaminsteigernden Aktivitäten nachgehst (Scrollen auf Instagram oder Facebook, wer ist dabei?). Wie du stattdessen deinen Dopaminspiegel positiv beeinflussen kannst, um ihn auf einem gesunden Niveau zu halten und deine Motivation und Konzentration zu steigern, zeige ich dir weiter hinten in diesem Kapitel.

Meine ADHS-Diagnose – und was sie mit Dopamin zu tun hat

Ich habe immer geglaubt, ich sei nur ein bisschen schusselig und zerstreut – schließlich hatte man mir das als Kind schon gesagt. In der Schule galt ich als Tagträumerin, als Oberchaotin, die alles vergaß und nie einen Stift dabeihatte. Ständig hieß es: »Du musst dich besser organisieren«, das gelang mir aber nicht und ich litt sehr darunter. Ich fragte mich, warum ich keine Ordnung halten konnte und warum es den meisten Leuten nicht gut genug war, wenn ich mein Bestes gab (auch heute noch schäme ich mich ein wenig für meine mangelhafte Organisation).

Mein ganzes Erwachsenenleben stand im Zeichen von Abhängigkeiten und Problemen, bis mir klar wurde, dass ich ADHS habe. Darauf kam ich überhaupt erst, als ich vor ein paar Jahren ein Formular für einen meiner Söhne ausfüllte, der ADHS hat, und mir plötzlich klar wurde: »Mensch, das habe ich ja auch.« Das führte dazu, dass ich meine eigene offizielle Diagnose erhielt, was eine geradezu unbeschreibliche Erleichterung für mich darstellte.

Auf der Stelle begann ich die Hintergründe zu recherchieren und fand heraus, dass ein enger Zusammenhang zwischen einem niedrigen Dopamin-Grundlinienspiegel und ADHS besteht (und natürlich spielt dabei noch viel mehr eine Rolle, z. B. genetische Faktoren). Da wurde mir klar: »Ah, vielleicht ist DAS der Grund, warum ich so viel getrunken habe!« Die meisten Menschen trinken Alkohol, um sich zu entspannen; ich trank, um meine Aufgaben erfüllen zu können. Alkohol aktivierte und befähigte mich, Dinge zu *erledigen*, wie Rechnungen zu bezahlen, aufzuräumen, organisiert zu sein –, all das, was ich vorher nicht geschafft habe. Ich hatte meine Hormone negativ beeinflusst, indem ich meinen Dopamin-Grundlinienspiegel durch Alkohol erhöht habe, und das hat natürlich, wie du weißt, alle möglichen Probleme verursacht.

Obwohl ich immer noch unter einem niedrigen Dopamin-Grundlinienspiegel und allgemeiner Aufregung und Unruhe leide, trickse ich meine natürliche Biochemie auf weniger destruktive Weise aus – für mich heißt das Laufen, House-Musik und Kaffee. In meiner Firma (für Nahrungsergänzungsmittel), sie heißt WillPowders, habe ich jetzt Mitarbeiter, was bedeutet, dass ich einige der Aufgaben delegieren kann, die mich früher überfordert hätten. Ich muss in meinem Leben ständig ein paar Teller gleichzeitig in der Luft halten, und der Versuch, all das organisatorisch zu bewältigen, wurde für mein ADHS-Gehirn zu einem konstanten Albtraum mit weißem Rauschen. Auch jetzt ist nicht alles perfekt – bei Weitem nicht –, aber das Verständnis dessen, was sich in meinem Gehirn abspielt, was hinter meiner Überforderung und der ständigen Springerei von einem Projekt zum nächsten steckt, hat mir sehr geholfen.

DAS ZUSAMMENWIRKEN DER HORMONE

Du hast vermutlich kein ADHS, aber wir alle kennen die negativen Konsequenzen, wenn unsere Hormone aus dem Gleichgewicht geraten sind. Falls du allerdings zu etwas in meiner obigen Schilderung in Resonanz gegangen bist, würde ich dir empfehlen, einen Arzt aufzusuchen, um dich bezüglich einer möglichen ADHS-Diagnose beraten zu lassen. In der Vergangenheit wurden

Frauen mit ADHS massiv unterdiagnostiziert, weil wir in der Regel eher den »Tagträumer«- oder »Schussel«-Typ von ADHS haben und weniger »hyper« sind, glücklicherweise ändert sich das jetzt. Ich nehme keine typischen ADHS-Medikamente, aber ich nehme LDN (niedrig dosiertes Naltrexon, das ist ursprünglich ein Medikament zur Behandlung von Alkoholkonsumstörungen und Opioidabhängigkeit, dessen andere Einsatzmöglichkeiten derzeit noch erforscht werden), das meine Symptome zu lindern scheint und relativ neu auf dem Markt ist, deshalb solltest du deinen Arzt um eine gründlichere Analyse bitten. Bisher hatte ich keine Nebenwirkungen wie etwa Angstzustände.

Wie schon gesagt, diese Hormone arbeiten NICHT in getrennten Abteilungen! Sie spielen alle zusammen, und wenn eines zu niedrig oder zu hoch ist, wirkt sich das in Form einer Kaskade auf die anderen Hormone aus. Wenn dein Cortisolspiegel aus dem Gleichgewicht geraten ist, bist du gereizt und gestresst und hast wahrscheinlich einen niedrigeren GABA-Wert, der mit Angstzuständen in Verbindung gebracht wird. Das wiederum bedeutet, dass dein Serotoninspiegel niedrig ist. Und wenn du zu wenig Dopamin hast, gilt das auch für Noradrenalin und Adrenalin, da der Körper Dopamin zur Synthese dieser Hormone verwendet. Und so setzt sich das fort (»Dominoeffekt«)!

Wenn die Hormone nicht optimal zusammenspielen, können sie dein Gedächtnis und deine Motivation beeinträchtigen und Gehirnnebel verursachen, sodass du den Eindruck hast, den Verstand zu verlieren. Aber wir wollen nicht, dass du dich so fühlst – und das musst du auch nicht. Wir können diese komplizierten und komplexen Hormone austricksen und sie mit Ernährung, Nahrungsergänzungsmitteln, Bewegung und ein paar simplen kostenlosen Tricks ganz einfach in den Griff kriegen.

SECHS EINFACHE METHODEN FÜR FOKUS UND KLARHEIT

1. Salze gegen das Gefühl der Überforderung

Stimmt, in diesem Teil geht es darum, deinen Cortisolspiegel in den Griff zu bekommen. Ich weiß, dass du unter Gehirnnebel leidest und dass ich vielleicht zu viel von dir verlange, weil du bereits überfordert bist – tut mir leid! Aber du kannst auch das Kapitel über den Schlaf lesen, um einen guten Einblick zu bekommen, wie du deinen Cortisolspiegel durch morgendliche Aktivitäten regulieren kannst. Denk daran, dass wir deinen Cortisolwert weder erhöhen noch senken wollen. Wir wollen nur, dass Cortisol zum richtigen Zeitpunkt – am Morgen – ausgeschüttet wird und dass es nicht im Laufe des Tages in die Höhe schießt, wo seine Wirkung umkippen und panischen Stress auslösen könnte.

Eine gute Möglichkeit, deinen Cortisolspiegel am Morgen zu erhöhen, ist die Stimulierung der Nebennierenantwort mit Salzen. Meersalz enthält viele Mineralien und Elektrolyte, die für alle Zellfunktionen wichtig sind. Ich weiß, dass Salz (ähnlich wie Fett) von Ärzten verteufelt wird, aber ein natürliches, unverarbeitetes Salz wie Maldon-Meersalzflocken kann dir tatsächlich Nutzen bringen. Da Cortisol den Natrium-(Salz-)Spiegel im Körper reguliert, ist die morgendliche Einnahme von Salz eine gute Möglichkeit, die Nebennieren zur richtigen Zeit in Schwung zu bringen.

Einige Biohacker empfehlen, etwas Wasser mit einem halben Teelöffel Salz zu trinken, sich dann auf den Rücken zu legen und die angewinkelten Beine an der Wand abzustützen. Theoretisch ist das eine gute Idee, aber bei mir würde das überhaupt nicht funktionieren. Ich habe drei kleine Jungs daheim, die morgens lautstark nach mir rufen, da habe ich keine Zeit, mich hinzulegen und darauf zu warten, dass meine Nebennieren aufwachen! (Die Welt des Biohackings kann sehr von männlichem Denken bestimmt sein, und ganz im Ernst, einige der Dinge lassen sich einfach nicht umsetzen, wenn man Kinder und Verpflichtungen hat.)

Stattdessen vermische ich am Wochenanfang ein Elektrolytpulver mit Wasser in einem großen Krug. Ich bewahre ihn im Kühlschrank auf und gieße mir morgens als Erstes ein Glas davon ein, damit es seine Wirkung entfalten kann und ich mich nicht weiter um mein Cortisol kümmern muss.

2. Geh mit weißem Rauschen gegen deine Auslöser an

Auch weißes Rauschen kann dir helfen, deine Konzentration zu steigern, weil es andere Geräusche in der Umgebung quasi »verhüllt« und damit abschirmt. Das weiße Rauschen ist ein Geräusch, das alle Tonfrequenzen umfasst, die das menschliche Ohr wahrnehmen kann, wenn sie in ähnlicher Intensität auftreten – zum Beispiel surrende Ventilatoren, brummende Klimaanlagen und sogar Verkehrsgeräusche (wenn sie nicht zu laut sind). Stell dir ein leises Summen vor, das wirkt eher einschläfernd als störend.

Als Mutter eines Babys oder Kleinkinds hast du vielleicht schon einmal weißes Rauschen eingesetzt, um es zu beruhigen – entweder, indem du einen Schlaf-Teddy mit »eingebautem« weißem Rauschen eingeschaltet oder es in den Kindersitz gesetzt hast und mit ihm eine Runde Auto gefahren bist. Es ist erstaunlich, wie beruhigend die Geräusche auf die Kleinen wirken, und das funktioniert auch bei uns Erwachsenen. Ich schlafe oft beim Fernsehen ein, weil Matthew sich so gerne irgendwelche Dokus über Goldschürfer im Kongo oder so was anschaut. Das interessiert mich überhaupt nicht und hilft mir, mich zu entspannen und einzudösen. Das Wichtigste dabei: Ich nehme die eigentliche Tonspur nicht als solche wahr, sondern nur als Geräuschkulisse im Hintergrund.

Studien haben gezeigt, dass weißes Rauschen nicht nur unsere Konzentration und unser Gedächtnis verbessert, sondern auch unsere Dopaminbahnen aktiviert.[20] Du kannst entweder natürliches weißes Rauschen von Waschmaschine, Ventilatoren und Naturgeräuschen aus dem Garten (sofern du einen hast) aufnehmen oder einfach nur eine Endlosschleife mit weißem Rauschen auf dem Handy abspielen.

Wenn du gezielt ein bisschen weißes Rauschen in deinen Alltag integrierst, sei es vor dem Aufstehen oder während der Arbeit, kann es Überforderung und der Unfähigkeit, Dinge in Angriff zu nehmen, entgegenwirken (und dir auch helfen, deinen Stress zu bewältigen, wenn die Hunde die Couch vollgepinkelt haben – vielleicht ist es auch nur bei mir so). Es gibt auch grüne, blaue und gelbe Geräusch-Apps. Man braucht kein ADHS zu haben, um von unterschwelligen Geräuschen zu profitieren.

3. Vertreibe deinen Gehirnnebel mit guten Fetten

Eines meiner ständig wiederholten Mantras lautet: FETT IST EIN TREIBSTOFF – und du tust wirklich gut daran, deine Ernährung mit gesunden Fetten wie MCT- und Olivenöl anzureichern. Wir Menschen haben uns schon immer mit Fett ernährt und erst in den letzten 50 Jahren hat der Möglichst-fettarm-Wahn die Oberhand gewonnen. (Und was hat uns das gebracht? Probleme mit Adipositas, Demenzerkrankungen und Typ-2-Diabetes weltweit! Ich erwähn's ja nur am Rande …)

Wir brauchen Fette, weil sie die Bausteine des Körpers sind: Sie helfen dabei, Nährstoffe durch den Körper zu transportieren, um die wichtigen Hormone und Neurotransmitter zu *produzieren*, die bewirken, dass wir uns fokussiert, glücklich und zufrieden fühlen. Ohne die entsprechenden Fette in unserer Ernährung KÖNNEN die Drüsen Hormone und Neurotransmitter nicht richtig und in der richtigen Menge herstellen.

Die Vorteile der MCT (mittelkettige Triglyceride) im Kokosöl sind schon lange bekannt und dass sie nicht den Weg über unser normales Verdauungssystem nehmen, sondern direkt in die

Leber gelangen, wo sie in Ketonkörper umgewandelt werden. Das klingt vielleicht sehr wissenschaftlich (ich bitte um Nachsicht), aber im Wesentlichen sind diese an der Produktion von ATP, dem »Treibstoff« unserer Zellen, beteiligt.

ATP steht für Adenosin-5'-Triphosphat (etwas kompliziert), es bildet die wichtigste Verbindung zwischen dem Energie*nachschub* und der Energie*nutzung* in deinem Körper; es verbessert die Aufmerksamkeit, das Gedächtnis und die Stimmung, also genau das, was wir brauchen, wenn wir mit Gehirnnebel zu kämpfen haben. Die Forschung zeigt auch, dass die MCT in Kokosnussöl die Menge an Antioxidantien im Gehirn und den Serotoninspiegel erhöhen, woraus eine Anti-Stress-Wirkung resultiert.

Morgens rühre ich immer MCT-Keto-Pulver in meinen Kaffee, was sich positiv auf meine Stimmung und Konzentration auswirkt. Es erhöht meinen Noradrenalinspiegel (Adrenalin im Gehirn), da die C-8-Fettsäure (Caprylsäure) als einzige der MCTs die Blut-Hirn-Schranke überwinden kann und direkt ins Gehirn gelangt. An manchen Tagen spüre ich förmlich eine Veränderung im Mechanismus meines Gehirns und fühle mich fast ein winziges bisschen betrunken – was ja eigentlich mein bevorzugter Zustand ist. (Derzeit scheint das MCT-Öl einem Pinot Grigio am nächsten zu kommen, was ich wunderbar finde.)

Interessant ist auch, wie unterschiedlich das MCT-Pulver auf die einzelnen Menschen wirkt. Eine Freundin von mir sagt, dass sie sofort einen Effekt spürt. Für sie ist das MCT wie ein Glas Champagner, das sie in eine beschwingte und optimistische Stimmung versetzt.

4. Unterstütze die Serotonin- und GABA-Bildung durch ein starkes Mikrobiom

Da 95 Prozent des Serotonins im Darm hergestellt werden, ist es absolut wichtig, dass wir die Produktion durch ein gesundes

Darmmikrobiom unterstützen. Wenn du das Kapitel »Warum muss ich andauernd essen?« gelesen hast, weißt du schon, warum verarbeitete Lebensmittel einen absolut katastrophalen Einfluss auf unser Mikrobiom haben – sie machen uns nicht nur übergewichtig und süchtig nach Junkfood, sondern hemmen auch die Produktion genau der Hormone, die dafür sorgen, dass wir uns ruhig, geborgen und sicher fühlen.

Wir müssen uns von der Werbung abwenden, die uns mit ihrer Propaganda einreden will, dass der Konsum von Müll mit »Genuss« gleichzusetzen ist. Stattdessen müssen wir unserem Darm die besten Bedingungen für die Produktion von Serotonin und GABA bieten, indem wir unsere Ernährung mit fermentierten Lebensmitteln aufstocken. Wissenschaftliche Studien haben gezeigt, dass sie die Vielfältigkeit unseres Darmmikrobioms erhöhen, was wiederum die Produktion von Hunderten neurochemischer Substanzen ermöglicht, die unsere Stimmung und unser Verhalten beeinflussen.

Als Fan von Milchprodukten solltest du fermentierte Lebensmittel wie Kefir und Rohmilchkäse probieren, als Liebhaber:in pikanter Genüsse greifst du zu Sauerkraut oder Kimchi, und wenn du alkoholhaltige Drinks gegen etwas weniger Gesundheitsschädliches eintauschen möchtest, trinkst du Kombucha.

Genau wie Desinfektionsmittel für die Hände, tötet jeder Alkohol gute und schlechte Bakterien gleichermaßen ab. Achte also darauf, vor und nach dem Alkoholkonsum immer Prä- und Probiotika, also Ballaststoffe und Zubereitungen mit Milchsäure oder Hefe, zu dir zu nehmen, um deine Stimmung zu verbessern. (Wer ist schon scharf auf einen Kater?!)

5. Essen zur Unterstützung von Konzentration und Klarheit

Es gibt viele verschiedene Lebensmittel, die unseren Körper bei der Herstellung von Hormonen und Neurotransmittern unterstützen, die wir für Konzentration, Antrieb und Motivation brauchen (leider gehören Chips und Co. nicht dazu). Ich könnte dir jetzt eine endlose Liste nützlicher Lebensmittel vorsetzen, aber das wäre langweilig, oder? Stattdessen folgen hier ein paar Ideen, was du essen und trinken kannst, um deine Hormonproduktion maximal anzukurbeln und dadurch deine Konzentrationsfähigkeit zu erhöhen.

ESSEN UND TRINKEN FÜR DIE HORMONE

Legende: G = GABA-stimulierend; S = Serotonin-stimulierend; A = Acetylcholin-stimulierend

Getränke

Tee (G)
Kombucha (G, S)
Heiße Schokolade (mit Kakaopulver, Datteln, MCT-Keto-Pulver, Rinder-Kollagenpeptiden und/oder Vollmilch) (S)

Speisen und Gerichte

Pochiertes Ei (A, S) auf Sauerteigbrot (G, S)
Omelette (A, S) mit Pilzen (G, S) und/oder Käse (S)
Heilbutt (G) oder Lachs (A) mit Reis (G) und Spinat (G) oder Brokkoli (G, S, A)
Gegrillte Makrele in Tomatensauce (G) aus der Dose (G) (aber nicht die mit Sonnenblumenöl!) mit Schmelzkäse (S) auf Sauerteigbrot (G, S)
Pute oder Huhn (S) mit Brokkoli (G, S, A) und Rosenkohl (A)
Mein Fleisch brate ich grundsätzlich in Butter, mit Knoblauch und Kräutern.

Snacks

Nüsse und Samen/Kerne (G, S)
Proteinshake mit Knochenbrühe (G, S, A)

Hart gekochtes Ei und Spinat (G, S)
Vollfettjoghurt und fermentierte Lebensmittel (G, S, A)
Bio-Rindfleischpastete (von grasgefütterten Tieren) mit Sauerteigbrot (G, S, A)
(Gegrilltes) Käsesandwich (S)
Hausgemachte Suppen auf Basis von Knochenbrühe und Rinder-Kollagenpeptiden (G, S, A)

6. Ruhe und Zufriedenheit durch Kontakte mit anderen Menschen

Ich liebe diesen »Trick«, weil er so einfach und praktisch ist. Du kannst deinen Serotoninspiegel tatsächlich erhöhen, indem du dich mit anderen Menschen zusammentust. Das ist kein Hippie- oder Eso-Zeug, sondern basiert darauf, was bei Genesungsprogrammen wie den AA (den Anonymen Alkoholikern) funktioniert. Wenn du Teil einer Gruppe mit gemeinsamen Interessen und Absichten bist, stimuliert das deine Serotoninproduktion und sorgt für eine wohlige, beruhigende Stimmung, die dich weiter unterstützt (und die dich davon abhält, nach einem Glas Wein zu greifen).

Die Erhöhung des Serotoninspiegels durch bessere Verbindungen zu anderen Menschen trägt dazu bei, dem Gefühl von Gejagtsein und Panik zu überwinden, dafür Stimmung und Gedächtnisleistung zu verbessern. Keine Sorge, ich werde dich nicht auffordern, einem Lesekreis oder etwas in dieser Art beizutreten, denn ehrlich gesagt kann ich mir nichts Schlimmeres vorstellen, als dass mir jemand noch einen Eintrag in meinen verdammten Terminkalender aufdrängen will.

Kontakte zu anderen Menschen kann man überall knüpfen, sogar im Supermarkt – dann spürt man wieder, dass man nicht allein ist. Wenn ich mich einsam fühle, brauche ich nur diesen Moment der Verbindung mit einer anderen Frau. Ich verbringe sehr viel Zeit zu Hause, weil ich hier arbeite und die Kinder und die Hunde da sind. Tagsüber bin ich mit Matthew zusammen, den ich liebe, *aber er versteht das nicht.* Wenn ich mich also nicht mit einer Freundin oder Kollegin treffen kann, hilft es mir sehr, in den Supermarkt zu gehen, mir jede einzelne Frau anzuschauen und zu wissen, dass wir alle auf irgendeine Weise eine schreckliche Zeit durchmachen. Das ist sehr beruhigend.

Wenn du selbst Kinder hast, kann schon der Anblick eines kleinen Kindes, das im Supermarkt einen Riesenzirkus macht, einen Moment der Verbindung herstellen. Da ist dieses Lächeln, das man mit einer anderen Frau teilt – kein Lächeln im Sinne von: »Ich freue mich, dass du so ein verrücktes Kind hast« –, sondern eher ein anerkennendes Nicken. Du schenkst der Mutter dieses Lächeln der Vertrautheit, beide rollen mit den Augen und denken: »Oh Mann, wir haben es beide schwer.« Es fällt kein Wort, aber du hast eine Verbindung zu einem anderen Menschen hergestellt, und das allein wird deine Stimmung heben. Also, geh raus und knüpfe Kontakte, wo immer du kannst.

EINFACHE DOPAMIN-TRICKS UND WIE SIE AM BESTEN FUNKTIONIEREN

Mehr Energie durch Koffein

Wenn es denn jemals einen Hormontrick gab, der bei den meisten von uns gut ankam, dann dieser: Kaffee! Koffein kann tatsächlich helfen, den Dopaminspiegel zu erhöhen! Genial, nicht wahr? Das Koffein selbst erhöht den Dopaminspiegel zwar nicht, aber es öffnet die Dopaminrezeptoren D2 und D3, was bedeutet, dass du die Wirkung von Dopamin stärker wahrnehmen kannst.

Ich möchte dir nicht raten, den ganzen Tag kaffeeschlürfend bei Starbucks abzuhängen, aber ich kann dir versichern, dass es nicht schadet, morgens einen Kaffee oder Tee zu trinken (natürlich mit MCT-Öl oder -Pulver). Aus diesem Grund mische ich etwas L-Theanin unter, um die Wirkung des Koffeins zu mildern. Ich finde, dass Kaffee meine Laune und meine Konzentration wirklich verbessert, während sich ein Tag ohne Koffein eher mühsam dahinschleppt.

Ich weiß, in einer idealen Welt wäre ich so ausgeglichen, dass ich kein Koffein bräuchte, um hundertprozentig konzentriert und organisiert zu sein, aber was kann ich jetzt im Moment tun? Ich habe Kinder, eine Firma und muss jeden Morgen um 6 Uhr aufstehen. Vielleicht werde ich in der Zukunft in der Lage sein, mit albernem Ylang-Ylang-Tee oder sonst was zu funktionieren, aber zurzeit brauche ich Koffein. Und genau darum geht es beim Biohacking – mit dem zu arbeiten, was du verfügbar hast, anstatt nach Perfektion zu streben. Mir tut es gut, zu wissen, dass ein bisschen Koffein meinem Dopaminspiegel aufhilft.

Sport als Stimmungsaufheller

Sport ist absolut fantastisch, um die Freisetzung von Dopamin (und Serotonin) zu stimulieren, und eine der besten Methoden für mich, um meinen niedrigen Dopaminspiegel auszugleichen. Die Gründe sind zwar noch nicht restlos klar, aber es hat sich gezeigt, dass regelmäßiges Training den Dopaminspiegel im Blut erhöht[21] und das Belohnungssystem mit der Zeit verändert, sodass auch die Dopaminrezeptoren besser funktionieren.[22] Ich laufe gerne, weil es meinem impulsiven Wesen am ehesten entspricht, aber das ist vielleicht nichts für dich. Die Sportart *spielt keine Rolle* – alles, was den Körper in Bewegung bringt und den Puls in die Höhe treibt – sei es Schwimmen, Radfahren, Yoga, Tennis oder sogar Sauna –, regt die Ausschüttung von Dopamin und Endorphinen (weitere im Gehirn produzierte Wohlfühlhormone) an und fördert die Bildung von GABA, das Angstgefühle reduziert.

Ich weiß, es kann schwierig sein, sich zum Sport zu motivieren, vor allem, wenn man nicht daran gewöhnt ist. Du kannst mit etwas Einfachem beginnen und dich langsam steigern – ich war beileibe nicht hitverdächtig unterwegs, als ich mit dem Laufen anfing. Wenn du es ausprobieren möchtest, solltest du es nicht übertreiben, du kannst erst einmal zwischen Laufen und Gehen abwechseln. Ein zu intensives Training belastet die Nebennieren zu stark, was zu einem Cortisolüberschuss führen kann – und das willst du ganz sicher nicht. Nach dem Training sollst du dich gut fühlen, nicht schrecklich oder erschöpft, deshalb trainiere nicht zu viel und lege zwischen den Trainingseinheiten Ruhetage ein. Wenn du dich absolut nicht für Bewegung begeistern kannst, probiere eine Woche die Atemarbeit nach Wim Hof aus, dabei kannst du liegen und zugleich deine Herz-Kreislauf-Gesundheit verbessern (siehe Seite 64).

Zum Wachwerden ins kalte Wasser springen

Zu jedem Thema gibt es einfache Biohacks, wie etwa Kaffee trinken, und solche, die etwas Überwindung kosten, wie unser guter alter Freund Kaltwassereinwirkung. Es lässt sich nicht von der Hand weisen, dass kaltes Wasser ein unglaublich kraftvolles Mittel ist, um unsere Hormone auf alle möglichen Arten positiv zu beeinflussen. Wenn du das Kapitel »Warum kann ich nicht schlafen?« gelesen hast, weißt du, dass eine kalte Dusche die schlaffördernden Hormone anregen kann.

Darüber hinaus hat kaltes Wasser sehr positive Effekte auf geistige Klarheit und Konzentration – Studien zeigen, dass der Noradrenalin- und Dopaminspiegel im Blut bei Kälte um bis zu 530 Prozent bzw. 250 Prozent ansteigt.[23] Das ist doch gewaltig, oder? Und es kommt noch besser: Der Dopaminanstieg durch Kälteeinwirkung erwies sich als anhaltend und führte nicht zu einem Einbruch des Dopamin-Grundlinienspiegels, wie es bei anderen dopamintreibenden Aktivitäten der Fall ist. Vielleicht hast du ja partout *keine Lust*, kalt zu duschen (wer hat das schon?), aber der Nutzen ist gesichert.

Also geh es langsam an, entweder indem du den Duschhebel vorsichtig von warm nach kalt drehst (spring nicht gleich unter die eiskalte Dusche, du wirst sofort wieder rausspringen), oder indem du dich in der heißen Badewanne so aufheizt, dass du dich am Ende nur noch nach kühlem Wasser auf deiner Haut sehnst. Ich liebe es, mich in der Sauna zu erhitzen, bis ich glühe, anschließend ist eine kalte Dusche für mich optimal.

Wärme hilft

Eine schlechte Leberfunktion vermindert die Dopaminsynthese, deshalb sollte man nach einer durchzechten Nacht den Körper entgiften. Ich bin ein großer Fan der Infrarotsauna, die die Leber bei der Entgiftung unterstützt, was auch mit den natürlichen Antidepressiva Dopamin, Noradrenalin und Serotonin in unserem Gehirn in Verbindung gebracht wird. Diese Stoffe helfen außerdem, den Cortisolspiegel zu senken, der mit Stress und Anspannung in Zusammenhang steht. Eine weitere ausgezeichnete Methode ist das Niacin-Entgiftungsprotokoll für Entgiftung in der Infrarotsauna. Das ist eine Maßnahme zur starken Steigerung der Entgiftungsleistung der Infrarotsauna. Besprich die Vorgehensweise vorher aber unbedingt mit deinem Arzt oder deiner Ärztin.

Verfall bloß nicht in reguläre Muster

Was auch immer du unternimmst – bei Dopamin ist Vorsicht geboten. Es geht nicht darum, meine Vorschläge jeden Tag umzusetzen, wichtig ist das Timing. Was ich dir hier rate, mag verrückt klingen, aber was auch immer für einen Dopamin-Steigerer du wählst, MACH NICHT STÄNDIG DASSELBE. Du musst stets abwechseln, und zwar zufällig.

Wenn man denselben »Trick« immer wieder anwendet, wird die Dopaminantwort schwächer und verliert schließlich ihre Wirkung. Erinnerst du dich, was ich zuvor über Süchtige und die nachlassende Dopaminantwort geschrieben habe? Der Grund, warum ein Drogenabhängier/eine Drogenabhängige immer mehr von seinem/ihrem Suchtmittel braucht, um dieselbe Dopamin-»Belohnung« zu bekommen (was auch für jede:n Ess-, Alkohol- oder Sportsüchtige:n gilt!), ist, dass er/sie seinen/ihren Dopaminspiegel ständig in die Höhe treibt, was dazu führt, dass sein Dopamin-Grundlinienspiegel absinkt. Denk daran, dass wir nur über eine bestimmte Menge an Dopamin verfügen – es ist keine unerschöpfliche Quelle, die wir auf ewig immer wieder anzapfen können. Wenn wir das doch tun, werden wir irgendwann weniger Freude aus derselben Sache beziehen.

Unser Körper gewöhnt sich an Muster und erlernte Reaktionen, daher müssen wir spontan handeln, um unsere Hormone auszutricksen. Heißt: Unsere dopamintreibenden Aktivitäten müssen unregelmäßig, zufällig und überraschend sein. Überleg mal: Wir finden dopaminsteigernde Aktivitäten wie Social Media doch deshalb so fesselnd, weil wir buchstäblich nicht wissen, was uns erwartet, wenn wir endlos nach unten scrollen.

Und genau aus diesem Grund macht Glücksspiel so süchtig: Es gibt keine Gewissheit, und unsere Hormone lieben das. Wir bekommen diese Dopaminkicks, weil wir nicht wissen, was im nächsten Moment passiert. Das ist einer der Hauptgründe, warum Glücksspiel eines der lukrativsten und erfolgreichsten Geschäftsmodelle der Welt ist. Das Haus gewinnt *immer.*

Zufallsgenerierung durch Münzwurf

Wie können wir das umgehen? Ganz einfach: Wir werfen eine Münze. Such dir eine Menge gesunde Aktivitäten zur Dopaminfreisetzung aus, aber anstatt sie starr vorauszuplanen, wirf jeden Tag eine Münze, um zu entscheiden, ob du es tust oder nicht. Arbeite mit einfachen Ja-Nein-Fragen: »Soll ich heute in die Kälte gehen oder nicht?«, »Soll ich mit Kopfhörern laufen gehen oder nicht?«, »Soll ich heute weißes Rauschen benutzen, um mich zu konzentrieren, oder nicht?« Wirf eine Münze und damit steht deine Entscheidung.

Menschen sind Gewohnheitstiere und darauf programmiert, in Routinen zu verfallen, ich bin da keine Ausnahme. Ich erhöhe meinen Dopaminspiegel morgens am liebsten, indem ich einen Kaffee trinke, während ich über Kopfhörer meine Lieblings-House-Musik aus den 1990ern höre, um danach loszulaufen. Es ist praktisch, das tagtäglich zu wiederholen, weil es mir einen solchen Kick gibt – aber wenn ich das jeden Morgen mache, verliert es seine Wirkung und bekommt einen faden Beigeschmack. Wenn ich eine Weile ohne Kopfhörer und nur zu den Klängen der Natur laufe, bekomme ich wieder eine Gänsehaut, wenn ich zu meiner Playlist zurückkehre. Das ist erstaunlich und zeigt, wie wichtig die Unberechenbarkeit für den Körper ist.

Sorg also für Abwechslung. Wirf eine Münze. Wir müssen die Dinge spannend halten, und dazu gehört auch die Unvorhersehbarkeit. Unsere Dopaminausschüttung ist so wichtig für Motivation und Antrieb, dass wir pfleglich damit umgehen und sie nicht überreizen sollten, indem wir ständig dieselben dopaminsteigernden Aktivitäten durchführen.

Nahrungsergänzungsmittel für mehr Klarheit und Konzentration

Bei jedem Menschen sieht ein ausgeglichener Hormonhaushalt anders aus, jede:r hat sein/ihre persönliche optimale Balance. Und deshalb wird die Einnahme einer Vielzahl von Nahrungsergänzungsmitteln nicht unbedingt alle unsere Probleme lösen. Es gibt keine Standardmenge an Nahrungsergänzungsmitteln, die für alle Menschen passt, daher musst du deinen Biohack klug einsetzen und durch Ausprobieren herausfinden, was für dich als Individuum funktioniert. Hier sind einige Ideen für Nahrungsergänzungsmittel, die dir helfen könnten. Wie immer gilt: Probiere eins nach dem anderen aus und schau, was es bei dir bewirkt.

Acetylcholin

Dies ist einer der wichtigsten und am häufigsten vorkommenden Neurotransmitter in unserem Körper, er hilft uns beim Lernen. Wir nehmen Cholin aus bestimmten Nahrungsmitteln auf (Leber, Eier, Brokkoli, Fisch usw.), aber wir können unseren Spiegel auch durch die Einnahme eines Cholinpräparats hochschrauben. Eine Tagesdosis kann 100–500 mg betragen – ich nehme sie morgens in Form einer Tablette. Ein Ei liefert 147 mg – das perfekte Frühstück für Kinder.

Juckbohne (Mucuna pruriens)

Dieses natürliche Adaptogen hat seinen Ursprung in der jahrtausendealten ayurvedischen Medizin. Es besitzt einen hohen Gehalt der Dopamin-Vorläufersubstanz L-Dopa und unterstützt so die körpereigene Produktion dieses fantastischen Hormons. Die Tagesdosis beträgt 15–30 mg.

EPA

EPA (Eicosapentaensäure) ist eine der beiden wichtigsten Omega-3-Fettsäuren (die andere heißt DHA = Docosahexaensäure), sie kommt in Fischöl vor. Da sie neben dem Herzen, den Blutfettwerten und der Sehkraft auch unsere Gehirnfunktionen unterstützt, ist sie eine beliebte »Waffe« im Kampf gegen Gehirnnebel. Eine tägliche Dosis von 1000 bis 2000 mg ist ein guter Anfang. Ich habe festgestellt, dass sie bei ADHS und auch für Kinder sehr gut ist.

Baldrian

Diese Heilpflanze hat ähnliche Effekte wie GABA-Präparate. Natürlicher Baldrianextrakt erhöht nachweislich den GABA-Spiegel im Gehirn und lindert so Angstzustände. Da Baldrian auch als pflanzliches Schlafmittel verwendet wird, ist es ratsam, eine niedrigere Dosis – etwa 120 bis 200 mg dreimal täglich – einzunehmen, um nicht müde zu werden.[24]

L-Theanin

Diese Aminosäure kann die Blut-Hirn-Schranke überwinden, um unsere Entspannung zu fördern und den GABA-Spiegel zu erhöhen.

GPC

Glycerophosphocholin ist ein notwendiger Nährstoff für den Körper, eine natürliche Form von Cholin und Vorstufe des Neurotransmitters Acetylcholin. In flüssiger Form ist es eine schnell wirkende Lösung zur kurzfristigen Unterstützung der Konzentration.

Nootropika/Smart Drugs (»intelligente Drogen«)

Nootropika ist ein unscharf definierter, von ITlern im Silicon Valley geprägter Begriff für Verbindungen oder Nahrungsergänzungsmittel, denen eine vorteilhafte Wirkung auf das zentrale Nervensystem (ZNS) und die kognitive Leistungsfähigkeit zugesprochen wird. Dazu gehören N-Acetyl-L-Tyrosin, L-Phenylalanin, Nicotinamid (Vorstufe von NAD) und Glucuronolacton, um nur einige zu nennen. Überlege, ob du eins der Mittel verwendest, wenn du Sport treiben oder Schreibkram erledigen willst!

WOCHENPLAN KONZENTRATION

Damit der Gehirnnebel, und das Gefühl, etwas aufschieben zu müssen oder ständig gehetzt zu sein, verschwinden, solltest du einige der Dinge ausprobieren, die ich in diesem Kapitel vorgeschlagen habe. Da verschiedene Hormone angesprochen werden, kannst du für jedes Hormon eine Unterstützungsmaßnahme auswählen, sie eine Woche lang ausprobieren und beobachten, ob sie hilft oder nicht. Wie ich schon sagte, jeder Mensch ist anders, und was bei dem einen funktioniert, funktioniert beim anderen noch lange nicht. Wenn du die folgenden Tipps geschickt kombinierst, wirst du dich schon bald viel besser fühlen.

Serotonin-Unterstützer

- Kontakte mit anderen Menschen
- Fermentierte Lebensmittel
- MCT-Öl
- Gute Fette (mehr dazu im Kapitel »Warum muss ich andauernd essen?«)
- EPA-Ergänzung

Diese Woche probiere ich ______________________________
Das mache ich ______________________________
Ergebnis ______________________________

GABA-Booster

- Tee
- Fermentierte Lebensmittel
- Bewegung
- Lebensmittel, die reich an Glutaminsäure sind (Bananen, brauner Reis, Fisch usw.)
- Baldrian als Nahrungsergänzungsmittel

Diese Woche probiere ich ______________________________
Das mache ich ______________________________
Ergebnis ______________________________

Acetylcholin-Verstärker

- Eier
- Fettes Fleisch und Öl
- Kreuzblütler (Brokkoli, Blumenkohl)
- Milchprodukte
- Cholin-Nahrungsergänzungsmittel

Diese Woche probiere ich ______________________________
Das mache ich ______________________________
Ergebnis ______________________________

Cortisol-Dämpfer

- Weißes Rauschen
- Morgenlicht (mehr dazu im Kapitel »Warum kann ich nicht schlafen?«)
- Salze

Diese Woche probiere ich ______________________________
Das mache ich ______________________________
Ergebnis ______________________________

Dopamin-Booster – Münze werfen nicht vergessen!

- Koffein
- Weißes Rauschen
- Sport
- Kaltes Wasser

Diese Woche probiere ich ______________________________
Das mache ich ______________________________
Ergebnis ______________________________

DR. E. – MIT ÄRZTEN UND ÄRZTINNEN ÜBER GEHIRNNEBEL UND ÜBERFORDERUNG SPRECHEN

Der Begriff »Gehirnnebel« wird verwendet, um eine Bewusstseinstrübung wie leichte Vergesslichkeit, Konzentrationsschwäche und Unaufmerksamkeit zu beschreiben. Wenn Frauen über »Gehirnnebel« klagen, finde ich häufig eine Verbindung zu einer der folgenden vier Ursachen: zu der hormonellen Umstellung während der Schwangerschaft

oder nach der Geburt, zur Perimenopause – eine stressige Zeit, die zu einer unregelmäßigen Funktion der Nebennieren und der Schilddrüse führt – oder zu einer Long-Covid-Symptomatik.
In unserer Praxis haben wir festgestellt, dass hormonelle Dysbalancen, die sich auf unsere Wahrnehmung auswirken, auf vier verschiedenen, miteinander verbundenen Ebenen behandelt werden müssen.

- Darm: Verdauung und Nährstoffaufnahme. Selbst wenn man sich gut ernährt, kann es sein, dass der Darm die Nährstoffe aus der Nahrung nur unzureichend aufnimmt, sodass ein Nährstoffmangel entsteht.
- Entzündung: Ein Prozess, bei dem das Immunsystem überaktiv wird und eine Reaktion auslöst, die sich auf unterschiedliche Weise äußern kann, von Hautausschlägen über Nesselsucht bis hin zu Gelenkbeschwerden und Schmerzen.
- Mikronährstoffe: essenzielle Nährstoffe, die der Körper für den optimalen Ablauf der Grundfunktionen benötigt, z. B. die Vitamine B, C und D sowie Mineralstoffe wie Kupfer, Zink und Magnesium.
- Hormone: Hypothalamus-Hypophysen-Nebennieren-Schilddrüsen-Sexualhormon-Achse (HPATS) und ihr Gleichgewicht. Aus dem Zusammenspiel der Hormone ergibt sich eine Sinfonie, die von der Hypophyse im Gehirn dirigiert wird. Ihre hormonproduzierenden Drüsen wirken wie Schieberegler, die deine Stimmung, deine Libido, deinen Schlaf, deine Belastbarkeit und vieles mehr beeinflussen.

Entscheidend für das Verständnis von Störungen im Hormonhaushalt ist die Tatsache, dass die Überlastung oder Unterversorgung einer Hormondrüse (z. B. durch schlechte Ernährung) sich direkt ungünstig auf das Zusammenspiel aller Hormone auswirkt, das bei dir jedoch gut funktionieren muss, damit du dich möglichst wohlfühlst. Deshalb ist es wichtig, dass du gemeinsam mit deinem Arzt oder deiner Ärztin deine Hormone aus ganzheitlicher Sicht betrachtest, anstatt sie sich isoliert vorzunehmen.

Wenn du befürchtest, dass deine kognitiven Fähigkeiten – wie Gedächtnisleistung, Verarbeitungsgeschwindigkeit, Aufmerksamkeit und Konzentration – dauerhaft beeinträchtigt sind, sprich mit deinem Arzt/deiner Ärztin darüber. Sie oder er kann deine Hormonfunktion mithilfe einfacher Screening-Instrumente und Tests überprüfen. Um den Bereich der funktionellen Medizin auch abzuklären, solltest du die Basistests durchführen lassen, die ich am Ende des vorigen Kapitels empfohlen habe.

Technik

HRV – ich möchte besonders auf die Herzfrequenzvariabilität hinweisen, die ein Indikator zur Messung deiner inneren Belastbarkeit ist. Wenn deine HRV niedrig ist (nicht bezogen auf den absoluten Wert, sondern auf deinen Allgemeinzustand), dann fühlst du dich oft weniger belastbar, überfordert, ängstlich, triffst schlechte Entscheidungen und bist nicht in der Lage, zu deiner Bestform aufzulaufen. Du kannst dies selbst messen – mit einem Health Wearable wie einem Oura-Ring oder einer Smart-Watch.

Foodforthebrain.org (bisher leider nur auf Englisch vorhanden) von Dr. Patrick Holford und einem internationalen Expertenteam ist eine hervorragende Anlaufstelle für Fragen zur langfristigen Gesundheit des Gehirns, mit Tests zur Identifizierung von Risikopersonen und einfachen evidenzbasierten Ernährungs- und Nahrungsergänzungsmaßnahmen.[25]

WARUM BIN ICH SO NIEDERGESCHLAGEN?

IN DIESEM KAPITEL KONZENTRIEREN WIR UNS AUF FOLGENDE HORMONE:

Serotonin: *bewirkt, dass wir uns geborgen, sicher und zufrieden fühlen*
Oxytocin: *das »Kuschelhormon«, durch das wir uns geliebt und wohlig fühlen*
Dopamin: *das »Lusthormon«, das auch an Entscheidungsfindung, Motivation und Erregung beteiligt ist – ein niedriger Spiegel kann Depressionen, Apathie und Hilflosigkeit auslösen*
Noradrenalin/Norepinephrin: *wirkt mit Dopamin zusammen, um uns Energie und Aufmerksamkeit zu schenken – ein Mangel kann Antriebslosigkeit und Müdigkeit verursachen*

ENTSCHEIDEND ist, wie wir über uns selbst und unser Leben denken. Glücklicherweise wird heutzutage zunehmend über psychische Gesundheit gesprochen, auch werden Depressionen und Angstzustände immer weniger stigmatisiert, weil wir alle zu verstehen beginnen, dass es nichts ist, wofür man sich schämen müsste. Viele von uns kämpfen mit einer chemischen Dysbalance im Gehirn, die durch Hormone verursacht wird (natürlich!). Dieses Ungleichgewicht kann uns in einen depressiven Zustand versetzen, in dem einem das Leben unerträglich anstrengend vorkommt.

In diesem Kapitel schauen wir uns an, warum und wie dies geschieht, aber ich möchte klarstellen, dass dieser Teil des Buches sich NICHT nur an Menschen richtet, bei denen eine Depression offiziell diagnostiziert wurde. Jede:r von uns kann irgendwann einmal in ein Stimmungstief geraten, das von einem Gefühl völliger Antriebslosigkeit und Niedergeschlagenheit, von Energiemangel bis zum alles beherrschenden »Ist-mir-doch-scheißegal« geprägt ist. In dieser Verfassung empfinden wir das Leben als eine einzige Qual. Ich habe es selbst erlebt: sowohl regelmäßig wiederkehrende Phasen von Scheißlaune als auch das Grauen einer Depression.

WIE MEINE PSYCHISCHEN PROBLEME MEIN LEBEN BEHERRSCHTEN

Nach der Geburt meines ersten Sohnes Gray wurde bei mir eine bipolare Störung diagnostiziert. Ich war selbstmordgefährdet, fühlte mich total unglücklich und suchte verzweifelt nach Hilfe. Ohne sich über meine medizinische Vorgeschichte und die durchgeführten Fruchtbarkeitsbehandlungen informiert zu haben und ohne auch nur einen einzigen Hormontest mit mir durchzuführen, verschrieb mir mein damaliger Arzt superstarke Medikamente gegen Depressionen und bipolare Störungen, die ich dann jahrelang einnahm.

Ich werde es nie mit Sicherheit wissen, aber ich glaube heute, dass meine In-vitro-Fertilisationsbehandlung die Ursache der Probleme mit meiner psychischen und geistigen Gesundheit war. Ich wurde mit künstlichen Hormonen vollgepumpt, um schwanger werden zu können, und ich glaube, dass die furchtbaren Nebenwirkungen, unter denen ich litt, nachdem diese abgesetzt worden waren, der Grund für meine schlimme Wochenbettdepression waren. Vor der IVF war ich immer gesellig und fröhlich, aber danach geriet ich ständig in Panik.

Zu meinen psychischen Problemen kam natürlich noch meine Alkoholabhängigkeit. Ich hatte schon ein paarmal auf eigene Faust einen kalten Entzug unternommen, was jedes Mal in einem Desaster endete. Einmal landete ich nach einem Alkoholexzess in einem Londoner Krankenhaus, und selbst dort konnte ich nur denken: »Oh, schau mal, gegenüber ist ein Pub ...« Du bist dermaßen von deiner Sucht abhängig, das ist schon gewaltig. Erst in einer Entzugsklinik in Südafrika wurde ich nüchtern – der erste Schritt auf meinem langen Weg bis zur vollständigen Wiederherstellung.

Obwohl es mir gelungen war, mit dem Trinken aufzuhören, fühlte ich mich in den folgenden Jahren niedergeschlagen und vollkommen gleichgültig. Ich konnte mich für nichts mehr begeistern, denn die Medikamente, die ich bekam, hielten mich in einer Art Betäubung – ich wusste es damals nicht, aber ich litt an einer sogenannten *Anhedonie*, einem Zustand, in dem man unfähig ist, Freude zu empfinden. Aufgrund der Medikamente konnte ich nicht weinen, aber auch nicht wirklich lachen. Alles erschien mir banal und irgendwie sinnlos. Aber ich wollte die Medikamente auch nicht weglassen. Ich hatte nur den einen Gedanken: »Alles ist besser, als mit einer aktiven Sucht zu leben.« Natürlich war ich damals schon süchtig nach zuckerhaltigen verarbeiteten Lebensmitteln, aber das erkannte ich nicht!

Die Einnahme von Antidepressiva kann für viele Menschen lebensrettend sein (dazu gleich mehr), aber mich haben sie buchstäblich plattgemacht. Ich hatte keine Freude mehr am Leben und war ständig auf der Jagd nach kleinen Dopaminkicks durch Junkfood oder Klamottenshopping, was ich eigentlich *hasste*, weil ich stark übergewichtig war. Ich war sehr erschöpft, konnte aber nicht gut schlafen. Ich fühlte mich, als würde ich ständig durch Morast waten.

Erst Jahre später bin ich von den Medikamenten weggekommen – das geschah sehr langsam und unter der Anleitung eines neuen Arztes. Ich kann wirklich nur davon abraten, verschreibungspflichtige Medikamente auf eigene Faust, also ohne ärztliche Aufsicht und Beratung, abzusetzen, denn du brauchst Unterstützung, um dabei richtig vorzugehen und das Risiko eines Rückschlags zu minimieren.

Für mich war das Absetzen der Medikamente seinerzeit eine Erlösung. Zum ersten Mal seit Jahren fühlte ich mich wieder wie ich selbst. Das Leben wurde wieder bunt und es war für mich ein weiterer großer Schritt in die richtige Richtung. Damals wusste ich noch nicht, dass ich mit der richtigen Ernährung glücklicher werden konnte und dass Zucker, Pflanzenöle sowie stark verarbeitete Lebensmittel die Ursache für meine miese Stimmung waren. Wie du weißt, lernte ich immer mehr darüber, in welchem Maß Körper und Gehirn von unserem Hormonhaushalt abhängig sind und wie wir damit am besten umgehen können.

ENTTÄUSCHUNG VS. AKUTE DEPRESSION

Es ist sehr wichtig, zwischen einer klinischen Depression und bloßer Niedergeschlagenheit zu unterscheiden. Die Grenzen zwischen Niedergeschlagenheit und einer ernsthaften medizinischen Depression können mitunter verschwimmen, da sie im Grunde auf derselben Skala von Symptomen liegen. Meiner Ansicht nach wird der Begriff »Depression« allerdings ein bisschen zu oft verwendet – die Menschen sagen: »Ich bin so deprimiert«, wenn sie in Wirklichkeit vielleicht nur enttäuscht sind! Es ist in Ordnung, dass du enttäuscht bist, wenn du einen Job nicht bekommen hast (und dich ein paar Tage lang schlecht fühlst), aber du solltest nicht gleich sagen, du seist deprimiert oder gar depressiv – denn das bist du nicht wirklich.

Eine echte klinische Depression weist eine ganze Bandbreite von Symptomen auf, die von tiefem Kummer und Traurigkeit über die Neigung zu Tränenausbrüchen und Anhedonie bis hin zu Schuldgefühlen über Vergangenes oder das eigene Selbst reichen – die wahnhafte negative Vorstellung, man wäre ein wirklich schlechter Mensch. Du magst zu Tode erschöpft sein und kannst dennoch nicht schlafen, weil du mit Angst auslösendem Cortisol angefüllt bist, vielleicht hast du auch eine geringe Libido und dein Appetit nimmt dramatisch zu oder ab.

In einem meiner Lieblingspodcasts, *The Huberman Lab*, habe ich eine sehr schöne Analogie über eine depressive geistige Verfassung gehört. Ein depressiver Sportler behauptet – und glaubt daran –, dass er keine Fortschritte bei der Genesung von einer Verletzung macht, obwohl sein Physiotherapeut ihm Fortschritte attestiert. Diese Abkoppelung von der Realität ist ein Kennzeichen der klinischen Depression, denn hierbei wird das autonome Nervensystem (das System, das die unwillkürlichen Funktionen unseres Körpers wie Herzfrequenz, Atmung, Verdauung, Schlaf usw. steuert) quasi ausgeschaltet.

HINWEIS ZU NEUEN FORSCHUNGSERGEBNISSEN ÜBER ANTIDEPRESSIVA

Während ich dieses Buch schrieb, machten neue Forschungsergebnisse über Depressionen Schlagzeilen und erregten großes Aufsehen. Wissenschaftler der University of London veröffentlichten eine umfassende Studie, in der sie den Nachweis in Zweifel zogen, dass Depressionen durch ein Ungleichgewicht bestimmter chemischer Stoffe (Botenstoffe oder Neurotransmitter) im Gehirn verursacht werden – und dass sich dieses Ungleichgewicht durch die Einnahme von Antidepressiva nicht wirklich korrigieren lässt. Viele andere Experten, darunter die Fachärzte des Royal College of Psychiatrists, waren jedoch anderer Meinung und rieten den Patienten dringend, ihre Medikamente nicht ohne die entsprechende ärztliche Aufsicht abzusetzen.[26]

Natürlich bin ich keine Ärztin und ich kann auch nicht für andere Menschen und über ihre Erfahrungen mit Antidepressiva sprechen. Viele Menschen halten sie für lebensrettend, aber ich glaube, dass Ärzte heutzutage mit der Verordnung von Antidepressiva zu schnell bei der Hand sind, so wie es bei mir der Fall war. Meine Freundin Becky ging vor Kurzem mit eindeutigen Symptomen der Perimenopause zum Arzt – darunter Niedergeschlagenheit und Schlafstörungen. Sie wusste, dass es sich nicht um eine klinische Depression handelte, da sich die Symptome im Laufe des Monats analog zu ihrem Menstruationszyklus veränderten. Dennoch wollte ihr der Hausarzt ein Rezept für Antidepressiva andrehen. Solche Geschichten höre ich immer wieder, und meiner Meinung nach haben wir in unserer Gesellschaft das Problem, dass bei uns Medikamente wie Bonbons verteilt werden. Und mich selbst betreffend glaube ich, dass es mir durch die Antidepressiva noch schlechter ging, weil sie meine Leber verstopft haben, was einen Dopaminmangel herbeigeführt hat, der wiederum mein Verlangen nach Zucker und damit die Gewichtszunahme verursacht hat.

DIE BEDEUTUNG DES MENSTRUATIONSZYKLUS

Ich leide zwar nicht mehr unter schweren Depressionen, aber Niedergeschlagenheit und Unwohlsein gehören immer noch zu meinem Leben. Ich habe gelernt, dass meine Stimmung stark von meinem Menstruationszyklus abhängig ist (was wir im Kapitel »Was ist mit meinem Hormonhaushalt los?« genauer betrachten werden, also lies das unbedingt auch – aber es ist auch an dieser Stelle relevant). Ich fühle mich um die Tage 2, 3 und 4 meines Zyklus herum sehr bedrückt, und selbst mit dem Wissen, das ich jetzt habe, denke ich immer noch, dass diese schlimmen Gefühle ewig anhalten werden! Ich habe das Gefühl, »mich selbst« verloren zu haben, mir fehlt jede Motivation wie auch das Selbstvertrauen, und ich poste nicht auf Instagram, weil ich mich völlig unkreativ fühle und keine Ahnung habe, was ich schreiben soll. Zu Hause verstumme ich und ziehe mich zurück. Matthew sagt dann: »In ein paar Tagen geht es dir wieder gut«, was ich ihm nicht glaube, aber dann geht es mir plötzlich doch wieder gut – »schnipp«, wie von Zauberhand. Es ist verrückt.

Frauen im Alter zwischen 35 und 50 Jahren berichten am häufigsten über psychische Probleme: Viele von uns haben mit Beschwerden zu kämpfen, das Spektrum reicht von allgemeinen Angstzuständen bis hin zu Depressionen. Ich hoffe, das Wissen, dass du damit nicht allein bist, wird dir helfen. Es gibt so viele Faktoren, die für unsere Niedergeschlagenheit und Antriebslosigkeit verantwortlich sein können: Stress im Beruf, die Sorge um alternde Eltern, kleine Kinder, Geldprobleme, geringes Selbstwertgefühl – die Liste ließe sich endlos fortsetzen. Das alles beeinflusst unseren Hormonspiegel und damit auch unsere Stimmung. Aber manchmal gibt es NICHTS, woran du deine Sorgen festmachen kannst, und selbst wenn bei dir keine äußerlichen Belastungen vorliegen, kannst du trotzdem unter Niedergeschlagenheit leiden. Du brauchst keine »Erlaubnis« von mir, um dich ein bisschen scheiße zu fühlen, ebenso brauchst du dafür auch nicht die Diagnose einer klinischen Depression. Wir alle könnten und *sollten* uns besser fühlen.

Im Laufe der Jahre habe ich viel darüber gelernt, wie wir unsere Stimmung aufhellen können, einfach indem wir begreifen, welche Hormone unsere Gefühle beeinflussen und wie wir daran mitwirken können. Ich war mein eigenes Versuchskaninchen und habe herausgefunden, was für mich funktioniert. Ich habe gelernt, dass wir unsere Stimmungshormone durch Ernährung, Nahrungsergänzungsmittel, Bewegung und sogar einige überraschende Methoden positiv beeinflussen können, sodass wir uns rundum besser fühlen. Und ich werde dir zeigen, wie das geht. Doch zunächst sehen wir uns die Hormone an, die es auszutricksen gilt.

HORMONE, DIE EINFLUSS AUF UNSERE STIMMUNG NEHMEN

Serotonin

Bekanntlich ist Serotonin einer der wichtigsten chemischen Botenstoffe in unserem Körper mit Wirkung auf unsere Stimmung – es wird nicht umsonst als »Glückshormon« bezeichnet. Wenn du die vorigen Kapitel gelesen hast, weißt du, dass Serotonin a) sowohl als Neurotransmitter (in unserem Gehirn) wie auch als Hormon (in unserem Blutkreislauf) fungiert, b) zum einen in der Zirbeldrüse gebildet und c) zum anderen in unserem Darm produziert wird (zu 95 Prozent).

Ein gesunder, ausgeglichener Serotoninspiegel ist für die Regulierung unserer Stimmung absolut entscheidend. Wenn du einen niedrigen Serotoninspiegel hast, bist du unglücklich und unsicher, und dieses Gefühl kann in eine klinische Depression abgleiten. Die meisten Antidepressiva zählen zu den SSRI (die Abkürzung SSRI steht für selektive Serotonin-Wiederaufnahme-Hemmer), sie wirken dadurch, dass sie den Serotoninspiegel im Gehirn erhöhen. Das geschieht, indem die SSRI verhindern, dass die Nervenzellen den Botenstoff Serotonin wieder aufnehmen. Sie blockieren die Wiederaufnahme dadurch, dass sie die Rezeptoren besetzen. Also verbleibt Serotonin im synaptischen Spalt, anstatt in die Hirnzellen zu gelangen. Hierdurch wird die Serotonin-Konzentration im Gehirn erhöht, ergo ist mehr freies Serotonin für die Signalübertragung vorhanden. Das wirkt stimmungsaufhellend.

Die gute Nachricht: Du kannst deinen Serotoninspiegel auf natürliche Weise erhöhen, indem du deinen Lebensstil veränderst und deine Ernährung umstellst. Da der größte Teil des Serotonins in unserem Darm gebildet wird, spielt ein gesundes Darmmikrobiom eine entscheidende Rolle.

Dopamin

Da ist es wieder, unser Dopamin, dieser vertrackte Botenstoff, der sowohl Lust als auch Schmerz steuert. Wir haben bereits gesehen, dass Dopamin eine wichtige Rolle bei der Regulierung von Schlaf, Appetit, Gehirnnebel und dem Gefühl der Überforderung spielt, und es beeinflusst unsere Stimmung. Es ist sowohl ein Hormon als auch ein Neurotransmitter, da es für viele Funktionen zuständig ist und im Gehirn produziert wird.

Niedrige Dopaminwerte werden mit Depressionen und insbesondere mit Freudlosigkeit in Verbindung gebracht (ich litt unter der sogenannten Anhedonie, als ich Antidepressiva nahm, wie ich bereits erwähnte), sodass sich das Leben völlig nach »ist-mir-doch-alles-scheißegal« anfühlt. Eines ist noch wichtig: Wir alle haben unterschiedliche Dopaminspiegel, die bestimmen, wie wir uns grundsätzlich fühlen. Wahrscheinlich kennst du Menschen, die von Natur aus sehr fröhlich und energiegeladen sind, oder? Sie haben wahrscheinlich einen höheren Dopamin-Grundlinienspiegel als andere Menschen, die etwas weniger aufgedreht sind und weniger von der »Kommt, lasst uns die Welt verändern«-Haltung an sich haben. Bei meinen Jungs kann ich unterschiedliche Dopaminwerte feststellen. Nummer eins hat einen ziemlich niedrigen Dopaminspiegel und ist froh, wenn er zu Hause bleiben kann und nicht viel tun muss, während Nummer drei sich für alles begeistert, immer rausgehen und spielen will.

Da Dopamin ein Schlüsselhormon für Motivation und Belohnung ist, kann es bei Störungen verschiedene Erscheinungen hervorrufen: beispielsweise ein Stimmungstief oder Symptome einer Depression wie Antriebslosigkeit, Konzentrationsschwierigkeiten, Hoffnungslosigkeit und Desinteresse an Dingen, die früher Freude bereitet haben.[27] Wir müssen sehr sorgsam mit unserem Dopaminspiegel umgehen, denn wenn wir es ständig darauf anlegen, ihn zu erhöhen, erschöpft sich unser Grundlinienspiegel und wir fühlen uns immer schlechter (mehr dazu findest du im Kapitel »Warum habe ich das Gefühl, den Verstand zu verlieren?«).

Noradrenalin (Norepinephrin)

Noradrenalin haben wir bereits kennengelernt, es handelt sich dabei im Wesentlichen um Adrenalin im Gehirn, es sorgt für Wachsamkeit, Energie und ein gut funktionierendes Gehirn. Außerdem wandelt unser Körper (über eine Zwischenstufe) Dopamin in Noradrenalin um. Wenn also unser Dopaminspiegel niedrig ist, gilt das auch für unseren Noradrenalinspiegel.

Im Tierexperiment[28] wurde gezeigt, dass eine Senkung des Noradrenalinspiegels zu einem Wiederauftreten depressiver Symptome führt. Wenn du also das Gefühl hast, morgens nicht aus dem Bett zu kommen, und völlig erschöpft bist, obwohl du gut geschlafen hast, könnte es an (d) einem niedrigen Noradrenalinwert liegen.

Oxytocin

Oxytocin ist ein fantastischer chemischer Stoff, der wegen des warmen, kuscheligen und wohligen Gefühls, das er auslöst, oft als »Kuschelhormon« bezeichnet wird. Es wird vom Hypothalamus im Gehirn produziert und steuert alles: von sexueller Erregung bis hin zu Vertrauen, romantischen Gefühlen und Bindung. Beim Kuscheln mit Lieblingsmenschen (oder auch Haustieren) erlebt man einen Oxytocinschub (ich bekomme auf jeden Fall einen, wenn ich meine Hunde nach längerer Zeit wiedersehe). Eine sehr interessante Tatsache: Oxytocin wird auch beim Orgasmus ausgeschüttet und Frauen produzieren offenbar mehr davon als Männer.

Oxytocin ist auch bekannt als »Verbindungshormon« zwischen Müttern und Babys – es wird produziert, um die Gebärmutter auf die Wehen vorzubereiten, und Frauen bekommen nach der

Geburt und auch beim Stillen einen Schub. Ich habe das bei meinem jüngsten Sohn Jude sehr deutlich gespürt, weil er der Einzige war, den ich stillen konnte. Bei ihm hatte ich die superstarken Medikamente abgesetzt, deretwegen ich die anderen Jungs nicht stillen durfte. Als ich aufhörte zu stillen (nachdem meine Milchdrüsen verstopften), spürte ich eine dramatische Verschlechterung meiner Stimmung. Ich hatte nicht mehr dieses warme Glühen in mir, ich lebte nicht mehr in dieser schönen flaumigen Babyblase. Meinem Körper fehlte definitiv das Oxytocin.

Da es ein Hormon der sozialen Bindung ist, braucht man zur Freisetzung von Oxytocin ein Gegenüber. Wenn man mit jemandem zusammen ist, der einem wirklich wichtig ist – sei es ein:e Freund:in, ein Familienmitglied, ein Kind, ein Haustier oder der Partner/die Partnerin –, wird Oxytocin ausgeschüttet. Wenn man sich schlecht fühlt, möchte man sich zurückziehen und das Zusammentreffen mit anderen vermeiden. Ich verstehe das – mir geht es jeden Monat ein paar Tage lang auch so! –, aber das ist vollkommen kontraproduktiv. Wenn man keine Sozialkontakte hat, sinkt der Oxytocinspiegel immer weiter und man rutscht in den Teufelskreis der Niedergeschlagenheit.

EIN HINWEIS ZU CORTISOL

Ich halte es für wirklich wichtig, an dieser Stelle noch einmal das Cortisol zu erwähnen. Es ist unser Stresshormon und wird in der Nebenniere gebildet. Wenn unsere Cortisolproduktion durcheinandergerät, das heißt, wenn das Cortisol zu den falschen Zeiten in die Höhe schießt oder wenn es aufgrund unseres stressigen Lebens ständig ausgeschüttet wird, kann das sehr negative Folgen für unseren Gefühlshaushalt haben. Denk daran, dass Cortisol ein großartiger Motivator ist, der aber auch Angst auslösen kann, was wiederum Depressionen und Niedergeschlagenheit verstärken kann. Wir alle treten im Leben aufs Gaspedal, wenn uns etwas stresst – Kinder, Arbeit, Ex-Männer (du weißt, was ich meine) –, doch was kannst du tun? Eine Menge, das verspreche ich dir. Im nächsten Kapitel werde ich näher darauf eingehen, wie wir unseren Cortisolspiegel regulieren können, um unsere Reaktionen auf Stress und Ärger in den Griff zu bekommen. Es ist wichtig, auch das hier nicht außen vor zu lassen, denn es hat Auswirkungen auf unsere Stimmung.

EIN HINWEIS ZU ÖSTROGEN

Erwiesenermaßen tragen Frauen ein höheres Risiko als Männer, Affektstörungen (Gemütsstörungen) zu entwickeln, und das liegt an unserem Östrogenspiegel[29], der im Laufe eines Zyklusmonats schwankt. Da in allen unseren Körperzellen auch Östrogenrezeptoren sitzen, kann ein schwankender Hormonspiegel schnell zu Stimmungsschwankungen, Angstzuständen, Traurigkeit und Vertrauensverlust führen. Wie sich der Östrogenspiegel während des Menstruationszyklus (sowie in der Perimenopause und den Wechseljahren) verändert, werde ich im Kapitel »Was ist mit meinem Hormonhaushalt los?« behandeln.

DAS ZUSAMMENWIRKEN UND DER EINFLUSS AUF DIE STIMMUNG

Selbst wenn alle diese Hormone nur geringfügig aus dem Gleichgewicht geraten, können sie tiefgreifende Auswirkungen auf unsere Stimmung haben. Denn sie alle spielen in einem superkomplizierten System zusammen und beeinflussen sich gegenseitig. Ein positives Beispiel bildet die Wirkung von Oxytocin: Wenn es ausgeschüttet wird und du dich behaglich und geborgen fühlst, sinkt auch dein Cortisolspiegel.

Ein Beispiel: Du gehst mit deinen besten Freundinnen aus und amüsierst dich prächtig. Vielleicht hattest du an diesem Tag viel Stress im Job, aber das spielt plötzlich gar keine Rolle mehr, denn das Oxytocin hat seine Arbeit getan und das Stresshormon abgedämpft. Fabelhaft, oder?

Wenn du dich schlecht fühlst, liegt das auch daran, dass sich viele Hormone gegenseitig reduzieren. Bei einer klinischen Depression sind drei wichtige Hormonsysteme verändert. Die Betroffenen haben dann weniger:

1. Noradrenalin – was die Energie beeinflusst
2. Serotonin – was Gefühle von Schuld, Trauer und Scham auslöst
3. Dopamin – was den Antrieb dämpft

Zudem haben Menschen mit Depressionen für gewöhnlich eine erhöhte Menge Cortisol in ihrem Blutkreislauf, wodurch sie sich ängstlich und gestresst fühlen.

Auch wenn du keine klinische Depression hast, kann bei dir ein Mangel an bestimmten Hormonen wie Dopamin vorliegen. In diesem Fall bist du weniger motiviert und fühlst dich eher wie »mir-ist-eh-alles-scheißegal«, was bedeutet, dass dein Gehirn nicht genug Noradrenalin produziert, um dich mit Energie zu versorgen. Das führt dazu, dass du weniger Lust hast, auszugehen und Kontakte zu knüpfen, was wiederum darin resultiert, dass dir Oxytocin fehlt. So entsteht ein Teufelskreis, und am Ende fühlst du dich noch mieser!

Aber bevor du gleich zu Antidepressiva greifst, um deine Stimmung aufzuhellen, lass uns mal schauen, was du selbst tun kannst, um dir zu helfen. Manchmal können Niedergeschlagenheit und hormonelle Störungen durch Dinge wie den Verlust des Arbeitsplatzes, die Pandemie oder sogar Schlafmangel ausgelöst werden, weshalb ich dir auch das Kapitel »Warum kann ich nicht schlafen?« zur Lektüre empfehle. Vielleicht empfindest du aber auch einfach nur Überdruss und bist vom Leben desillusioniert! Was auch immer der Grund sein mag, wir können das Übel an der Wurzel packen und unsere Hormone austricksen, um unser Leben zu verbessern.

DIE URSACHEN VON NIEDERGESCHLAGENHEIT

Ursache Nummer eins – Entzündungen!

Eine Tatsache, die uns alle aufhorchen lassen sollte: Chronische Entzündungen sind die Hauptursache der meisten Krankheiten, das gilt auch für Depressionen.[30] Dafür gibt es immer mehr wissenschaftliche Belege, nicht zuletzt das fantastische Buch *Die entzündete Seele* des Neurowissenschaftlers Edward Bullmore, worin er auf brillante Weise den Zusammenhang zwischen unserem Immunsystem und unserer psychischen Gesundheit untersucht.

Zuerst müssen wir uns wieder darauf besinnen, dass eine Entzündung im richtigen Kontext etwas GUTES ist. Kurzfristige Entzündungen sind lebenswichtig und notwendig, insbesondere wenn sie im Rahmen des Heilungsprozesses auftreten. Bei einer Erkältung, einer Verletzung oder einer Infektion kommt es zu einer Entzündung, weil das Immunsystem des Körpers in Aktion tritt und versucht, sich selbst zu heilen. Es bildet auch eine wichtige Barriere, mit der sich unser Körper vor fremden Eindringlingen wie Viren und Bakterien schützt. Wir sollten Entzündungen also nicht in Bausch und Bogen verdammen – ohne sie würden wir sterben!

Eine Entzündung wird jedoch dann zum Problem, wenn sie chronisch wird, das heißt, wenn sie lang andauert und überhandnimmt. Es gibt viele Faktoren, die überstarke Entzündungen hervorrufen können, die Bandbreite reicht von Stress über Bewegungsmangel, Übergewicht und Schlafmangel bis hin zu Lebensmitteln.[31] Nahrungsmittel, die Entzündungen im Körper auslösen können, habe ich bereits im Kapitel »Warum muss ich andauernd essen?« beschrieben. Zu erfahren, dass Entzündungen auch einen großen Einfluss auf unsere Stimmung haben und hier das Risiko für eine Depression besteht, wird dich sicherlich nicht überraschen. Dies ist vor allem auf das Vorhandensein von Zytokinen zurückzuführen.

Was sind Zytokine?

Zytokine sind Peptide (kleine Proteine), die von unseren Zellen produziert werden und verschiedene Entzündungsreaktionen unseres Immunsystems steuern. So weit alles in Ordnung, insbesondere wenn es um Entzündungen durch eine Krankheit oder Verletzung geht. Bei einer chronischen Entzündung haben wir jedoch zu viele Zytokine im Körper – und diese hemmen die Freisetzung unserer stimmungsregulierenden Hormone Serotonin, Dopamin und Noradrenalin. Sie können sogar die Menge des Serotonins begrenzen, die in unserem Darm gebildet wird. Echt übel!

Siehst du, worauf ich hinauswill? In der passenden Situation sind Zytokine lebenswichtig, aber wenn sie Entzündungen in unserem Gehirn und im Körper hochfahren, wirken sich die Zytokine schädlich auf unsere Wohlfühlhormone aus.

(Der Zusammenhang zwischen Zytokinen und Covid ist ebenfalls interessant. Eine Virusinfektion wie Covid löst im Körper eine massive Entzündungsreaktion aus, bei der Zytokine die Krankheit bekämpfen. Heute geht man davon aus, dass Menschen, die über längere Zeit unter Covid-Symptomen leiden, mit zu vielen übrig gebliebenen Zytokinen zu kämpfen haben, die weiterhin im Immunsystem aktiv sind, obwohl sie nicht mehr gebraucht werden.[32])

Entzündungsauslöser Nr. 1 – Die Ernährung

Wenn du das Kapitel »Warum muss ich andauernd essen?« noch nicht gelesen hast, lege ich dir ans Herz, das jetzt nachzuholen. Denn darin geht es um entzündungsfördernd wirkende Lebensmittel. Die schlimmsten Übeltäter sind:

- pflanzliche Öle (Sonnenblumenöl, Rapsöl usw.)
- Emulgatoren
- raffinierter Zucker (Obst und Honig sind in Ordnung, da sie Enzyme enthalten, die ihren Zucker auf unterschiedliche Weise verstoffwechseln)

Die genannten Stoffe sind reichlich in allen hochverarbeiteten Lebensmitteln enthalten, die wir im Rahmen unserer normalen, miserablen westlichen Ernährung konsumieren. Sie verursachen einen Teufelskreis aus Entzündungen und suchtgesteuertem Essverhalten. Wenn man einmal in der Negativspirale dieser hormonell bedingten Heißhungerattacken gefangen ist, ist es schwer, sich wieder daraus zu befreien. Ich habe das selbst erlebt – und manchmal geht es mir heute noch so. Wenn ich beispielsweise etwas vom China-Imbiss gegessen habe, das in Pflanzenöl gebraten wurde, fühle mich hinterher deprimiert und niedergeschlagen. Derartige Auswirkungen kennen auch meine Follower auf Instagram. So habe ich beispielsweise diesen Kommentar von einer Followerin namens Bev erhalten: »Essen ist mein Trostpflaster. Wenn ich deprimiert bin, esse ich Zucker, um klarzukommen. Ich versuche wirklich, diese Abhängigkeit zu überwinden.«

Sich auf eine fett- und kalorienarme Ernährung zu beschränken, kann die Stimmung auch nicht heben, denn der Körper braucht gute Fette, um Glückshormone zu produzieren. Deshalb ist eine fettarme Ernährung sehr schädlich für unsere seelisch-geistige Gesundheit. Später in diesem Kapitel stelle ich dir stimmungsaufhellend wirksame Lebensmittel und Nahrungsergänzungsmittel vor, die wir stattdessen in unsere Ernährung einbauen sollten.

Entzündungsursache Nr. 2 – Der Stress

Es gibt einen eindeutigen Zusammenhang zwischen Stress und Depressionen oder Niedergeschlagenheit, und der ist auf Cortisol zurückzuführen. Zu viel Cortisol in unserem Körper stört die Serotoninproduktion und versetzt uns in einen ständigen »Kampf oder Flucht«-Anspannungsmodus, der depressive Verstimmungen begünstigt.

Wir alle können ein gewisses Maß an Stress in unserem Leben bewältigen, aber es ist erwiesen, dass ständiger Stress das Risiko für eine Depression vergrößert. Bei einem Durchschnittsmenschen erhöhen etwa vier bis fünf schwere Stresssituationen im Leben – beispielsweise ein Todesfall, der Verlust des Arbeitsplatzes, das Scheitern einer Beziehung usw. – die Wahrscheinlichkeit, an einer Depression zu erkranken, weil die Signalübertragung der Zellen gestört ist. Der arme Körper schüttet unablässig Cortisol aus, weil er ständig Gefahren und Bedrohungen wittert.

Natürlich gelingt es kaum jemandem, ein völlig stressfreies Leben im Wald zu führen. Wir können unseren Job nicht kündigen, »nur« weil er stressig ist – schließlich leben wir alle in der realen Welt, müssen Geld verdienen und mit Situationen zurechtkommen, die nicht perfekt sind. Aber du kannst Grenzen setzen, hilfreiche Regeln einführen und wichtige Stressfaktoren aus deinem Leben entfernen, bevor du allmählich ausbrennst.

Entzündungsursache Nr. 3 – schlechter Schlaf

Wie ich direkt am Anfang dieses Buches erwähnt habe, bildet guter Schlaf die Grundlage für unser allgemeines Wohlbefinden. Wenn man nicht ausreichend oder *erholsam* genug schläft, fühlt man sich scheußlich, und das löst eine Art Kettenreaktion auf so ziemlich allen Ebenen aus – auch in Form von Frust und Depressionen.

Forscher der Harvard University haben gezeigt, dass Menschen, die schlecht schlafen, Zytokine und andere Entzündungszeichen aufweisen.[33] Schlafmangel kann sich also negativ auf die psychische Gesundheit auswirken. Ich gebe dir später ein paar Anregungen, wie du die Qualität deines Schlafs verbessern kannst. Um jedoch einen tieferen Einblick zu gewinnen, solltest du das Kapitel »Warum kann ich nicht schlafen?« lesen.

GENE UND NATÜRLICHES LICHT

Schon lange ist bekannt, dass ein Mangel an Sonnenlicht, vor allem in den Wintermonaten, Niedergeschlagenheit und Lethargie heraufbeschwören kann. Der Grund: Der natürliche 24-Stunden-Rhythmus unserer Zellen gerät aus dem Gleichgewicht, wie du aus dem Kapitel über Schlaf weißt (keine Angst, das ist kein Test für dich!). Die schlechteren Lichtverhältnisse im Winter bringen unsere innere Uhr und die Serotoninproduktion durcheinander, sodass wir uns müder und bedrückter fühlen als sonst. Wenn sich deine Stimmung in den Wintermonaten deutlich verschlechtert, leidest du möglicherweise an einer saisonal abhängigen Depression (SAD, *seasonal affective disorder*).[34] Aber Lichtmangel kann sich zu jeder Jahreszeit auf deine Stimmung niederschlagen – vor allem, wenn du nicht genug natürliches Licht von draußen abbekommst. Licht und Cholesterin in der Haut ermöglichen es dem L-Tryptophan, der Vorstufe des Serotonins, die Blut-Hirn-Schranke vom Darm aus zu überwinden, wo es in Serotonin umgewandelt wird, sodass dieses Glückshormon auch wirksam werden kann.

Leider sind manche Menschen anfälliger für Stimmungstiefs als andere. Wissenschaftler haben ein bestimmtes Gen namens

5-HTTLPR (auf Englisch ein netter Zungenbrecher, stimmt's?) identifiziert, das ein Marker für einen niedrigeren Serotoninspiegel im Gehirn ist. Das heißt, wenn du dieses Gen hast, bist du aufgrund deiner chemischen Prädisposition anfälliger für Depressionen und brauchst vielleicht nur ein oder zwei Stressphasen, um in eine Depression abzugleiten. Solltest du diesen Marker haben, können Antidepressiva dir wirklich helfen, deinen Serotoninspiegel wieder ins Gleichgewicht zu bringen.

WIE DU MIT EINEM TRICK DEINE STIMMUNG POSITIV BEEINFLUSSEN KANNST

Wenn man gerade in einem Stimmungstief steckt, erscheint es einem manchmal unmöglich, sich an den eigenen Haaren aus diesem Sumpf zu ziehen. Man ist in einem Teufelskreis gefangen, und auch wenn man keine klinische Depression hat (und auch hier gilt: Sprich mit deinem Hausarzt oder Facharzt, wenn du glaubst, dass dies bei dir der Fall sein könnte), nützt es nichts, wenn einem jemand rät: »Geh doch mal joggen.« Manchmal hat man eben das Gefühl: »Ich komme einfach nicht aus dem verdammten Bett, lieber sterb ich, als joggen zu gehen.«

Die Strategie besteht letztendlich darin, kleine Schritte zu machen, einen nach dem anderen. Ich schlage dir vor, ein paar einfache, leicht umsetzbare Protokolle zu führen, die du auf verschiedene Bereiche deines Lebens anwenden kannst: erstens, was du isst und welche Nahrungsergänzungsmittel du einnimmst, zweitens, was du daheim tun kannst, und drittens, was du außerhalb deines Zuhauses tun kannst. Wie bei allen Biohacking-Tipps gilt: Probiere ein paar aus, dokumentiere sie für dich und schau, was bei dir am besten funktioniert – schon eine kleine positive Veränderung wird dir guttun!

Reparieren und wiederherstellen durch Ernährung

Das Wichtigste zuerst: Verbanne möglichst viele entzündungsfördernde Nahrungsmittel von deinem Speisezettel. Das mag dir am Anfang schwierig erscheinen, doch wie ich schon erklärt habe, brauchst du dir keine »lebenslänglichen« Ziele zu setzen und dir nicht vorzunehmen: »Ich esse nie wieder Chips« – es ist erst mal nur für kurze Zeit. Du denkst vielleicht, du musst auf alle »Leckerbissen« wie Kekse, Chips und Schokolade verzichten. Ich versichere dir, das sind nicht wirklich Leckerbissen, sondern vielmehr Nahrungsmittel, mit denen du dich auf lange Sicht nur schlechter fühlen wirst. Im Internet (z. B. auf der Seite der DGE, der Deutschen Gesellschaft für Ernährung) findest du Informationen und Pläne für die Paläo-Diät, die dir den Einstieg in diese »steinzeitliche« Ernährungsweise erleichtern – bei mir hat das gut funktioniert.

Bring Würze in dein Leben

Es gibt eine Vielzahl von Kräutern und Gewürzen, die du Speisen und Getränken hinzufügen kannst, um Entzündungen in deinem Körper zu reduzieren. Dazu gehören:

- Ingwer
- Kurkuma
- Zimt
- Petersilie
- Knoblauch
- Cayennepfeffer
- schwarzer Pfeffer

Kürzlich habe ich erfahren, dass man die Bioverfügbarkeit von Kurkuma durch die Zugabe von schwarzem Pfeffer erhöhen kann! Er wirkt als Hilfsstoff (Adjuvans) und verstärkt die Wirkung des Kurkumas – ein erstaunlich einfacher »Zugewinn«.

Ich verwende diese Kräuter und Gewürze immer dann, wenn ich mich nicht so gut fühle (meistens, wenn ich fällig bin). Manchmal mache ich mir sogar meinen eigenen »Mood-Shot«: Ich vermische ein Stück gehackten Ingwer mit Zitronensaft und etwas Wasser (etwa so viel wie ein Shot), und trinke das auf Ex. Das dämpft wirklich den Heißhunger auf Kohlenhydrate, der durch Dopaminmangel entsteht.

Fettsäuren fürs Gehirn

Wir brauchen gute Fette, weil sie uns die wesentlichen »Bausteine« für Gehirn, Zellen, Nervenzellen und Hormone liefern – und das ist etwas ganz anderes als das Bauchfett um unsere Mitte, falls du die Botschaft dieses Buches noch nicht verinnerlicht hast! Du weißt ja, dass ich gerne davon anfange, warum Fett uns guttut.

Die positiven Auswirkungen des Verzehrs gesunder Fette werden von der Wissenschaft zu 100 Prozent unterstützt. Studien belegen, dass Nahrungsmittel mit einem hohen Gehalt an Omega-3-Fettsäuren das Risiko von Depressionen senken,[35] und einige Kulturen haben diese auch in ihre traditionelle Ernährung eingebaut. Die Skandinavier, die in den Wintermonaten nur sehr wenig Sonnenlicht abbekommen, haben (fetten) Fisch ganz oben auf ihren Speisezettel gesetzt. Dadurch erhöhen sie ihre Omega-3-Aufnahme enorm, sodass saisonale, durch Lichtmangel hervorgerufene Depressionen abgeschwächt werden. Dazu haben sie sich aber nicht erst neuerdings aufgrund wissenschaftlicher Erkenntnisse entschlossen, vielmehr haben sie diese Ernährungsweise über die Jahrtausende natürlich entwickelt, um die dunklen Wintermonate zu überstehen und ihre Glückshormonwerte auf natürliche Weise zu steigern.

Lebensmittel, die besonders reich an Omega-3-Fettsäuren sind:

- Makrele
- Lachs
- Hering
- Austern
- Sardinen
- Kaviar
- Leinund Chiasamen
- Walnüsse

Lies auch das Kapitel »Warum muss ich andauernd essen?«, darin findest du weitere Lebensmittel zur Unterstützung deiner Glückshormonproduktion.

Die Stärkung der Darmbakterien

Ein gesundes Darmmikrobiom sorgt für einen hohen Serotoninspiegel – und damit für bessere Laune. Das ist eine Tatsache. Immer mehr Forschungsergebnisse belegen, wie wichtig die Darm-Hirn-Achse für alle Aspekte unseres Wohlbefindens ist, und ich glaube, wir stehen erst am Anfang der Forschung, die aufzeigt, wie stark uns die Verbindung zwischen Darm und Gehirn beeinflusst. Eine interessante Studie am Menschen hat gezeigt, dass die Einnahme probiotischer Bakterienpräparate über einen Zeitraum von nur einem Monat bereits zu einer Verringerung von Angstzuständen und Depressionen führte.

Deshalb ergänze ich meine Ernährung mit so vielen fermentierten Lebensmitteln wie möglich. Du weißt wahrscheinlich inzwischen, dass mein Lieblingsgetränk Kombucha ist – davon kann ich einfach nicht genug kriegen! Andere fermentierte Lebensmittel sind Kimchi, Kefir, Sauerkraut und bestimmte Arten von zuckerfreiem Joghurt mit Lebendkulturen – probier's aus und finde heraus, was dir am besten tut und schmeckt.

Meine persönliche Hitliste der fünf besten Nahrungsergänzungsmittel zur Stimmungsaufhellung

Wie ich bereits erwähnt habe, bieten Nahrungsergänzungsmittel keine Einheitslösung für uns alle. Jeder Mensch reagiert unterschiedlich auf ein und dieselbe Substanz – manche finden, dass ein bestimmtes Präparat keine Wirkung zeigt, andere wiederum stellen eine Veränderung fest – also ist Ausprobieren die beste Methode. Nimm immer nur ein Mittel auf einmal ein, dann kannst du am besten sehen, ob es eine positive Wirkung hat oder nicht.

EPA

Meine Nummer eins unter den Nahrungsergänzungsmitteln gegen Verstimmungen. EPA steht für Eicosapentaensäure, sie ist eine der Omega-3-Fettsäuren. Unser Körper braucht EPA, um optimal zu funktionieren, aber sie hat sich auch als äußerst hilfreich bei der Behandlung von Stimmungstiefs erwiesen.

EPA wirkt nicht nur entzündungshemmend, sondern kann auch die Blut-Hirn-Schranke überwinden und gelangt so direkt ins Gehirn. Studien haben gezeigt, dass eine erhöhte Zufuhr der Fettsäure EPA die gleiche Wirkung haben kann wie Antidepressiva. Die empfohlene Dosis liegt bei 2000 bis 4000 mg pro Tag.

Kreatin

Kreatin ist eine körpereigene Chemikalie und unter Sportler:innen bereits beliebt als Ergänzungsmittel zum Aufbau von Muskelmasse. Keine Sorge – es ist auch gut gegen depressive Verstimmungen und man wird nicht zunehmen, solange man es nicht mit Steroiden kombiniert (wovon ich ohnehin *dringend* abrate!) und im Fitnessstudio Gewichte stemmt.

Kreatin ist ein hervorragendes Mittel, um den Antrieb und die Motivation zu steigern, und eine Studie von 2019 hat gezeigt, dass es auch antidepressive Eigenschaften besitzt.[36]

Es wirkt, indem es das Kreatinphosphat im Gehirn bei der Produktion von ATP (Adenosintriphosphat, siehe Seite 143) – »Treibstoff« unserer Zellen – unterstützt. Die Tagesdosis liegt zwischen 1 und 5 g.

Ginseng

Sicher hast du schon einmal von Ginseng gehört, warst aber vielleicht etwas irritiert von den vielen verschiedenen Arten. So gibt es zum Beispiel den koreanischen roten Ginseng, den amerikanischen Ginseng, den japanischen Ginseng – die Liste ist schier endlos. (Ashwagandha wird manchmal als »indischer Ginseng« bezeichnet, gehört tatsächlich aber zur Familie der Nachtschattengewächse.) Grundsätzlich handelt es sich bei allen Ginseng-Arten um Vertreter der Gattung Panax, einer krautigen Pflanze, deren Wurzel seit Jahrtausenden in vielen Regionen auf der Welt als potentes Heilmittel eingesetzt wird.

Zahlreiche Studien belegen, dass Ginseng die Produktion von Glückshormonen anregt, also stresslindernd ist, und wegen seiner antibakteriellen und antiviralen Eigenschaften auch entzündungshemmend wirkt. Zudem hilft er gegen Müdigkeit. Eine durchschnittliche Tagesdosis liegt bei 200 bis 400 mg.

Rosenwurz (Rhodiola rosea)

Ein weiteres pflanzliches Adaptogen (das heißt, es wirkt regulierend und hilft uns bei der Stressbewältigung), das weltweit zur Bekämpfung von Stimmungsschwankungen eingesetzt wird. Es hat eine gute Wirkung bei stressbedingter Müdigkeit und Depressionen, da es den Serotonin- und Dopaminspiegel im Gehirn positiv beeinflusst. Du kannst täglich ein- oder zweimal 200 mg einnehmen.

Juckbohne (Mucuna pruriens)

Diese tropische Schlingpflanze bildet Hülsen mit bis zu sieben Samen aus, sie ist seit Jahrtausenden für ihre »magische« Wirkung auf die Gehirngesundheit bekannt. Heute weiß man, dass sie eine gute Quelle für L-Dopa ist, eine Vorstufe von Dopamin. Eine Tagesdosis liegt zwischen 100 und 150 mg.

VIER STIMMUNGSAUFHELLER FÜR ZU HAUSE

Bäder für die Balance

Seit Jahren werden Bäder mit Bittersalzen als ausgezeichnete Mittel gegen Ängste, Schmerzen und Leiden angepriesen, und heute wissen wir, dass sie sich auch positiv auf die Stimmung auswirken. Bittersalz hat nichts mit Speisesalz zu tun – es ist Magnesiumsulfat und gehört zu den Supermineralien, die unser Körper braucht, aber oft nicht in ausreichender Menge bekommt. Magnesium ist wichtig für die Regulierung des Stresshormons Cortisol und erhöht den Spiegel des beruhigenden Neurotransmitters GABA (siehe Seite 32f.).

Wenn ich mich nicht gut fühle, kombiniere ich ein Magnesiumbad mit einem Saunagang und einer kalten Dusche. Das hebt meine Stimmung, wenn ich mich nicht zum Laufen aufraffen kann, und es ist einfach umzusetzen, wenn der Gedanke an körperliche Bewegung zu viel ist.

Lichttherapie

Meine Empfehlung, morgens regelmäßig ein paar Minuten Sonne zu tanken, kennst du ja schon! Natürliches Sonnenlicht hilft bei so vielen Problemen, nicht zuletzt bei Niedergeschlagenheit, denn unser Körper wandelt Licht in Vitamin (Hormon!) D um und regt die Mitochondrien, die kleinen »Energiekraftwerke« in unseren Zellen, an, uns Energie zu liefern.

Allerdings können wir das Wetter in unseren schönen Heimatländern kaum beeinflussen, und wenn es bewölkt, bedeckt oder gar dunkel ist, bekommen wir nicht genug natürliches Licht. Hier kann eine Rotlichtlampe Abhilfe schaffen – diese Geräte ahmen die Infrarot- und Nahinfrarotstrahlen der Sonne nach (im Gegensatz zu unseren Handydisplays, die schlafstörendes blaues Licht abstrahlen). Inzwischen gibt es sogar Rotlichtlampen in den verschiedensten Größen zu kaufen, die man zu Hause jeden Tag ein paar Minuten lang auf sich wirken lassen kann. Sie helfen nicht nur gegen jahreszeitlich bedingte Stimmungstiefs, sondern auch bei Wundheilung, Hautproblemen und Schichtarbeit. Schon eine einzige Lichttherapiesitzung hilft nachweislich, depressive Symptome zu lindern.[37]

Musik

Musik eignet sich hervorragend dazu, unsere Stimmung zu heben und Ängste zu mindern, denn rhythmische Musik regt nachweislich die Ausschüttung von Dopamin an. Das erklärt, warum ich beim Laufen so gerne schweißtreibende 1990er-Jahre-House-Musik höre.

Ich kann dir keine bestimmte Art von Musik zum Aufhellen deiner Stimmung empfehlen, weil das sehr persönlich und Geschmackssache ist. So findet eine Person einen Song vielleicht ganz wundervoll, während eine andere ihn nicht ausstehen kann, vielleicht weil sie damit ein unschönes Erlebnis verbindet, etwa eine Trennung. Erwiesen ist jedoch, dass als aufbauend empfundene Musik eine erstaunliche Wirkung auf die Hormonproduktion hat. Es macht also Sinn, wenn du dir eine Playlist zusammenstellst, die du liebst und hören möchtest, wenn du Auftrieb und einen »Wohlfühlschub« brauchst.

Atemarbeit

Ich habe bereits erwähnt, dass tiefes Atmen ein superschneller, superwichtiger Hormon-Trick ist, und es funktioniert auch gut, um eine gedrückte Stimmung aufzuhellen. Tiefes Atmen aktiviert unser parasympathisches Nervensystem, das entspannendes Serotonin freisetzt. Es ist so einfach zu lernen, aber ich würde dir empfehlen, mit geführten Atemübungen wie bei der Integrativen Atemtherapie oder mit einer App zu beginnen, wenn das für dich Neuland ist.

Als es mir vor Kurzem sehr schlecht ging, habe ich drei Runden Wim-Hof-Atmung (siehe Seite 64) mit der App gemacht. Als ich danach die Treppe hinunterlief, fühlte ich mich wie neugeboren. Ich konnte dabei das Serotonin in meinem Körper förmlich spüren.

FÜNF STIMMUNGSAUFHELLER FÜR DRAUSSEN

Raus in die »echte« Natur …

Inzwischen ist bekannt, dass die Kraft der Natur bei depressiven Verstimmungen sehr heilsam sein kann. In einigen Teilen Großbritanniens werden Hausärzte jetzt angewiesen, Patienten mit Symptomen einer Depression ein »grünes Sozialrezept« auszustellen, anstatt ihnen sofort Antidepressiva zu verschreiben. Dabei geht es darum, die Menschen zur Bewegung in der Natur anzuregen, wie etwa Spazierengehen, Gymnastik, Gartenarbeit und andere Aktivitäten im Freien, die entspannend und beruhigend wirkende Hormone wie Serotonin freisetzen.

Das bedeutet nicht, dass du von üppigen Feldern umgeben sein musst, um die Natur zu genießen – ich weiß, dass die meisten von uns die Gelegenheit dazu nicht haben. Natürlich ist es schön, sich inmitten von Schafen und Bäumen zu entspannen (und ich lerne gerade, meine ländlichere Gegend im Norden zu lieben), aber Bürgersteig oder Stadtpark können genauso wohltuend sein, wenn du dort von Bäumen und Pflanzen umgeben bist.

... und die Kraft der menschlichen Natur wirken lassen

Um dich besser zu fühlen, wird es vielleicht nicht ausreichen, wenn du einfach einen Baum umarmst. Denn wir wissen, dass das Kuschelhormon Oxytocin durch den direkten Austausch mit anderen Menschen aktiviert wird. Allerdings steckt man in einem Dilemma, wenn man sich wirklich schlecht fühlt, denn die natürliche Reaktion besteht im Rückzug, wenn man niedergeschlagen ist. Man will keine Textnachrichten beantworten, nicht ausgehen, sich nicht mit Freunden oder der Familie treffen. Ich weiß das, weil ich es auch schon erlebt habe! Aber ich weiß auch, dass das die Situation – auch aus hormoneller Sicht – nur verschlimmert.

Wir brauchen soziale Kontakte, um uns wohlzufühlen – das haben wir alle während der Pandemie erfahren, als wir uns isolieren mussten. Dabei brauchst du gar nicht mal übertrieben gesellig zu sein. Um dich aufzuheitern, reicht es schon, wenn du kleine Begegnungen mit anderen Menschen hast. Ein Beispiel: Kürzlich war ich joggen – und schon ziemlich am Abschlaffen. Als ich an einer Kirche vorüberkam, stand draußen ein junger Mann, der offensichtlich demnächst vor dem Traualtar stehen würde, denn er trug einen sehr feinen Anzug mit Blumenschmuck am Revers. Als ich an ihm vorbeilief, zeigte ich ihm die Daumen nach oben, und sein angespanntes Gesicht leuchtete förmlich auf!

In diesem kurzen Moment echter Verbundenheit bekam ich eine Gänsehaut und ein warmes Gefühl stieg in mir hoch, das mich dazu motivierte, meinen Lauf fortzusetzen. Die menschliche Natur ist an sich so freundlich und liebenswert, und wenn man sich auf andere Menschen einlässt, unterstützt das die Glückshormone ganz wunderbar. Tu also dein Bestes, um deine sozialen Kontakte zu stärken.

Möglichst viel Bewegung

Bewegung und körperliche Aktivität sind SO gut, um ein Stimmungstief zu überwinden – sie regen die Produktion von Endorphinen an, die ebenfalls zu den Glückshormonen gehören, und die Produktion von Tryptophan, das unser Körper zur Serotoninbildung benötigt. Bereits 60 bis 180 Minuten Ausdauersport *pro Woche* reichen aus, um den Sauerstoffgehalt im Gehirn zu erhöhen und Gehirnfunktionen zu aktivieren, die unsere Stimmung heben. Studien zeigen auch, dass Menschen, die sich mehr bewegen, ein geringeres Risiko haben, an Depressionen zu erkranken[38].

ABER: Ich verstehe, dass »Treibe Sport« leichter gesagt als getan ist. Wenn du Probleme mit einem niedrigen Noradrenalin- und Dopaminspiegel hast, ist Sport vielleicht noch nicht das Richtige für dich, und glaub mir, das ist völlig in Ordnung. Versuche in diesem Fall, eines der Programme durchzuziehen, die ich in diesem Buch erwähnt habe, und fange mit dem Training an. Es muss wirklich nicht sehr anstrengend sein. Schon ein Spaziergang bergauf mit Musik (ich liebe Disco-Songs aus den 1970er- und 1980er-Jahren für einen Hauch von Nostalgie) hilft dir, dich besser zu fühlen.

Grenzen setzen, um Stress abzubauen

Wie wir gesehen haben, spielt eine Dysbalance des Cortisolspiegels eine wichtige Rolle bei Niedergeschlagenheit. Wenn unser Leben zu stressig ist, produziert unser Körper gerade dann zu viel Cortisol, wenn wir es nicht brauchen können. Das wiederum stört die Produktion von Oxytocin und Serotonin. Cortisol wird bei Stress freigesetzt, und wie ich bereits sagte, können wir nicht jeder schwierigen Situation aus dem Weg gehen, aber wir können GRENZEN setzen, um die Auswirkungen von Stress abzumildern.

Schau dir also mal genau an, was dich krank macht, und setze gesundheitsfördernde Grenzen: Stressen dich die abendlichen E-Mails deines Chefs? Treibt dich eine bestimmte WhatsApp-Gruppe in den Wahnsinn? Musst du jeden Abend nach Hause rasen, um das Abendessen vorzubereiten? Lass dir was einfallen, um die größten Stressfaktoren aus deinem Leben zu entfernen und deinen Cortisolspiegel zu senken – sei es, indem du WhatsApp-Chats archivierst oder bestimmte Nummern auf deinem Handy blockierst oder die Zubereitung des Abendessens ein paarmal pro Woche einer anderen Person in deinem Haushalt überträgst, falls das möglich ist. Was immer du tun kannst, um dir zu helfen, mach es.

Sich sinnvolle Ziele setzen

Ich möchte hier nicht auch noch einen dieser langweiligen »Du kannst alles erreichen, was du willst!«-Instagram-Posts abliefern. Aber es kann deine Stimmung wirklich aufhellen, wenn du dir erreichbare Ziele setzt, die dich motivieren, neue, positive Gewohnheiten beizubehalten. Eines der größten Probleme bei gedrückter Stimmung: Sie geht oft mit einem niedrigen Selbstwertgefühl einher. Man fühlt sich miserabel, hat keine Energie, etwas zu ändern, fühlt sich wie ein:e Versager:in, und so dreht sich die Negativspirale immer weiter zu.

Du kannst diesen Kreislauf durchbrechen, indem du einige der Programme durchführst und Tipps ausprobierst, die ich in diesem Kapitel erwähnt habe, aber schneide sie auf dich persönlich zu. Du kannst dir alles vornehmen, egal, wie klein dein Ziel erscheinen mag. Große, irrwitzig ehrgeizige Aussagen wie »Ich werde jeden Tag superpositiv drauf sein« sind blödsinnig, weil du dich damit selbst zum Scheitern verurteilst (NIEMAND fühlt sich jeden Tag so!).

Vor einigen Jahren, als ich noch übergewichtig war und gerade erst mit dem Laufen angefangen hatte, war mein bedeutungsvolles persönliches Ziel, einen herkömmlichen normalen Bürojob zu finden. Damals lebte ich in London und ich erinnere mich, dass ich die Wolkenkratzer des Bürogebäudekomplexes Canary Wharf in den Docklands betrachtete und mir dachte: »Eines Tages werde ich dort in einem Büro arbeiten.« Das mag heute lächerlich klingen, aber es reichte, um mich dort um die Ecke zum Joggen zu bewegen. Am Ende bin ich den London-Marathon gelaufen, aber in Canary Wharf habe ich nicht gearbeitet – meine Karriere hat sich ja bekanntlich sehr stark in Richtung Biohacking entwickelt. Aber das macht nichts – damals war dieser Bürojob genau das Ziel, das ich brauchte, um mich zu inspirieren und mich (allmählich!) aus meinem geringen Selbstwertgefühl herauszuziehen.

Nimm dir also Zeit und überleg dir ein Ziel, das dir im Moment erstrebenswert erscheint. Schreib es hier auf und nutze es als deine persönliche Antriebskraft.

____

____

____

____

____

____

____

____

DR. E. – GESPRÄCHE MIT ÄRZTEN UND ÄRZTINNEN ÜBER SEELISCHE VERSTIMMUNGEN UND DEPRESSIONEN

Zwar durchlebt jeder Mensch emotionale Höhen und Tiefen, doch wenn du unter anhaltenden Stimmungstiefs, Angstzuständen und Depressionen leidest, solltest du dagegen angehen. Nach meiner klinischen Erfahrung können sich Niedergeschlagenheit und Depressionen schnell verschlimmern und in eine Negativspirale führen, weshalb eine frühzeitige Erkennung, Sensibilisierung und Intervention überaus wichtig sind. Wie Davinia rät, kann die Suche nach menschlicher Nähe, sich eine Auszeit mit seinen Lieben zu nehmen, dir dabei helfen, die Hormone freizusetzen, die dir das Gefühl von Sicherheit zurückgeben. Wenn du dich jedoch trotz Sozialkontakten und den von Davinia empfohlenen Interventionen immer noch niedergeschlagen und unmotiviert fühlst, wenn du unter Angstzuständen, ständigem Grübeln oder Schlafmangel leidest und vor allem wenn du dich über längere Zeit hilflos fühlst und keine Hoffnung mehr für die Zukunft hast, dann solltest du dir so schnell wie möglich professionelle Unterstützung suchen.

Es kann für dich hilfreich sein, dir immer wieder ins Bewusstsein zu rufen, dass Depressionen ein vorübergehender Zustand sind, auch wenn es sich so anfühlt, als wollten sie nie wieder von dir weichen. Es gibt immer Licht am Ende des Tunnels, auch wenn du es noch nicht sehen kannst.

Betrachte dir deine Bewältigungsstrategien für Stress und Belastung mal ganz genau und überlege, ob sie wirklich hilfreich sind. Viel zu oft entwickeln wir ungewollt kontraproduktive Gewohnheiten, um mit einer Situation fertigzuwerden, wie zum Beispiel mehr Alkohol zu trinken oder Junk Food zu essen. Doch dadurch werden Depression oder Angstzustände nur verstärkt.

Einige äußere Faktoren wirken sich negativ auf unser emotionales Wohlbefinden aus, etwa ständig online erreichbar zu sein. Tonsignale zur Benachrichtigung über WhatsApp-, E-Mail- und SMS-Eingänge werden vom Körper als Alarm wahrgenommen. Jeder solche Alarm löst eine biologische Reaktion in Form einer Cortisolausschüttung und eine Aktivierung des sympathischen Nervensystems aus:

- Social Media beeinflussen unsere Erwartungen bezüglich dessen, was normal ist: wie wir aussehen sollten, welche Besitztümer wir haben sollten, und das ist eine gewaltige Herausforderung dazu, sich ständig mit anderen Menschen zu vergleichen.

- Die Welt nach der Pandemie ist verunsichert – bezüglich Finanzen, Verluste, Stress und Angst.
- Negativschlagzeilen, die beängstigen – uns werden nur Geschichten von Zerstörung, Verlust, Tod und Krieg gezeigt. Achte darauf, welche Medien du konsumierst, und hab kein schlechtes Gewissen, wenn du das Programm wechselst, weil du es nicht ertragen kannst.

Bitte wende dich an deinen Hausarzt, wenn du unter einem der folgenden Symptome leidest:

- Motivationslosigkeit
- Gefühl von Wertlosigkeit oder unangemessene Schuldgefühle
- Konzentrationsschwäche oder Unentschlossenheit
- Exzessiver Schlaf oder Schlafmangel
- Deutliche Gewichtsabnahme oder -zunahme oder veränderter Appetit
- Müdigkeit
- Gedanken an den Tod oder Selbstmordgedanken
- Panikattacken mit oder ohne körperliche Symptome wie Brustschmerzen, Kurzatmigkeit, Herzklopfen, Schwitzen

Medikamente können dir während des größten Tiefs, in den Phasen größter Schwäche helfen, indem sie dich unterstützen und motivieren, an dir zu arbeiten.

Niedergeschlagenheit und Angstzustände haben biologische Ursachen, die man sich vornehmen kann, wie Davinia bereits erwähnt hat. Versuche, ganz einfache, leicht umsetzbare Veränderungen einzuführen, und auch wenn es jede Woche nur eine kleine Veränderung wird, ist es doch ein positiver Schritt, die Kontrolle über dein emotionales Wohlbefinden zurückzuerlangen.

Vielleicht möchtest du in Absprache mit deinem Hausarzt folgende Tests durchführen lassen, die dir helfen können, andere gesundheitliche

Probleme anzugehen, die deine Niedergeschlagenheit und/oder deine Depressionen hervorgerufen oder dazu beigetragen haben.

Blutbild

- Hormone: TSH, T4, Schilddrüsen-Antikörper, DHEA, Cortisol, Östrogen, Progesteron, FSH
- Großes Blutbild: Anämie/Vitamin B_{12}/Folsäuremangel, Anzahl der weißen Blutkörperchen
- Leberfunktionstest
- Vitamin B_{12}/Folsäure/Homocystein – Methylierung
- Vitamin D – es ist ein Steroidhormon
- Stoffwechsel – Blutzuckereinstellung und deren Auswirkungen (Glukose, Insulin, HbA1c)

Integrative Medizin

- Verdauungstests: umfangreiche Stuhltests
- Test auf organische Säuren: Verarbeitung von Neurotransmittern (beteiligte Schlüsselnährstoffe)
- Mineralstoffstatus

WOHER KOMMT DIESE WUT IN MIR?

IN DIESEM KAPITEL KONZENTRIEREN WIR UNS AUF FOLGENDE HORMONE:

Cortisol: *regelt unsere Stressbewältigung*
Östrogen: *das weibliche Sexualhormon, das bei Dysbalancen Stimmungsschwankungen verursachen kann*
Progesteron: *hält uns ruhig und vermindert die Reizbarkeit*
Testosteron: *reguliert Energie und Libido, sorgt für ein angenehmes Wohlbefinden*
Mit Hinweisen auf **Serotonin, GABA** und die **Schilddrüse**

Ich war schon immer eine streitlustige Person und habe meine Stimme schon in jungen Jahren gefunden: Bereits als kleines Mädchen brachte ich meinen Zorn sehr deutlich zum Ausdruck. Zum Glück bleibt meine Wut nicht in mir hängen – ich explodiere, und gut ist's. In dieser Hinsicht bin ich meinem Vater (und auch meinem Sohn Nummer zwei) sehr ähnlich – beide explodieren, und dann ist alles erledigt. Das bedeutet natürlich auch, dass wir oft aneinandergeraten. Wenn mein Vater und ich uns sehen, gibt es meistens einen Riesenkrach. Früher war es ein Zeichen für ein gelungenes Familientreffen, wenn alle am nächsten Tag sagten: »Wir hatten eine schöne Auseinandersetzung, oder nicht?«

Jeder Mensch geht anders mit Ärger und Stress um, und das hängt oft mit unserer Erziehung zusammen, also damit, ob wir die Beherrschung verlieren »durften«. Meine Mutter war ganz anders als ich: Sie selbst war sehr ruhig und gelassen, hat aber trotzdem meine Wut nie unterdrückt. Im Nachhinein betrachtet hat sie aber sehr viel von ihren eigenen Themen verdrängt, hat sie buchstäblich unter den Teppich gekehrt. Sie glich in gewisser Weise einem Schwan auf einem See – äußerlich glitt sie ruhig und gelassen dahin, aber unter der Wasseroberfläche konnte es ganz schön zugehen.

Es kann sehr hilfreich sein, seine Wut in einem geschützten Raum auszudrücken, also ohne dass unser Ausbruch negative Folgen für uns hat. Wenn wir in der Lage sind, unsere Wut loszulassen und weiterzumachen, verhindert dies, dass sie in Form von Stress quasi »wiedergekäut« wird. Wie wir später sehen werden, kann das Festhalten an unserer Wut sehr schädliche Auswirkungen auf unseren Stresshormonspiegel haben. Wut und Stress sind eng miteinander verbunden – jeder kann sicherlich nachvollziehen, dass wir ausrasten, wenn uns die Dinge über den Kopf wachsen! Und wie wir in diesem Kapitel sehen werden, kann Wut ein sehr nützlicher Indikator dafür sein, dass wir etwas unternehmen müssen, um mit den Dingen umzugehen, die uns unter Stress setzen.

WENN STRESS TOXISCH WIRD

Natürlich ist es unvermeidlich, dass wir uns manchmal ärgern und aufregen! Man kann in unserer hektischen modernen Welt nicht ganz *ohne* Stress leben – und in kleinen Mengen ist das auch durchaus verträglich. Schließlich sind wir Menschen auf den Umgang mit Stress programmiert: Vor Jahrtausenden schütteten wir Adrenalin und Cortisol aus, wenn wir uns von einem Raubtier gejagt glaubten, weil genau diese Hormone uns helfen, schneller zu fliehen. Heutzutage werden diese Hormone jedoch ausgeschüttet, wenn wir mit einer blöden, unverschämten

E-Mail verbal angegriffen werden, wenn wir gejagt werden, damit wir unsere Kreditkartenrechnung bezahlen, oder wenn wir von jemandem beim Autofahren geschnitten werden. Verkehrsrowdys sind ein klassisches Beispiel, bei dem viele von uns sofort in die Luft gehen, auch wenn wir sonst eher sanftmütig sind (ich rede natürlich nicht von mir).

Als ich meine Follower:innen auf Instagram nach ihren Erfahrungen mit Wut fragte, wurde an ihren Antworten klar, dass das moderne Leben uns auf viele Arten in Wut bringt. Christina schrieb: »Bei mir sind es die Kinder und die Technik. Verdammte Geräte, die nicht richtig funktionieren … Kinder, die zanken und streiten … die mir widersprechen, die frech sind«, und Laura fügte hinzu: »Ich werde wütend über den Verkehr, den Nachbarn nebenan, wenn jemand lautstark isst, über das Schnarchen meines Partners, langsame Fußgänger, Leute, die nicht Bitte und Danke sagen – die Liste ist endlos …« Joanne erzählte auch, wie sich ihre Wutausbrüche auf sie auswirkten: »Menschen [machen mich zornig], aber vor allem Kinder, die nicht tun, was man ihnen sagt, Menschen, die nicht Auto fahren können, bringen mich in Rage … Ich drehe einfach durch und hasse es!«

WESHALB ANGST EINE HORMONELL BEDINGTE WUTREAKTION AUSLÖST

Aber woher kommt unsere Wut eigentlich? Bis vor Kurzem war mir nicht klar, wie eng Wut mit ANGST verbunden ist. Wenn wir wütend werden, geschieht das oft, weil wir Angst haben – eines unserer Grundbedürfnisse wird nicht erfüllt, und wir malen uns katastrophale Folgen aus. Als Kind und junges Mädchen verstand ich nicht, dass meine Wut der Angst entsprang, zu spät zur Schule zu kommen, oder aus der Angst, meine Freunde zu verlieren, oder manchmal sogar aus der Angst zu versagen.

Zurück zu meinem Beispiel von unserer Wut im Straßenverkehr: Hier haben wir Angst vor der unmittelbaren Gefahr, die eine bestimmte Person für uns darstellen könnte. Wenn wir etwa jemanden sehen, der während der Fahrt mit dem Handy telefoniert, schaltet unser Gehirn sofort auf höchste Alarmbereitschaft und denkt unbewusst: *Wie könnte das mein Leben bedrohen?* Wir spulen vor bis zum schlimmstmöglichen Szenario (er wird in mich reinfahren und mich töten), und unser Cortisolspiegel, unser Stresshormon, schießt in die Höhe. Es ist das Cortisol, das uns in Panik versetzt, und wenn zu viel davon unser System überflutet, fühlen wir uns grauenhaft. Wie Anna auf Instagram schrieb: »Es ist nicht ein einzelner Auslöser, es ist eher ein ganzer Haufen, und ich habe das Gefühl, dass das Cortisol förmlich aus meinen Poren sickert.«

Wut ist eine normale emotionale Reaktion, wenn wir uns bedroht fühlen. Das Leben im 21. Jahrhundert macht die Dinge für uns immer schwieriger, weil die cortisolsteigernden Stressoren einfach nicht ausgehen. Nachrichten, Kinder, Familie, finanzieller Druck, Sorgen um den Arbeitsplatz, Social Media – all das verstärkt unsere Stressreaktion, die in Aggression umschlagen kann. Ich bin definitiv immer in höchster Alarmbereitschaft, kann leicht ausrasten und die Beherrschung verlieren, wenn ich nicht in meinem geschützten Raum bin (zu Hause, Netflix guckend!). Merkwürdigerweise habe ich festgestellt, dass es schlimmer wird, je älter ich werde. Ja, ich bin (hoffentlich) etwas weiser geworden und lasse mir nicht mehr so viel gefallen, aber ich kann definitiv nicht mehr mit allen Dingen, die ich in meinen Zwanzigern einfach so gemacht habe, umgehen und dabei cool bleiben.

Damals war Reisen für mich aufregend und lustig, und ich steigerte meine Begeisterung noch, indem ich daran dachte, was ich anziehen und unternehmen würde – aber jetzt stresst mich allein schon der *Gedanke* an Reisen und Urlaub. Ich quäle mich mit lauter Fragen: »*Werde ich schlafen können? Wird es im Hotel*

Netflix geben, damit ich mich entspannen und sicher fühlen kann? Werde ich beim Überqueren der Straße in die falsche Richtung schauen und von einem Auto überfahren werden?« Reisen ist also nichts Erfreuliches mehr für mich. Ich packe falsch, vergesse irgendetwas, fühle mich völlig überfordert und will nur noch zu meinen Hunden und in meine gewohnte Routine zurück. Und jedes Mal, wenn ich heute in ein Flugzeug steige, bekomme ich Fieberbläschen, also Herpes – ein sicheres Zeichen dafür, dass mein Körper gestresst ist!

Der Grund: Mit zunehmendem Alter verändert sich unser Hormonspiegel, und das hat großen Einfluss auf unsere Stress- und Wutreaktionen, die ich in diesem Kapitel auch noch ansprechen werde. Außerdem verstärken sich manche Probleme zu verschiedenen Zeiten in unserem Zyklus. Viele Frauen auf meiner Insta-Seite haben ihre Frustration mit mir geteilt. Karen schrieb: »Zehn Tage vor meiner Periode bin ich immer so wütend … Ich weiß, dass das sehr häufig vorkommt (wie mein Arzt sagt), aber ich bin regelrecht AUSSER KONTROLLE. Ich wache nachts auf und bin wütend, oder ich wache morgens auf und bin wieder grundlos wütend. Ich habe Sitzungen abgesagt, weil es so schlimm war.« Übrigens bedeutet »häufig« oder »normal« nicht automatisch »gesund«.

Aber es gibt auch Zeiten, in denen wir einfach nicht verstehen, WOHER unsere Wut kommt, und dann geht es uns noch schlechter. »Manchmal war ich ohne Grund wütend, meistens aus Überforderung oder Kontrollverlust«, sagte Claire. »Ich war immer so geduldig, bis … bumm. Plötzlich, ohne Übergang … Ich habe schreckliche Schuldgefühle wegen der Male, als ich mit meiner Tochter die Geduld verloren habe.«

Mist, stimmt's? Hormonschwankungen plus Stressfaktoren des modernen Lebens gleich Wut gleich Schuld – können wir etwas dagegen tun? Halleluja, ja, das können wir! Wir alle stehen im Leben mit dem Fuß auf dem Gaspedal, und es gibt Momente, in denen wir es einfach nicht mehr aushalten. Wenn deine Resilienz am Nullpunkt angelangt ist, wenn du vor lauter unkontrollierbarer Wut und Frustration explodierst und etwas Verständnis für deine heftigen Launen gewinnen und herausfinden möchtest, wie du sie in den Griff bekommen kannst, dann bist du hier genau richtig.

HORMONE, DIE WUT BEEINFLUSSEN

Cortisol

Von diesem Hormon haben wir schon öfter gehört, es ist das wichtigste Motivationshormon unseres Körpers, aber es ist vor allem als das »Stresshormon« bekannt. Ja, es bringt uns morgens in Schwung – der erste große Cortisolschub erfolgt etwa 30 Minuten nach dem Aufwachen –, aber es löst auch unsere Angstantwort aus, die zu Stress und Wut führt.

Heutzutage ist unser hektisches Leben voller Aktivitäten, die Cortisolspitzen hervorrufen, weil unser steinzeitliches Hormonsystem nicht in der Lage ist, zwischen einer echten Lebensbedrohung und einem nervigen Post auf Social Media zu unterscheiden. Chronisch vorhandene Stressfaktoren bewirken, dass unsere Nebennieren ständig Cortisol ausschütten, was eine ganze Kaskade negativer Folgen auslöst – von Entzündungen und erhöhtem Blutzuckerspiegel bis hin zu Angstzuständen, Verdauungsproblemen, Schlafstörungen und natürlich Wut!

Ein hoher Cortisolspiegel wirkt sich auch stark auf andere Hormone aus … vor allem auf unser nächstes wichtiges Hormon: das Östrogen.

Östrogen

Ich kann garantieren, dass fast jede Frau zumindest schon mal von Östrogen gehört hat! Es ist als das wichtigste weibliche Sexualhormon bekannt, das die Entwicklung und Aufrechterhaltung unseres

Fortpflanzungssystems unterstützt. Aber was die meisten von uns nicht wissen (und ich selbst wusste es natürlich lange Zeit auch nicht): Östrogen gehört zu einer Gruppe von Hormonen, die auch für viele andere Funktionen unseres Körpers eine RIESENROLLE spielen, von der Knochengesundheit bis zur Regulierung des »guten« Cholesterins und vor allem unserer Stimmung.

Alle Frauen produzieren im Laufe ihres Lebens Östrogene, aber die Art der Östrogene verändert sich mit der Zeit. Grundsätzlich gibt es drei Haupttypen (und leider ähneln sich die Bezeichnungen sehr stark ...).

- Östradiol: wird hauptsächlich von den Eierstöcken während unserer fruchtbaren Jahre gebildet
- Östriol: wird während der Schwangerschaft von der Plazenta gebildet
- Östron: wird in den Nebennieren und im Fettgewebe gebildet. Nach den Wechseljahren ist es das einzige Östrogen, das unser Körper auf natürliche Weise weiterproduziert.

Für aufkommenden Ärger und Reizbarkeit ist oft das Schwanken unserer Östrogenspiegel verantwortlich, die wir zur Regulierung unserer Stimmungshormone unbedingt brauchen. Wir müssen nicht nur mit einem niedrigen Östrogenspiegel zurechtkommen, wie er bei vielen von uns in der Perimenopause ganz natürlich auftritt (mehr zu diesem Thema im nächsten Kapitel »Was ist mit meinem Hormonhaushalt los?«). Eine Östrogen*dominanz* kann dafür verantwortlich sein, dass wir extrem WÜTEND und erschöpft sind. Im Folgenden werde ich diese beiden Aspekte des Östrogens erklären.

Progesteron

Das »Entspannungshormon« Progesteron ist das zweite wichtige weibliche Sexualhormon und spielt eine große Rolle in unserem

Menstruationszyklus, denn es bereitet unsere Gebärmutter jeden Monat auf die Einbettung einer befruchteten Eizelle vor. Progesteron wird etwa in der Mitte des Zyklus während der Gelbkörperphase von den Eierstöcken ausgeschüttet, sodass der Progesteronspiegel in dieser Zeit am höchsten ist. Das vermittelt uns ein ruhiges, wohliges Gefühl von nährender Sanftheit und echtes Wohlbefinden. Außerdem hilft es, besser zu schlafen und Reizbarkeit und Müdigkeit zu verringern.

Falls du jedoch nicht schwanger wirst, sinkt dein Progesteronspiegel allmählich wieder, was PMS-Beschwerden auslösen kann. Dies verstärkt sich, wenn du in die Perimenopause kommst, in der dein Progesteronspiegel weiter abfällt. Wenn du zu wenig Progesteron hast, fühlst du dich ängstlich und schläfst schlecht, was dich natürlich reizbar machen und zu Wutausbrüchen führen kann – was *sonst*?

Progesteron und Östrogen bilden eine vollständige Synthese – das eine Hormon ist das Gegenstück des anderen und beide arbeiten in einer Art Pendelbewegung. Wenn das Östrogen steigt, sinkt das Progesteron und umgekehrt, damit in unserem monatlichen Zyklus alles reibungslos abläuft. Geraten sie aus dem Gleichgewicht, treten Probleme auf.

Testosteron

Wir alle halten Testosteron für *das* männliche Hormon, aber in Wirklichkeit ist es das auch im weiblichen Körper am meisten vorhandene Hormon! Wie bitte? Es spielt eine zentrale Rolle beim Muskelaufbau, bei der Fettverbrennung, beim Stabilisieren des Stoffwechsels und der Aufrechterhaltung eines gesunden Sexualtriebs (indem es die Dopaminproduktion erhöht). Es ist ein sehr, sehr wichtiges Hormon, und junge Frauen produzieren täglich drei- bis viermal mehr Testosteron als Östrogen. Also ist das Testosteron KEIN Feind und es wird dich auch nicht in einen Mann verwandeln – vielmehr bewirkt es, dass wir uns gut fühlen und dass wir im Fitnessstudio noch eine Wiederholung schaffen.

Testosteron hat einen schlechten Ruf, weil wir darauf konditioniert sind, Testosteron als etwas ausschließlich Männliches zu betrachten. Wenn junge Männer aggressiv werden und sich prügeln, wird das gerne auf ihren »hohen Testosteronspiegel« geschoben, und wir Frauen bringen Testosteron gar nicht mit uns in Verbindung. Aber ein ungleichmäßiger Testosteronspiegel, sowohl zu hoch wie auch zu niedrig, kann auch Auswirkungen auf uns Frauen haben. Krankheiten wie das polyzystische Ovarialsyndrom (PCOS) und Akne werden mit einem Testosteronüberschuss in Verbindung gebracht.

Auch bei unserer Stimmung spielt Testosteron eine sehr wichtige Rolle, weil es mit zu viel Cortisol (Stress) und Östrogen interagiert. Die Zusammenhänge erkläre ich weiter unten.

Die Hormone der Schilddrüse

Die Schilddrüse befindet sich vorn in unserem Hals unterhalb des Kehlkopfs, sie hat eine Schmetterlingsform und produziert zwei Hormone, die den Energiehaushalt unseres Körpers regulieren: T4 (Thyroxin) und T3 (Trijodthyronin). Schilddrüsenerkrankungen, bei denen der Körper zu wenig (Unterfunktion) oder zu viel (Überfunktion) Thyroxin produziert, sind sehr verbreitet, bei Frauen allerdings häufiger anzutreffen als bei Männern. Wir brauchen eine gesunde Schilddrüse, um Progesteron zu produzieren, doch eine Östrogendominanz kann bewirken, dass die Schilddrüse zu langsam arbeitet – darauf komme ich gleich noch zu sprechen. Außerdem habe ich vor Kurzem herausgefunden, dass ich ein großes Problem mit meiner Schilddrüse habe, was sich auf meine allgemeine Gesundheit auswirkt. Darauf gehe ich im nächsten Kapitel »Was ist mit meinem Hormonhaushalt los?« ein.

Serotonin und GABA

Wenn du die vorigen Kapitel gelesen hast, weißt du bereits alles über Serotonin, das Glückshormon, und GABA, das Hormon, das uns vor Angst und übermäßigem Stress schützt. Sie sind wichtig, um unsere Stimmung zu regulieren, damit wir unser Leben genießen können.

Östrogen – und insbesondere Östradiol, das wir vor der Menopause produzieren – reguliert, wie viel Serotonin und GABA wir produzieren. Östradiol füllt unseren Serotoninspeicher, und wenn das nachlässt, sinkt auch der Serotoninwert und damit die Fähigkeit, unsere Stimmung zu kontrollieren. Ohne GABA können wir nicht zur Ruhe finden. Ohne Serotonin fühlen wir uns nicht sicher und glücklich. Deshalb – Wut.

Das Zusammenwirken der Hormone und ihr Einfluss auf die Wut

Der Cortison-Klau

Cortisol ist als Alpha-Hormon bekannt, weil es wie ein Alphamännchen die armen schwächeren Hormone dominiert. Unser Körper produziert Cortisol vorrangig vor fast allen anderen Hormonen, was ja gut und schön ist, aber Probleme verursacht, wenn wir zu viel davon herstellen. Cortisol ist im Grunde ein selbstsüchtiger kleiner Mistkerl, denn es STIEHLT unser schönes beruhigendes Progesteron und wandelt es einfach in Cortisol um!

Klingt bescheuert? Lass es mich dir erklären. Progesteron wird, wie gesagt, hauptsächlich in unseren Eierstöcken produziert, aber eine kleine Menge entsteht auch in den Nebennieren – dort, wo auch Adrenalin und Cortisol hergestellt werden. Das Ausgangshormon des Progesterons ist Pregnenolon, und das schnappt sich unser Körper und wandelt es auf Kosten anderer Hormone in Cortisol um.

Das klingt verrückt, hat aber lebenswichtige evolutionäre Gründe: Cortisol ist das Hormon, das uns vor einem wütenden Säbelzahntiger davonsprinten lässt, also schützt unser Körper seine Cortisolspeicher *mit allen Mitteln.* Wenn du ständig unter Stress stehst, verbraucht dein Körper das vorhandene Cortisol schneller, als er neues produzieren kann, also sucht er nach anderen Stoffen, um sie in Cortisol umzuwandeln. Und wozu greift er? Nach den Progesteron-Vorläufern, die er zu seinem eigenen Vorteil »stiehlt«.

Eine Katastrophe, nicht wahr? Aber nicht nur das: Wenn du regelmäßig einen hohen Cortisolspiegel hast, BLOCKIERT das auch deine Progesteronrezeptoren. Man kann zwar Unmengen Progesteron produzieren, aber der Körper kann es letztendlich nicht verwerten. Deshalb können uns Hormontests allein keinen genauen Aufschluss darüber geben, was wirklich los ist. Wir können in Progesteron *schwimmen*, aber wenn unsere Rezeptoren »dank« unseres stressbedingt reichlich vorhandenen Kumpels Cortisol ausgeschaltet sind, dann ist das ganze schöne Progesteron buchstäblich für die Tonne!

Weil das Cortisol »lange Finger« gemacht hat, fehlt es uns an Progesteron, daher nimmt unsere Stressresistenz ab und wir fühlen uns fürchterlich: unfähig, uns zu beruhigen, ängstlich und gehetzt! Und natürlich steigt die Wahrscheinlichkeit, dass wir vor Wut an die Decke gehen …

Die Achterbahnfahrt der Östrogene

Der Östrogenspiegel beeinflusst das Zusammenspiel all unserer schönen stimmungsaufhellenden Neurotransmitter, und wenn er – in beide Richtungen – aus dem Ruder läuft, können wir heftigen Stimmungsschwankungen unterliegen, bei denen viele von uns das Gefühl haben, buchstäblich verrückt zu werden, mit stürmischen, unvorhersehbaren, die uns in Sekundenschnelle von 0 auf 100 jagen.

Oft liegt das an einem Östrogenmangel. Zu wenig von diesem Hormon bedeutet, wie wir gesehen haben, dass wir weniger von unseren Wohlfühlhormonen Serotonin und GABA produzieren. Das zieht emotionale Störungen, schlechte Laune, Konzentrationsschwierigkeiten nach sich, und unser Stresspegel steigt ins Unermessliche.

Auch wenn heutzutage ein niedriger Östrogenspiegel als naturgegebener evolutionärer Teil des Lebens von Frauen betrachtet wird, (was großartig ist, versteh mich nicht falsch), wird dabei oft übersehen, wie schädlich sich ein hoher Östrogenspiegel auf unsere Stimmung auswirken kann. Wenn du unter einer Östrogendominanz leidest, bist du wahrscheinlich affektlabil, das heißt in der einen Minute wütend, in der nächsten den Tränen nahe, du hast Schlafprobleme, nimmst zu, bist erschöpft und hast außerdem mit starken Monatsblutungen und Gehirnnebel fertigzuwerden. Na toll!

Warum uns zu viel Östrogen reizbar und wütend macht

Zu viel Östrogen in unserem Körper (im Verhältnis zu anderen Hormonen) ist der Grund, warum viele von uns mit inneren Aggressionen zu kämpfen haben. Um richtig funktionieren zu können, muss unser Körper überschüssiges Östrogen loswerden, also entgiften – das heißt, wir behalten das, was wir brauchen, und scheiden das aus, was wir nicht brauchen. So funktioniert die Östrogenausscheidung auf natürlichem Weg (den ich stark vereinfacht dargestellt habe, wissenschaftlich betrachtet ist das Ganze deutlich komplizierter!).

1. Östrogen wird von unserer Leber in drei chemischen Stufen entgiftet, indem es sich an bestimmte Vitamine, Mineralien und Proteine bindet.
2. Wir scheiden das überschüssige Östrogen über unsere Verdauung (Urin und Kot) aus (wie auch sonst?).
3. Hurra, unsere Östrogen-Entgiftung ist abgeschlossen.

Bei einer Östrogendominanz werden die Östrogene jedoch nicht richtig abgebaut und entgiftet. Das Ergebnis ist, dass zu viele überflüssige Östrogenmetaboliten in deinem Körper herumschwimmen, was das empfindliche Gleichgewicht deiner Hormone stört und einige oder alle oben genannten Symptome hervorruft.

Zu viel Östrogen ist der Übeltäter – nicht das Testosteron!

Erst kürzlich habe ich herausgefunden, dass es nicht das Testosteron ist, das uns in Rage bringt, sondern das überschüssige Östrogen. Lange Zeit haben wir Testosteron als das typisch männliche aggressive Hormon angesehen (und ich bin sicher, dass nicht nur ich es mit muskelbepackten Bodybuildern im Fitnessstudio assoziiere) und Östrogen als das »sanftere« weibliche Hormon.

Tatsächlich ist es die Umwandlung von Testosteron in Östrogen, die unsere Stimmung so wechselhaft werden lässt – und das hängt mit einem erhöhten Stressniveau zusammen. Wenn wir chronisch gestresst sind und ständig Cortisol ausschütten, steigt der Spiegel der sogenannten *Aromatase.* Dieses Enzym wandelt Testosteron in Östrogen um, wovon dann zu viel im Körper zirkuliert und unsere Stimmungen durcheinanderbringt. Östrogen ist also der Killer, der dafür sorgt, dass wir völlig neben uns herlaufen und unter allen Umständen zu einem Kampf bereit sind!

Eine Östrogendominanz ist ein echter Albtraum, denn sie leert nicht nur unsere gesunden Testosteronspeicher, sondern unterdrückt auch unsere Schilddrüsenfunktion und macht uns völlig platt. Das liegt daran, dass ein Östrogenüberschuss die Leber dazu bringt, große Mengen an TBG (Thyreoide-bindendes Globulin) zu produzieren, wodurch die Menge an Schilddrüsenhormonen, die der Körper zur Verfügung hat, verringert wird. Ich weiß, *prost!*

Und was verursacht die Östrogendominanz?

Wie bei jeder hormonellen Dysbalance gibt es nie einen einzigen einfachen Grund – schön wär's! Stattdessen können mehrere Faktoren für eine Östrogendominanz verantwortlich sein.[39]

- **Schlechte Leberfunktion** – wenn unsere Leber nicht ordentlich arbeitet, können wir Östrogen nicht richtig abbauen.
- **Antibabypille** – sie stoppt die körpereigene Produktion von Progesteron, was höhere Östrogenspiegel nach sich ziehen kann.
- **Übergewicht** – unsere Fettzellen produzieren Östrogen, und je mehr Übergewicht wir haben, desto mehr Östrogen produzieren wir.
- **Toxische chemische Östrogene** – viele Alltagsprodukte (vor allem Plastikgetränkeflaschen und Konservierungsmittel) enthalten sogenannte Xenoöstrogene, fragwürdige synthetische Chemikalien, die die Östrogene in unserem Körper nachahmen und tatsächlich so wirken können. Im schlimmsten Fall blockieren sie sogar die Funktion von Östrogenen (Anti-Östrogen).
- **Genetische Veranlagung** – es tut mir leid, aber manchmal sind wir einfach so, wie wir sind (obwohl Änderungen des Lebensstils helfen können!)

WARUM ES KEINE ALLGEMEINGÜLTIGE LÖSUNG GIBT

Ich wende mich ganz und gar nicht gegen die Hormonersatztherapie und werde im nächsten Kapitel »Was ist mit meinen Hormonen los?« darauf eingehen. Aber ich möchte sagen, dass ich den derzeitigen medizinischen Ansatz im Umgang mit Östrogen (und unseren anderen weiblichen Hormonen) für viiiieeeel zu oberflächlich halte. Viel zu oft wird Frauen einfach nur gesagt: »Schmieren Sie sich mit einem Östrogen-Gel ein, dann geht's Ihnen besser«, ohne dass im Geringsten auf ihre individuellen Symptome eingegangen würde. Wie Nicola auf Instagram schrieb: »Dieses ›Alle-Frauen-über-einen-Kamm-Scheren‹ bei der Hormonersatztherapie ist echt nervig, und woher sollen wir ohne Tests (die nach Ansicht dieser Meno-Docs unnötig sind) wissen, was wir brauchen?«

Das sehe ich genauso! Natürlich kann man einen DUTCH-Test (Trockenurin) machen, um den Hormonstatus zu überprüfen, aber nicht jede von uns kann oder möchte sich den leisten. Nachdem ich einen gemacht hatte, versuchte ich, meinen Östrogenspiegel auszugleichen, und habe dabei Fehler gemacht. Zwischen zwei Lockdowns war ich in Spanien, wo ich mich sehr aggressiv und ängstlich fühlte. Dort kann man eine Hormonersatztherapie rezeptfrei kaufen (ja, ich weiß!), also habe ich mir ein Östrogen-Gel besorgt. Wie es nun mal meine impulsiv-großzügige Art ist, cremte ich mich damit ein, als wäre es eine Bodylotion (ich weiß, *ich weiß!),* aber es half nicht. Meine Stimmung verbesserte sich überhaupt nicht. Eine ähnlich enttäuschende Erfahrung habe ich mit Progesteron gemacht – unter den Tabletten fühlte ich mich noch bedrückter und ängstlicher, als ich es ohnehin schon war. Das ist völlig paradox, denn Progesteron ist als »Entspannungshormon« bekannt, und für viele Frauen funktioniert die Tabletteneinnahme auch! Aber bei anderen verursacht es Unruhe und Sorgen, weil es mit unseren GABA-Rezeptoren zusammenwirkt.

Bei allem, was unseren Hormonhaushalt betrifft, heißt die Devise: Ausprobieren, um herauszufinden, was für DICH am besten funktioniert, anstatt dich auf »Durchschnittsmengen« und »-zahlen« zu verlassen. Ich rate dir also dringend, darauf zu achten, wie du dich fühlst, und aufzuschreiben, wann du innerlich am wütendsten bist, welches deine Auslöser sind, zu welcher Zeit des Tages und im Monat sie auftreten, was dazu geführt hat und so weiter und so fort. Ich weiß, es macht etwas Mühe, aber die wissenschaftlichen Ergebnisse sind noch nicht zu 100 Prozent genau, also müssen wir die Dinge selbst beobachten, um passende Maßnahmen ergreifen zu können.

Was können wir tun? Alles steht und fällt mit Detox

Egal, ob unser Östrogenspiegel zu niedrig oder zu hoch liegt, unsere wichtigste Selbsthilfemaßnahme besteht darin, unser Entgiftungssystem so gut wie möglich zu unterstützen. Doch bevor wir zu Pflastern und Gels greifen, sollten wir versuchen, unseren Hormonhaushalt auf natürliche Weise auszubalancieren. Ein Östrogen-Ungleichgewicht wirkt sich verheerend auf unsere Stimmung aus, und viele von uns kämpfen mit diesem Ungeheuer, so wie Anna auf Instagram. »Die Wut belastet mich und ich versuche immer, sie in den Griff zu bekommen. Ich hasse mich dafür«, postete sie. Ich kann deinen Schmerz nachempfinden – aber wir können viel tun, um uns besser zu fühlen und zu wachsen.

Östrogenentgiftung mit simpler Mathematik

Uns stehen wirklich einfache Maßnahmen zur Verfügung, um unsere Östrogenentgiftung zu unterstützen – und es ist eine Kombination aus Weglassen und Hinzufügen bestimmter Dinge. Ich stelle mir das gerne wie eine ganz simple mathematische Gleichung vor: Füge A hinzu, nimm B weg. Schauen wir uns zunächst mal an, was wir weglassen sollten.

Was du WEGLASSEN solltest, um deine Östrogenentgiftung zu unterstützen

Gluten

Gluten stört bekanntlich den Hormonhaushalt, stört,[40] denn es kann den Östrogen- und Progesteronspiegel beeinflussen. Wenn man eine Glutenempfindlichkeit – oder gar -unverträglichkeit (Zöliakie) – hat, wird die Dünndarmschleimhaut angegriffen (bei der Unverträglichkeit wird sie beschädigt, das heißt abgeflacht), was zu einem Anstieg des Cortisolspiegels führt. Unser »Stresshormon« wiederum dominiert alle anderen beruhigenden und stimmungsaufhellenden Hormone, die wir bereits kennengelernt haben. Wenn du viele glutenhaltige Nahrungsmittel isst, sie aber nicht wirklich verträgst, kann dein Körper auch nicht alle Nährstoffe aus der Nahrung aufnehmen, die er braucht.[41] Dadurch wird die Ausscheidung von Östrogen durch den Darm verlangsamt, mit dem Resultat: Überschüssiges Östrogen bleibt länger im Körper.[42]

Vielleicht weißt du gar nicht, dass du eine Glutensensitivität hast. Aber es lohnt sich für dich, einige Wochen auf Gluten zu verzichten, um festzustellen, wie sich das auf deine Stimmung auswirkt. Ich weiß, dass der Gedanke, sich völlig glutenfrei zu ernähren, einem echten Kummer bereiten kann, vor allem, wenn man Brot liebt, aber es gibt heutzutage viele glutenfreie Alternativen (lies immer das Etikett mit den Inhaltsstoffen und achte auf Zusätze wie Zucker und/oder Pflanzen- und Samenöle). Folgende »Pseudogetreide« sind von Natur aus glutenfrei:

- Reis
- Quinoa (Fuchsschwanzgewächs)
- Hafer (Süßgras)
- Amaranth (Fuchsschwanzgewächs)

- Buchweizen (klingt zwar nach Getreide, ist aber ein Knöterichgewächs)
- Mais
- Hirse (Süßgras)
- Teff (Zwerghirse)

Chemische »Zombie«-Östrogene

Ohne es zu merken, hast du dich vielleicht dein Leben lang mit Produkten umgeben, die giftige Chemikalien enthalten, sogenannte Xenoöstrogene, die Östrogene in unserem Körper imitieren, wirksam werden und einen Überschuss hervorrufen können. Xenoöstrogene sind überall zu finden, angefangen bei Kunststoff (Plastikgetränkeflaschen!) über Pestizide bis hin zu Kosmetika, Damenbinden und sogar in manchen Kassenzetteln!

Es gibt drei wichtige »Östrogennachahmer«, die in alltäglichen Produkten enthalten sind, durch die Benutzung in unseren Blutkreislauf gelangen und die natürlich vorhandenen Östrogene stören:

- ***BPA (Bisphenol A):*** ist immer noch in Konservendosen, Plastikgetränkeflaschen und Mikrowellenpopcorn enthalten, trotz aller Versuche, die vom REACH-Ausschuss als »besonders besorgniserregend« eingestufte Substanz zu verbieten,
- ***Triclosan:*** in einigen Deodorants, Zahnpasten, antibakteriellen Seifen und Duschgels,
- ***Phthalate (Weichmacher):*** in Duftkerzen, Parfüms, Körperlotionen, Lufterfrischern und Plastikverpackungen, außerdem in Kabeln, Folien, Fußbodenbelägen, Schläuchen, Tapeten, Sport- und Freizeitartikeln.

Aber keine Panik, es gibt ein paar ganz einfache Methoden, um diese Übeltäter aus unserem Alltag zu verbannen oder ihr Vorkommen auf ein Minimum zu reduzieren:

- Kauf kein in Plastikflaschen abgefülltes Wasser! Befüll stattdessen deine eigene Edelstahlflasche mit gefiltertem Wasser.
- Bewahre Essensreste in wiederverschließbaren Schraubgläsern auf (ideal sind alte Marmeladengläser) und verzichte auf Frischhaltefolie.
- Erhitze Plastikbehälter nicht in der Mikrowelle.
- Kauf gleich Bioprodukte oder entferne Pestizide von Obst und Gemüse, indem du einen Esslöffel Apfelessig mit einem Teelöffel Natron vermischst, in Wasser gibst und deine Lebensmittel darin wäschst.
- Verwende ungebleichte oder biologische Taschentücher, Küchenrollen, Kosmetikpads, Toilettenpapier etc.
- Greif zu Make-up und Toilettenartikeln ohne Parabene und Sulfate.
- Sag »Nein, danke«, wenn du gefragt wirst, ob du einen Kassenbon haben möchtest.

Alkohol

Sorry, ich möchte wirklich kein Spielverderber sein, aber Alkohol ist nicht gut für unsere Östrogene. Denn Alkohol ist ein Nervengift, das unsere Leber verstoffwechseln muss. Mit Alkohol belasten wir unsere Leber zusätzlich, das beeinträchtigt ihre Fähigkeit, Östrogene zu entgiften, und bewirkt, dass mehr Östrogene in unserem Körper zirkulieren.

Es ist erwiesen, dass schon ein alkoholisches Getränk pro Tag den Östrogenspiegel in die Höhe treiben kann, und es besteht ein eindeutiger Zusammenhang zwischen Brustkrebs und Alkoholkonsum.[43] (Falls du noch ein Argument brauchst, um auf Alkohol zu verzichten.) Wenn du nicht ganz auf Alkohol verzichten kannst oder willst – wofür ich vollstes Verständnis habe –, verschieb den Wein und die Drinks einfach aufs Wochenende und verzichte unter der Woche darauf.

Weil ich überhaupt keinen Alkohol mehr trinke, gönne ich

mir vor dem Ausgehen einen nootropischen Energydrink mit L-Theanin, der mir beim Small Talk hilft, und ich greife zu Kombucha als Weinersatz.

Was man zur Unterstützung der Östrogenentgiftung BEIFÜGEN kann

Ballaststoffe

Eine ballaststoffreiche Ernährung ist auch für eine gesunde Östrogenentgiftung wichtig, denn Ballaststoffe fördern die Ausscheidung von Östrogenen über den Darm. Ja, ich spreche schon wieder vom Stuhlgang. Wenn du unter Verstopfung leidest und/oder hauptsächlich stark verarbeitete (hochprozessierte) Lebensmittel konsumierst – die ja bekanntlich eine Katastrophe für unseren Hormonhaushalt darstellen, weil sie ihn völlig durcheinanderbringen –, dann kann dein Körper keinen gesunden Östrogenspiegel aufrechterhalten.

Im Gegensatz dazu, was uns die Werbung weismachen will, ist eine gute Quelle für Kohlenhydrate nicht eine Schüssel Vollkornmüsli, und es muss auch kein kohlenhydratreiches Brot wie Schwarzbrot sein. Probier stattdessen die folgenden Lebensmittel, um deine Kohlenhydratzufuhr auf natürliche Weise zu erhöhen (aber Vorsicht, zu viele Kohlenhydrate können Blähungen verursachen, vor allem wenn du [noch] nicht daran gewöhnt bist):

- Hülsenfrüchte: Linsen, Pintobohnen, Kidneybohnen und schwarze Bohnen
- Obst: Äpfel und Birnen (mit Schale), Kiwis
- Gemüse: Karotten, Brokkoli, Blumenkohl, Brunnenkresse und andere Kohlsorten (Kreuzblütler)
- Kerne und Nüsse: Sesamsamen, Sonnenblumenkerne und Walnüsse
- Getreide: weißer Reis in Bio-Knochenbrühe gekocht, Quinoa

Kurkuma

Dieses Superfood-Gewürz mildert die negativen Auswirkungen von Östrogenen ab und wirkt außerdem entzündungshemmend. Entweder morgens einen halben Teelöffel des Pulvers mit etwas Wasser zu einem Kurkuma-Shot vermischen oder über ein warmes Essen streuen. Kombiniere Kurkuma immer mit schwarzem Pfeffer, um die Bioverfügbarkeit des Curcumins zu erhöhen.

DIM

Auf den einzigartigen Powerstoff DIM (Diindolylmethan) werde ich im Kapitel »Was ist mit meinem Hormonhaushalt los?« näher eingehen, aber es ist wichtig, ihn auch hier zu erwähnen. Er gleicht nicht nur den Östrogenspiegel aus, sondern beeinträchtigt auch die Wirkung der lästigen Aromatase, des Enzyms, das Testosteron in Östrogen umwandelt, was, wie wir gesehen haben, einen regelrechten Wutanfall auslösen kann. Eine gute Dosis sind 200 mg pro Tag.

Phytoöstrogene

Im Gegensatz zu den ähnlich klingenden Xenoöstrogenen, die man unbedingt meiden sollte, sind Phytoöstrogene »die Guten«. Dabei handelt es sich um natürlich vorkommende sekundäre Pflanzenstoffe, die helfen, den Östrogenhaushalt auszugleichen, und auch Wechseljahresbeschwerden wie Hitzewallungen lindern können sollen.

Lebensmittel mit natürlichem Gehalt an Phytoöstrogenen:

- Fermentierte Sojaprodukte wie Miso, Natto und Tempeh (sollte aus biologischem Anbau stammen, da konventionell angebautes Soja mit reichlich Pestiziden behandelt wird)
- Leinsamen, Chiasamen und Sesam
- Linsen, Kichererbsen und schwarze Bohnen

- Karotten und Kreuzblütler wie alles mit »Kohl«, Brokkoli, Radieschen, Steckrüben

Ins Schwitzen kommen

Eine großartige Möglichkeit der Östrogenentgiftung ist Schwitzen. Ganz gleich, ob du dich sportlich betätigst oder in die Sauna gehst, Schwitzen eignet sich fantastisch dazu, die toxische Belastung deiner Leber zu reduzieren und die Östrogenentgiftung zu unterstützen. Im Prinzip scheidest du all die giftigen Östrogenmetaboliten über die Haut aus, anstatt sie weiter in deinem Körper herumlungern zu lassen.

In den vorigen Kapiteln habe ich beschrieben, wie wichtig die Einwirkung von kaltem Wasser für alle möglichen Probleme ist, und ich kombiniere meine Schwitzsitzungen auch gerne mit Kälte, indem ich die Temperatur rauf- und runterfahre, um mein System zu entschlacken. Meistens gehe ich abends in die Sauna und stell mich danach unter die kalte Dusche. Das hilft meinem Entgiftungssystem sehr und macht mich müde und reif fürs Bett.

Und jetzt kommst du. Ich schlage vor, DU stellst dir dein eigenes Östrogen-Entgiftungsprogramm zusammen. Doch anstatt ALLE Dinge gleichzeitig auszuprobieren (was dazu führen könnte, dass du aufgibst – zu viele Dinge auf einmal zu ändern, artet in Arbeit aus), wähle eine Sache aus, die du hinzufügst, und eine, die du weglässt. Schreibe unten auf, was du tun wirst:

Meine Östrogen-Entgiftungsformel

Ich + __________ – __________ = ausgeglichener Östrogenhaushalt

SECHS SCHRITTE, UM DEINEN CORTISOLSPIEGEL IN DEN GRIFF ZU BEKOMMEN

Wie wir gesehen haben, ist es auch sehr wichtig, unser Cortisol zu regulieren. Erstens, um den Stresspegel auszugleichen, und zweitens, um zu verhindern, dass es andere wunderbare stimmungsaufhellende Botenstoffe stiehlt! An anderer Stelle in diesem Buch findest du viele Tipps zur Cortisolregulierung (wenn du sie noch nicht gelesen hast, solltest du es jetzt nachholen), hier möchte ich nur einige Highlights aufzählen:

L-Theanin

Über dieses Nahrungsergänzungsmittel habe ich schon einiges geschrieben und ich tue es immer wieder! L-Theanin eignet sich perfekt, um den Cortisolspiegel zu senken, denn es enthält Aminosäuren (die natürlich in Tee, vor allem in Grüntee, vorkommen), die Stress reduzieren helfen.

Ich nehme viel L-Theanin mit meinem Kaffee auf, der für mich ein idealer Notbehelf ist. So kann ich die Energie des Koffeins spüren, bin aber nicht – wie früher – aufgedreht. Ich persönlich brauche Koffein, um zurechtzukommen, vor allem in der morgendlichen Hektik vor der Schule. Ich kann hier nicht einfach alles hinschmeißen und in ein Tipi neben einem Wasserfall umsiedeln, deshalb brauche ich etwas gegen Stress. Das ist L-Theanin.

Erinnerst du dich – ich hatte erwähnt, dass ich heutzutage nicht mehr gerne reise. Kürzlich bin ich ohne L-Theanin nach Marokko gereist (Wahnsinn) und musste erleben, dass mein Stresspegel in die Höhe schoss. Ich war überzeugt, dass die Kinder entführt würden, und geriet in Panik. Schließlich brachte mir mein Vater etwas L-Theanin mit, als er aus Großbritannien nachkam, und das hat mich runtergebracht. Für mich ist es absolut unverzichtbar!

Wärme

Temperaturschwankungen sind ein bewährter Mechanismus zur Regulierung der Hormone, den Millionen von Menschen in ihren Tagesablauf einbauen. Wenn es um Stressbewältigung geht, ist Wärme dein Freund. Ein zehn- bis zwanzigminütiger Saunagang bei 80 bis 100 Grad Celsius[44] oder ein heißes Bad, gefolgt von einem schnellen Sprung ins kalte Wasser, senkt den Cortisolspiegel und bringt alle anderen Vorteile mit sich, die ich im vorigen Abschnitt erwähnt habe.

Licht

Ich habe schon viel darüber geschrieben, wie wichtig Licht für den Hormonhaushalt ist, und vor allem, dass wir am frühen Morgen genügend Licht tanken sollten, um unseren Cortisolspiegel zu erhöhen. Das Faszinierende dabei: Unser Cortisolwert hängt tatsächlich auch von der Jahreszeit ab.

Wenn wir an schöne, lange Sommertage denken, verbinden wir damit, dass wir uns meist gelassener und ausgeglichener fühlen, nicht wahr? Das liegt in unseren Hormonen begründet: Das helle Licht am frühen Morgen, die längeren Tage (und mehr Sonnenlicht!) stimulieren unsere Cortisolreaktion besonders am Morgen, und genau zu dieser Zeit sollte unser »Stresshormon« ausgeschüttet werden. Unser Cortisolspiegel steigt auf natürliche Weise in den Morgenstunden an und sinkt mit der sinkenden Lichtintensität[45] im Laufe des Tages wieder ab. Es ist erwiesen, dass Sommertage Aggressionen abmildern, und das liegt nicht daran, dass man glücklich ist, wenn man in einer Bar auf Ibiza ein kühles Getränk vor sich stehen hat (obwohl das auch nicht schadet), sondern an der magischen Wirkung des natürlichen Lichts auf unser Hormonsystem.

Im Winter dauert es viiiieeeeel länger, bis unsere natürliche Cortisol-Aufwach-Reaktion (CAR) einsetzt, weil es dunkel ist und wir uns eher in geschlossene Räume zurückziehen. Dadurch fällt es uns schwerer, aufzuwachen und uns energiegeladen zu fühlen, zudem führt es auch dazu, dass unser Cortisolspiegel im Laufe des Tages ansteigt, obwohl uns das gar nicht zupass kommt. Zu wenig Licht wirkt sich auch negativ auf unseren Vitamin-D-Spiegel aus, der für die Hormonproduktion wichtig ist.

Wenn es also düster, bewölkt und trüb ist, können Rotlicht oder Tageslicht wirklich helfen – wenn du in den dunkleren Jahreszeiten das Licht morgens einsetzt, wird sich dein Cortisolwert genau dann erhöhen, wenn du es willst (und sinken, wenn du kein Cortisol brauchst).

Ashwagandha

Ashwagandha ist ein hervorragendes Adaptogen, das laut einigen Studien tatsächlich den Cortisolspiegel senkt[46] und in Situationen mit wenig Licht sehr unterstützend wirkt (was für die meisten von uns in der nördlichen Hemisphäre die meiste Zeit des Jahres zutrifft). Außerdem kann es uns zu besserem Schlaf verhelfen. Man kann Ashwagandha in Kapsel- oder Pulverform in einem Getränk aufgelöst einnehmen (weil es sehr bitter ist, würde ich die Kapsel wählen). Wie bereits erwähnt, kann es die Stimmung dämpfen, also achte darauf, wie du dich fühlst, wenn du es einnimmst.

Schreie oder weine dich aus!

Vielleicht wurdest du dazu erzogen, deine Wut zu unterdrücken, doch das hat katastrophale Folgen für deine Gesundheit. Wenn man seine Wut unterdrückt, führt das nachweislich zu erhöhtem Blutdruck, Schlaflosigkeit, Angstzuständen und Depressionen und erhöht das Suchtrisiko. Wenn du innerlich Wut empfindest, stauen sich in deinem Körper Cortisol und Adrenalin an, und wenn du diese Hormone nicht abbaust, bleiben sie in deinem Körper stecken und machen dich krank. Immer nett, ruhig und gelassen zu sein, mag zur Erfüllung der gesellschaftlichen Normen gehören, aber es schadet deinen Hormonen!

Weine stattdessen lieber ausgiebig, denn Tränen enthalten Cortisol und helfen, es aus deinem Körper zu spülen. Ganz gleich, ob Tränen aus Freude, wegen Stresses oder aus Traurigkeit – sie alle enthalten Cortisol und Adrenalin, und wenn wir sie ausscheiden, hilft das, uns zu beruhigen und besser zu fühlen. Wenn du also weinen willst, weine so heftig du kannst, sieh dir einen rührseligen Film an und lass deinen Tränen freien Lauf.

Der Ursache auf den Grund gehen

Als ich Heilung von meiner Alkoholabhängigkeit suchte, lernte ich ein Akronym, das mir sehr geholfen hat: FEAR – **f**alse **e**vidence, **a**ppearing **r**eal. Also auf Deutsch: falsche Beweise, die real erscheinen. Dadurch ist mir aufgegangen, dass sich etwas hinter der Angst verbirgt (etwas, das wir als echt/bedrohlich wahrnehmen, was es aber nicht ist). Zudem erinnert es mich daran, dass der meiste Stress und Ärger in Wirklichkeit Angst ist.

Und jetzt habe ich eine Bitte an dich: Um deine Cortisolantwort, die an sich einfach eine Angstreaktion ist, in den Griff zu bekommen, solltest du der Ursache auf den Grund gehen. Schreib sie auf. Aber anstatt nur den ersten Gedanken aufzuschreiben, der dir in den Sinn kommt – »Ich war wütend, weil dieser Verkehrsrowdy mich heute Morgen mit dem Wagen geschnitten hat« –, geh tiefer. Finde heraus, was deine Trigger sind, und frage dich immer wieder, *warum* dieser Gedanke deine Angstreaktion so sehr verstärkt. Geh dieser Frage so lange nach, bis du die eigentliche Ursache aufgedeckt hast.

Beispielsweise könnte ich morgens meine Kinder anmotzen, weil ich einen Schuh nicht finden kann. In Wirklichkeit ärgere ich mich nicht über den fehlenden Schuh – es geht darum, wofür er steht. Wenn ich darüber nachdenke, was eigentlich dahintersteckt, komme ich zu dem Schluss: Der Schuh fehlt – die Kinder werden zu spät zur Schule kommen – sie werden den Unterricht versäumen – sie werden die Prüfungen nicht bestehen – sie werden nicht in der Lage sein, einen Job zu finden und in Zukunft ihren Lebensunterhalt selbst zu bestreiten. Das ist ein Horrorszenario. Aber genau das läuft ab, wenn auch unbewusst, wenn wir ausrasten.

Wenn wir die Beherrschung verlieren und rumschreien, entspringt das meist einem Gefühl der Liebe und Zuneigung, das sich irrigerweise in unserer Angstreaktion verfangen hat. Wir sollten also nicht nur die Ursache unserer Wut herausfinden, sondern das Ganze auch unseren Lieben erklären. Ich habe Jahre der Heilung gebraucht, um das zu begreifen – und ich denke, diese Erkenntnisse sollten in der Schule vermittelt werden, aber das ist ein anderes Thema. Was wir jetzt tun können, ist, offen darüber zu sprechen – zum Beispiel sage ich meinen Kindern: »Es tut mir leid, dass ich so ausgerastet bin. So funktioniert mein Gehirn nun mal – Mama macht sich Sorgen, dass in 230 Jahren etwas Schlimmes passieren könnte!« Das hilft, mit dem Ausbruch fertigzuwerden und schneller wieder ins Gleichgewicht zu kommen.

Als Letztes in diesem Kapitel empfehle ich dir, deine Methoden zum Cortisolausgleich aufzuschreiben. Probiere zwei der oben genannten Dinge aus und schau, wie du dich dabei fühlst. Schreib hier auf, was du tun wirst:

Meine Cortisol-Formel

______________ + ______________ *x 2 Wochen =* ______________

DR. E. – MIT ÄRZTEN UND ÄRZTINNEN ÜBER WUT SPRECHEN

Stress und Stressempfinden wirken wie eine Beschleunigung auf einen biologischen Motor – je mehr wir den Motor auf Touren bringen, desto weniger kann er mit Stress umgehen. Bei chronischem Stress sinkt unsere Widerstandskraft, was sich in Form von Angstzuständen und körperlichen Symptomen wie Kopf- oder Brustschmerzen äußern kann.

Wenn du gestresst bist, triffst du möglicherweise schlechte Entscheidungen, die sich auf deine Beziehungen, deinen Beruf und alle anderen Aspekte deines Lebens auswirken können. Es hat sich auch gezeigt, dass ein hohes Stressniveau mit der Entwicklung chronischer Krankheiten in einem früheren Lebensalter und mit einem früheren Tod in Verbindung steht.

Anstatt dich bei Wutausbrüchen selbst zu verurteilen, solltest du diese Ausbrüche lieber als wichtige Signale dafür einordnen, dass du möglicherweise Hilfe bei deiner Stressbewältigung benötigst. Reizbarkeit, Wut und Bissigkeit sind *Symptome* und keine Persönlichkeits*störungen*!

Ich rate dir, deinen Arzt aufsuchen, wenn du eines der folgenden Symptome an dir entdeckst, die alle auf Stress zurückzuführen sein können. Und natürlich solltest du diese Symptome auch an anderen Menschen bemerken – oft ist es schwierig, die eigene Stressreaktion wahrzunehmen, da sich Stress oft im Laufe der Zeit erhöht und sich dann allmählich normal anfühlt. Aber uns allen fällt auf, wenn unser:e Partner:in, Freund:in oder Kolleg:in deutlich stärker gereizt ist.

Wenn du dir Sorgen wegen deiner Wutausbrüche machst, kann dein Arzt dir eine kognitive Verhaltenstherapie und eine Gesprächstherapie verschreiben. Dabei werden Fertigkeiten vermittelt, die dir lebenslang helfen können, deine Reaktion auf Stressoren neu auszurichten.

Anzeichen für eine zu geringe biologische Stressresistenz:

- Häufige Wutausbrüche
- Gewalttätige Impulse
- Herzrasen
- Kalte Hände
- Kopfschmerzen
- Schmerzen in der Brust
- Wiederkehrende sorgenvolle Gedanken
- Unangebrachter Ärger
- Unruhe/Aufregung
- Innere Stimmen, die dir ein bestimmtes Verhalten befehlen oder vorschreiben
- Du bist sehr misstrauisch oder paranoid
- Du hast das Gefühl, zu oft die Beherrschung zu verlieren

Wenn du das Gefühl hast, dass du Gefahr läufst, jemanden zu verletzen, und bei einem Wutanfall vielleicht die Kontrolle zu verlieren, oder wenn du körperlich, verbal oder emotional missbraucht wirst oder dich missbraucht fühlst, suche dir unbedingt Hilfe!

Ärztliche Unterstützung

- Therapien zur Verhaltensänderung, damit du deine Gedanken besser verstehst und bei Abwärtsspiralen früher eingreifen kannst
- Gruppentherapie
- Paartherapie

Medizinische Untersuchungen

Bitte schau dir die medizinischen Tests im Kapitel »Warum kann ich nicht schlafen?« an, wenn du die Symptome deiner Wut näher untersuchen möchtest. Viele dieser Tests können helfen, biologische Ursachen zu erkennen und/oder auszuschließen.

WAS IST MIT MEINEM HORMONHAUSHALT LOS?

IN DIESEM KAPITEL KONZENTRIEREN WIR UNS AUF FOLGENDE HORMONE:

Östrogen: *das weibliche Sexualhormon, das unser Fortpflanzungssystem steuert, einschließlich unseres Menstruationszyklus*
Progesteron: *das andere Sexualhormon, das uns auf eine Schwangerschaft vorbereitet und unregelmäßige Monatszyklen stabilisiert*
Testosteron: *reguliert unsere Energie und Libido*
Pregnenolon: *das »Ausgangshormon«, ein niedriger Spiegel kann ein Hinweis auf die die Perimenopause sein*
Follikelstimulierendes Hormon: *regt die Eierstöcke zur Ausschüttung von Östrogenen an*
Luteinisierendes Hormon: *regt die Progesteron-Ausschüttung an*
Schilddrüsenhormone: *regulieren unseren Hormonhaushalt*
Mit einem Hinweis auf **Cortisol**

Meine Periode bekam ich das erste Mal, als ich fast vierzehn war, und zwar bei einem Schlagballspiel. Natürlich log ich den meisten meiner Freundinnen vor, ich *hätte meine Periode* schon längst, denn in dem Alter war ich – wie wir alle – davon *besessen,* sie zu bekommen. Ich war sechs Monate später dran als meine beste Freundin, was natürlich kaum einen Unterschied macht, aber damals fühlte es sich wie ein ganzes Leben an!

Es ist komisch, wie stark der Druck war, den wir uns als Teenager:innen machten, um bestimmte Ziele zu erreichen – aber ich denke, das betrifft alle Mädchen, egal, in welcher Zeit sie aufwachsen. Ich war eine Spätentwicklerin und wollte unbedingt große Brüste und breite Hüften und insgesamt eine möglichst üppige Figur haben. Ich ging mit einem Stipendium auf ein gemischtgeschlechtliches Internat, was in vielerlei Hinsicht toll war. Ich war ein einsames Einzelkind und hatte nun endlich viele Mädchen um mich herum, mit denen ich mich anfreunden konnte, aber der Druck, erwachsen zu werden, war *gewaltig*. Im Grunde lieferten wir alle uns ein Wettrennen: einen BH tragen, die Periode bekommen, unsere Jungfräulichkeit verlieren, mit dem Rauchen anfangen und uns betrinken!

Dazu gehörte auch, dass wir alle die Pille nahmen, sobald unsere Periode einsetzte. Das galt als *tolles* Zeichen von Reife, obwohl es natürlich das Gegenteil ist, denn es bedeutet in der Regel, dass man keinen vernünftig geschützten Sex hat! Aber wie ich schon am Anfang dieses Buches geschrieben habe, ich wollte auf jeden Fall die Pille nehmen, obwohl ich keine Ahnung hatte, was sie mit meinem Hormonspiegel anstellen würde und welche Nebenwirkungen sie haben könnte.

Jahrelang habe ich mich nicht um meinen Hormonhaushalt gekümmert: Ich habe nicht darauf geachtet, wann ich die Pille nehme, habe mehrere auf einmal geschluckt, wenn ich sie ein paar Tage lang vergessen hatte, habe die Pille weitergenommen, damit ich nicht im Urlaub meine Tage bekam. Ich war jung, hatte keine PMS-Beschwerden, auch wenn ich das immer vorgab, um nicht am Sportunterricht teilnehmen zu müssen – und steckte voller Energie, weshalb ich mir nicht die geringsten Sorgen um meinen Hormonhaushalt machte. Aber ich bin in den 1980er- und 1990er-Jahren aufgewachsen, als alles, was mit dem weiblichen Zyklus zu tun hatte, mit Scham behaftet war und wir dachten, die Pille würde alles regeln.

WIR MÜSSEN DIE SCHAM GEGENÜBER DER MENSTRUATION ABLEGEN

Ich bin nach wie vor der Meinung, dass Mädchen und Frauen *bei Weitem* nicht ausreichend darüber informiert sind, was jeden Monat auf biochemischer Ebene im weiblichen Körper passiert. Und das liegt zum großen Teil an diesem starken Schamgefühl, das mit der Menstruation verbunden ist. Es ist doch verrückt: Unsere Menstruationszyklen sind so alt wie die Zeit (im wahrsten Sinne des Wortes) und lebenswichtig für den Fortbestand der menschlichen Spezies! Ohne Frauen, die jeden Monat bluten, gäbe es keine Menschheit, so einfach ist das. Aber seit Hunderten von Jahren ist die Menstruation ein Tabuthema, und wir wurden dazu erzogen, nur hinter vorgehaltener Hand darüber zu tuscheln, und erhalten nicht einmal genügend Informationen, um unseren eigenen Körper zu verstehen.

Als im Biologieunterricht das Thema Menstruation behandelt wurde, wurde nicht erwähnt, welche Hormone dabei eine Rolle spielen oder *wozu* die Menstruation eigentlich gut ist. Stattdessen erinnere ich mich nur an eine seltsame Querschnittzeichnung von einem Tampon, der in eine Gebärmutter eingeführt wird, und ich hatte *nicht die leiseste Idee*, wie das funktionieren sollte. Es war immer die große Schwester von irgendeiner Freundin, die uns »aufklärte«, aber auch sie hatte natürlich keine Ahnung, was mit unseren Östrogen- und Progesteronwerten los war!

Es war schier unmöglich, Fragen zu stellen, und wir wurden natürlich auch nicht dazu ermuntert. Die Periode umgab eine Aura von Peinlichkeit, die von Generation zu Generation weitergegeben wurde, sodass wir alle völlig im Dunkeln tappten. Kein Wunder, dass wir völlig gedankenlos die Pille schluckten und unseren empfindlichen Hormonhaushalt durcheinanderbrachten!

VERÄNDERUNGEN IN MEINEM ZYKLUS

Mit Ende 30 bemerkte ich, dass meine PMS-Beschwerden zunahmen. Ich bekam immer mehr Wutanfälle, mein Selbstvertrauen stürzte ins Bodenlose und mein innerer Monolog gestaltete sich extrem negativ. Ich zweifelte an fast allem – an mir selbst, meiner Arbeit, meiner Zukunft. Ich war voller Pessimismus und Angst und davon überzeugt, dass den Kindern etwas Schreckliches zustoßen würde. Dieses extreme Stimmungstief und die Selbstzweifel überforderten mich völlig, doch eine Woche später fühlte ich mich großartig – war optimistisch und voller Energie, so glücklich mit meinen Kindern und froh darüber, dass Jude gelernt hatte, seine Schnürsenkel zuzubinden.

Diese wöchentliche komplette Veränderung meiner Wahrnehmung war *phänomenal*. Es sind dieselben Lebensumstände, dieselben Rechnungen, dieselben Verantwortungen, aber es ist ein völlig anderes Erleben! Der Stimmungsumschwung war für mich schockierend, doch ich konnte erkennen, dass es sich um eine zyklusbedingte Depression und *nicht* um eine klinische Depression handelte, da mein Zustand im Monatsverlauf schwankte.

In mancherlei Hinsicht war es eine großartige Sache, dies zu erleben (und zu bemerken), denn es brachte mich zum Biohacking – ich war besessen davon herauszufinden, was mit meinen Hormonen los war und ob ich mich in der Perimenopause befand. (Ich war und bin es! Später mehr zur Perimenopause.) Ich recherchierte und las alles, was ich finden konnte, um ein besseres Verständnis über Hormone zu erlangen, und über dieses Wissen begann ich, meinen Körper zu verstehen.

Ich kann nicht oft genug betonen, wie viel MACHT mir dieses Wissen gab. Obwohl ich immer noch Stimmungstiefs habe (wenn auch weniger schlimm als früher), habe ich kein Problem damit, weil ich weiß, dass es vorübergeht. Der Selbsthass, der mich normalerweise an den Tagen 1, 2 und 3 meines Zyklus überkommt, liegt darin begründet, dass mein Östrogen- und mein Progesteronspiegel gesunken sind, und nicht darin, dass ich eine schlechte Geschäftsfrau oder eine miserable Partnerin, Freundin und Mutter bin. Mit diesem inneren Wissen kann ich mich über mich selbst lustig machen, und ich weiß, dass meine schlechte Laune und die »Aufschieberitis« nach etwa 72 Stunden verschwunden sein werden. Deshalb kann ich sie ertragen, oder besser noch: Ich kann sie austricksen.

DEN HORMONZYKLUS VERSTEHEN

Glücklicherweise wissen immer mehr von uns, was für einen starken Einfluss der Zyklus auf unser Leben hat, und wir wissen, dass wir mit unserem Ärger, unserem Heißhunger, unserer Konzentration, unserer Stimmung ... eigentlich mit nahezu allen Aspekten unseres Lebens nicht allein sind. Auf Instagram schrieb Clare: »Ich weiß immer, wann ich meine Tage bekomme, weil ich mich in eine verrückte, wütende Person verwandle. Dann regt mich alles auf ...« Meine Freundin Jenny trägt sogar einen Anstecker, wenn sie ihre Tage bekommt, damit ihre ganze Familie weiß, warum sie sich wie eine Furie verhält; es sind ihre Hormone, nicht sie!

In diesem Kapitel möchte ich dir das Wissen vermitteln, das du brauchst, um mit deiner Periode umzugehen, egal, ob du in deinen fruchtbaren Zwanzigern oder in den Wechseljahren bist! Es ist wichtig, dass wir verstehen, was mit unserem Zyklus passiert und warum wir vielleicht mit starken Monatsblutungen, unregelmäßigen Zyklen, wahnsinnigem Heißhunger oder Energielosigkeit zu kämpfen haben – und was wir dagegen tun können. Was da im Einzelnen abläuft, ist nicht so leicht zu verstehen, denn viele zyklusbedingte Symptome wie Gehirnnebel, schlechte Laune und Heißhunger können sich mit anderen

Gesundheitsproblemen überschneiden, und wenn wir synthetische Hormone wie die Pille einnehmen, kann das unsere wahren Symptome überlagern.

Wir geben unser Bestes, um das komplizierte Geflecht unserer Hormone zu entwirren und zu lernen, *mit* unserem Zyklus zu arbeiten und nicht gegen ihn. Das Leben geht weiter und wir müssen uns ihm anpassen. Leider ist es nicht immer möglich, sich einen Tag freizunehmen, wenn die Energie am niedrigsten ist.

Wenn wir uns mit mehr Wissen über Hormone ausstatten, verstehen wir, warum wir uns zu einem bestimmten Zeitpunkt ein bisschen schlapp und antriebslos fühlen, und das hilft uns. Wir erfahren, wie wir die Schwankungen ausgleichen und unsere Hormone gut austricksen können, sodass unsere Abstürze nicht chronisch werden. Die Vorgänge während des Zyklus zu kennen, gibt uns die Freiheit, unser Leben zu optimieren.

WARUM TESTS NICHT IMMER ANTWORTEN LIEFERN

Wie ich bereits erwähnt habe, sind Hormontests nicht unbedingt das A und O. Möglicherweise füllen deine Symptome ein ganzes Wörterbuch, doch nach der Blutuntersuchung teilt man dir mit, deine Werte lägen alle im »normalen« Bereich. Vergiss nicht, dass »normal« nicht gleichbedeutend mit »gesund« ist. Normal bedeutet einfach »das Häufigste«, wobei wir eine RIESIGE Spanne zwischen dem unteren und dem oberen Wert haben. Denk daran, dass Typ-2-Diabetes immer häufiger auftritt. Das mag für Millionen von Menschen (leider) normal sein, aber gesund ist es sicher nicht.

Wenn du also mit starken PMS-Beschwerden, unregelmäßigen Zyklen oder heftigen Stimmungsschwankungen zum Arzt gegangen bist und deine Blutwerte ergeben haben, dass alles im »normalen« Bereich ist, lass dich nicht entmutigen! Diese Tests können nicht alles abbilden, und deinen Hormonhaushalt schon gar nicht. Wenn du dich nicht normal fühlst – das heißt gesund, munter und voller Energie – und glaubst, dass dein Zyklus der Grund dafür sein könnte, kannst du selbst viel unternehmen, um dir zu helfen.

Welche Hormone den Zyklus beeinflussen

Östrogen

Östrogen ist eines der beiden wichtigsten weiblichen Sexualhormone, und wir haben in den vorigen Kapiteln gesehen, wie wichtig Östrogen für alle möglichen Funktionen ist, denn wir haben in unserem gesamten Körper Östrogenrezeptoren sitzen. Östrogen sorgt dafür, dass sich in der Pubertät unser Fortpflanzungssystem entwickelt, und es reguliert auch unseren Menstruationszyklus. Es wird in unseren Eierstöcken produziert und bewirkt, dass sich unsere Gebärmutterschleimhaut jeden Monat nach der Menstruation wieder neu aufbaut und beim Eisprung am dicksten ist.

Wie bereits erwähnt, gibt es drei Haupttypen von Östrogenen, die unser Körper produziert – hier eine kurze Wiederholung, falls du diesen Abschnitt überlesen hast:

- Östradiol: wird hauptsächlich von den Eierstöcken während der fruchtbaren Jahre gebildet.
- Östriol: wird während der Schwangerschaft von der Plazenta gebildet.
- Östron: wird in den Nebennieren und im Fettgewebe gebildet. Nach den Wechseljahren ist es das einzige Östrogen, das der Körper auf natürliche Weise weiterproduziert.

Wenn unser Östrogenhaushalt aus dem Gleichgewicht gerät, kann das eine ganze Reihe von Symptomen auslösen und die Regelmäßigkeit unseres Zyklus beeinträchtigen. Zu viel Östrogen kann zum Problem werden (auf das ich im Kapitel »Woher kommt diese Wut in mir?« ausführlicher eingehe), und es bewirkt möglicherweise auch, dass unsere Periode sehr stark wird und lang andauert. Ein Östrogenmangel kann ebenfalls schlimme Folgen haben, wie sehr unregelmäßige oder schwache Monatsblutungen und eine (Über-)Empfindlichkeit der Brüste.

Progesteron

Progesteron ist das andere wichtige weibliche Sexualhormon, das zusammen mit Östrogen unseren Menstruationszyklus steuert. Wie Östrogen wird Progesteron von den Eierstöcken ausgeschüttet. Nach dem Eisprung schließt sich der leere Follikel wieder und bildet den Gelbkörper, der Progesteron freisetzt. Die Aufgabe von Progesteron ist es, die Gebärmutterschleimhaut auf eine Schwangerschaft vorzubereiten. Kommt es nicht zu einer Befruchtung, sinkt der Progesteronspiegel gegen Ende des Zyklus stark ab. Ergibt sich doch eine Schwangerschaft, bleibt der Progesteronspiegel hoch, da er für die Versorgung der Plazenta wichtig ist.

Ein niedriger Progesteronspiegel kann Wassereinlagerungen und Blähungen, Angstzustände und Reizbarkeit sowie nächtliche Schweißausbrüche, schlechten Schlaf, unregelmäßige Zyklen und Fruchtbarkeitsstörungen verursachen.

Testosteron

Wenn du das Kapitel »Woher kommt diese Wut in mir?« gelesen hast, weißt du bereits, wie wichtig Testosteron für Frauen und Männer ist. Vielleicht überrascht es dich zu erfahren, dass Testosteron auch eine Rolle im Menstruationszyklus spielt.

Im Gegensatz zu Östrogen und Progesteron reguliert das Testosteron nicht unseren Menstruationszyklus, vielmehr steuert es unseren Sexualtrieb. In Kombination mit einem Anstieg der Östrogene fühlen wir uns um den Eisprung herum wahrscheinlich besser,[47] denn – ob wir es wollen oder nicht – der Körper ist auf Fortpflanzung programmiert!

Zu viel Testosteron im Körper kann Akne und Hautprobleme, eine vermehrte Körperbehaarung und Schlafstörungen sowie das polyzystische Ovarialsyndrom (PCOS) hervorrufen.

Pregnenolon

Pregnenolon ist der Ausgangsstoff vieler Hormone, die für unseren Zyklus wichtig sind, etwa Östrogen, Progesteron, Testosteron, Cortisol und andere. Es wird in den Nebennieren aus Cholesterin gebildet (erinnere dich, wir BRAUCHEN Cholesterin!) und es wird manchmal auch als »Vorläuferhormon« bezeichnet.

Niedrige Pregnenolonwerte sind ein deutliches Zeichen dafür, dass wir uns der Perimenopause nähern, sie können für Symptome wie Benommenheit und Schlaflosigkeit verantwortlich sein. Pregnenolon ist als Nahrungsergänzungsmittel rezeptfrei erhältlich.

Follikelstimulierendes Hormon (FSH)

Dieses Hormon wird in der Hirnanhangsdrüse (Hypophyse) gebildet. Es sorgt dafür, dass die Eizelle im Eierstock heranreift, und regt die Eierstöcke zur Ausschüttung von Östrogen an.

Luteinisierendes Hormon (LH)

Das luteinisierende Hormon, das ebenfalls in der Hirnanhangsdrüse gebildet wird, bewirkt die Freisetzung der reifen Eizelle aus dem Eierstock und regt die Ausschüttung von Progesteron an.

Die Schilddrüsenhormone

Unsere Schilddrüse hat die Form eines Schmetterlings und befindet sich am unteren Ende unseres Halses unterhalb des Kehlkopfs. Die Schilddrüse steuert unseren Menstruationszyklus, und wenn unsere Schilddrüsenwerte aus dem Gleichgewicht geraten, bringt das auch unseren Zyklus durcheinander. Zu wenig Schilddrüsenhormone (Hypothyreose, »Unterfunktion«) können starke Blutungen auslösen, bei zu vielen Schilddrüsenhormonen (Hyperthyreose, »Überfunktion«) kommt es zu schwachen oder zum Ausbleiben der Monatsblutungen.

> **EINE ANMERKUNG ZUM CORTISOLSPIEGEL**
>
> Unser »Stresshormon« Cortisol taucht immer wieder auf, und das nicht ohne Grund. Es ist wichtig zu wissen, dass unser Cortisolspiegel mit zunehmendem Alter allmählich ansteigt, was die Nebennieren zusätzlich belastet und zur sogenannten *Nebennierenschwäche* führen kann. Symptome der Nebennierenschwäche sind Stimmungsschwankungen, starke Blutungen, Kopfschmerzen und das vermehrte Auftreten des prämenstruellen Syndroms (PMS) – im Wesentlichen viele der Symptome, mit denen wir es zu tun bekommen, wenn die ANDEREN Hormone aus dem Gleichgewicht geraten. Das bedeutet, wir können an Nebennierenschwäche leiden, ohne es zu bemerken.

Was passiert mit unseren Hormonen im Menstruationszyklus?

Die Pubertät

Alles, was mit dem Zyklus zu tun hat, beginnt, wenn du in die Pubertät kommst, was ab etwa elf Jahren der Fall ist. Die weibliche Pubertät ist die Zeit, in der du körperlich zur Frau heranreifst, ausgelöst durch das altbekannte Östrogen: Deine Körperbehaarung bildet sich aus, die Hüften werden breiter und die Brüste entwickeln sich. Auch die Menstruation setzt ein.

Die fruchtbaren Jahre und die Pille

Wenn die Menstruation einmal eingesetzt hat, dauert es einige Jahrzehnte, bis sich in der Perimenopause alles wieder ändert.

Wir durchlaufen einen monatlichen Zyklus, in dem die Hormone phasenbezogen schwanken, was – wie wir alle wissen – beträchtliche Auswirkungen auf unser körperliches, geistiges und emotionales Wohlbefinden haben kann.

Zu diesem Zeitpunkt beginnen viele junge Frauen, die Pille zu nehmen – und zwar nicht nur zur Verhinderung einer Schwangerschaft. Wie ich bereits erzählte, hatte sie in den 1990er-Jahren bei mir und meinen Freundinnen einen hohen gesellschaftlichen Stellenwert, und ich kenne viele Frauen, die dasselbe sagen. Die Einnahme der (geeigneten) Pille kann auch helfen, den Zyklus zu regulieren, Menstruationsschmerzen zu lindern und Akne zu bessern. Tatsächlich bekommt jeder dritte weibliche Teenager empfohlen, die Pille aus anderen Gründen als zur Empfängnisverhütung zu schlucken. Aber zu viele junge Frauen wissen gar nicht genau, was sie ihrem empfindlichen Hormonhaushalt mit der Einnahme der Pille antun. Und wie schon gesagt: Ich wusste es damals auch nicht.

Die Wirkung der Pille auf unsere Hormone

Die Kombinationspille enthält neben speziellen Östrogenen und Progesteronen zur Vortäuschung einer Schwangerschaft eine Vielzahl anderer Hormone. Tatsächlich sind es neun verschiedene, sodass du mit der Pille eigentlich schon eine Hormonersatztherapie machst! Die Pille überdeckt nicht nur jede echte hormonelle Dysbalance, die du haben könntest, vielmehr kann sie auch verschiedene unvorhergesehene gesundheitliche Probleme verursachen, über die wir meiner Meinung nach längst nicht ausreichend informiert sind.

Untersuchungen an der Universität Kopenhagen haben ergeben, dass bei Mädchen im Teenageralter, die die Pille nehmen, 80 Prozent häufiger eine klinische Depression diagnostiziert wird und dass bei Frauen, die die Pille zehn Jahre oder länger nehmen, ein erhöhtes Risiko für Gebärmutterhals- und Brustkrebs besteht. Die Pille beeinflusst die Stressreaktion des Körpers und kann sogar die Partnerwahl beeinflussen, wie Dr. Sarah E. Hill in ihrem Buch *Wie uns die Pille verändert* schreibt. Beängstigend! Die Pille beeinträchtigt auch die Aufnahme lebenswichtiger Vitamine und Mineralstoffe im Körper, sie kann unsere Fruchtbarkeit negativ beeinflussen und das Risiko der Bildung von Blutgerinnseln (Thrombose) erhöhen.

Es ist schier unglaublich, wie wenig Ahnung wir noch davon haben, wenn wir uns schon hormonelle Verhütungsmittel einwerfen und uns superreif fühlen. Ich bin nicht hier, um zu sagen: »Nehmt nicht die Pille«, aber ich glaube, wir müssen uns genauer darüber informieren, was wir unserem Hormonhaushalt antun und auf welche Weise die Pille ihn aus dem Gleichgewicht bringen kann. Wenn du dieses Buch als junges Mädchen oder junge Frau liest, hast du noch genug Zeit, um zu ermitteln, wie dein optimaler Hormonstatus aussieht. Ich empfehle dir, einen DUTCH-Test durchzuführen, um herauszufinden, was DEIN optimaler Wert ist, auf den du dich für die nächsten Jahrzehnte verlassen kannst. Ich wünschte, ich hätte diesen Test in meinen Zwanzigern machen lassen. Die Messung deines Hormonspiegels ist ein guter Anhaltspunkt für die Zukunft und ein perfektes Geschenk für deine Tochter (damit die nächste Generation nicht länger auf Spekulationen angewiesen ist).

Wenn du erfahren möchtest, wie deine Hormone ohne den Einfluss von Verhütungsmitteln funktionieren, kannst du versuchen, die Pille für einige Monate abzusetzen. Aber bitte tu das auf gar keinen Fall, ohne die möglichen Folgen im Auge zu behalten – und definitiv alternative Methoden für einen geschützten Geschlechtsverkehr anzuwenden –, aber es ist eine Option, über die du vielleicht einmal nachdenken solltest. Wenn du keine künstlichen Hormone einnimmst, hast du die Möglichkeit, deinen optimalen Ausgangswert mit einem DUTCH-Test zu bestimmen. Du kannst deine Symptome mit deinen Hormonwerten abgleichen und daraus ableiten, womit du es zu tun hast. Wir alle haben unterschiedliche Hormonwerte, und es ist gut für dich, deine Werte zu kennen und zu wissen, wie du sie für dich optimal austrickst.

Wenn du älter bist und dich der Perimenopause näherst, ist es nicht mehr möglich, dein optimales hormonelles Gleichgewicht herzustellen, weil du den Test nicht schon in jüngeren Jahren gemacht hast. Stattdessen musst du dich an den geltenden »Normwerten« orientieren und durch Ausprobieren herausfinden, was bei dir funktioniert. Solange du allerdings noch die Pille nimmst, kannst du deine Hormone und deine Symptome nicht zuverlässig bestimmen.

Die Hormone im regelmäßigen 28-tägigen Menstruationszyklus

Ich kann mir vorstellen, dass viele denken: »Ich wünschte, ich hätte einen regelmäßigen 28-Tage-Zyklus, meiner ist völlig durcheinander.« Ich verstehe das, bitte aber um Geduld. Hier möchte ich nur erklären, was in einem »normalen« 28-Tage-Zyklus hormonell passiert, damit wir verstehen, wie unsere Biologie zu verschiedenen Zeiten im Monat funktioniert und wie sich unser Hormonspiegel verändert.

Wie bei ALLEM, was sich auf der hormonellen Ebene abspielt, ist es ein kompliziertes Zusammenwirken vieler verschiedener Hormone, die sich auf vielfältige Weise bemerkbar machen können, wenn sie aus dem Gleichgewicht geraten sind, aber die wichtigsten sind Östrogen und Progesteron.

Die verschiedenen Zyklusphasen

Tage 1–5: Menstruation

Oder anders ausgedrückt deine Periode/Tage. In dieser Zeit blutest du, weil deine Gebärmutter die Schleimhaut abbaut, die sich im letzten Monat gebildet hat. Sowohl Östrogen als auch Progesteron sind sehr niedrig, weshalb du nicht gerade in deiner Bestform bist.

Tage 5–14: Follikelphase

Nach der Regelblutung signalisiert das Gehirn den Follikeln (Eibläschen in den Eierstöcken) über das Hormon FSH, dass es eine Eizelle heranreifen lassen soll. Etwa ab dem sechsten Tag im Zyklus steigt der Östrogenspiegel an: Die Gebärmutterschleimhaut baut sich allmählich auf, du fühlst dich energiegeladener und deine Stimmung hebt sich (hurra!).

Tag 14: Eisprung

Der Follikel platzt auf und gibt die Eizelle frei, die aus dem Eierstock austritt. Der Östrogenspiegel erreicht seinen Höchststand.

Tage 15–28: Gelbkörperphase

Aus dem Follikel entsteht der Gelbkörper, der das Hormon Progesteron bildet. Dieses bewirkt, dass sich die Gebärmutterschleimhaut verdickt, damit sich eine befruchtete Eizelle einnisten kann. Im letzten Teil des Zyklus sinken die Testosteron-, Östrogen- und Progesteronspiegel allmählich, was häufig die berüchtigten PMS-Beschwerden auslöst.

Perimenopause und Menopause

ALLES, was mit der Gesundheit von Frauen zu tun hat, wurde früher totgeschwiegen, so auch die Wechseljahre oder Menopause. Unsere Mütter und Großmütter tuschelten nur über diesen »Wechsel«, und als ich jünger war, hatte ich keine Ahnung, was auf mich zukommen würde – und auch, dass ich mich dafür schämen müsste.

Aus medizinischer Sicht ist die Menopause die Zeit, in der du nicht mehr fruchtbar bist. Wenn du ein ganzes Jahr lang keine

Regelblutung mehr gehabt hast, spricht man von den Wechseljahren. Das bedeutet auch, dass sich dein Hormonhaushalt wieder drastisch verändert. Und wie alles, was mit unseren Hormonen zu tun hat, verläuft auch dieser Prozess nicht bei allen Frauen reibungslos und einfach. Manche Frauen scheinen ohne Probleme durch ihre Wechseljahre zu kommen, während andere mit den starken Nebenwirkungen zu kämpfen haben, die durch den schwankenden Hormonspiegel ausgelöst werden, wie etwa Gehirnnebel, Schlaflosigkeit, Wutausbrüche, Stimmungsschwankungen und Hitzewallungen (um nur ein paar zu nennen).

Für viele Frauen ist die Perimenopause eine viel schwierigere Zeit als die eigentliche Menopause. Die Perimenopause – die Übergangsphase bis zur Menopause – kann jederzeit ab Mitte 30 beginnen, obwohl die meisten Frauen die ersten Symptome im Durchschnittsalter von etwa Mitte 40 verspüren. (Wie wir wissen, sind die meisten von uns weit vom Durchschnitt entfernt!) Die Dauer der Perimenopause beträgt im Durchschnitt vier Jahre, wobei sie in Einzelfällen bis zu 15 Jahre dauern kann. *Verflixt noch mal!*

Die Hormone während der Perimenopause

In der Perimenopause verändert sich der Hormonspiegel allmählich drastisch: Östrogen- und Progesteronspiegel schwanken von Monat zu Monat und die Eierstöcke arbeiten nicht mehr zuverlässig: Von einer Minute auf die andere ändern sie ihre Funktionsweise. So als würde man die Pubertät noch einmal durchleben – nur diesmal in der umgekehrten Richtung! Das Ergebnis ist eine Art Achterbahnfahrt mit vielen lebensverändernden Symptomen.

Das Verhalten der wichtigsten weiblichen Hormone in der Perimenopause:

FSH: Der Wert steigt und fällt (manchmal von einem Tag auf den anderen).
Östrogen: Der Wert steigt und fällt
Progesteron: Der Wert bleibt niedriger, da der Eisprung seltener und unregelmäßiger erfolgt.[48]

Diese Veränderungen haben Einfluss auf viele andere Hormone, weil wir in unserem ganzen Körper Östrogenrezeptoren haben. Wie bereits erwähnt, begann ich mich mit Ende 30 für die Perimenopause zu interessieren, weil meine PMS-Beschwerden immer stärker wurden. Bis zu diesem Zeitpunkt war ich *mir nicht im Geringsten* bewusst, dass es sich um die Perimenopause handeln könnte. Ich begann, meinen Zyklus und meine Stimmung mit einer App zu verfolgen, und allmählich wurde mir klar, dass ich nicht nur Biohacking durchführte, sondern mich auch in der Perimenopause befand, obwohl es aus Sicht des Hausarztes »zu früh« war.

Woran erkenne ich die Perimenopause?
Seit Menschengedenken haben viele Frauen mit den belastenden Symptomen der Perimenopause zu tun, ohne a) die Ursache(n) ihrer Symptome zu kennen, oder b) zu wissen, wie sie sich helfen können. Selbst heute noch steigen die Selbstmordraten bei Frauen im Alter von 45 bis 74 Jahren, dem Hauptzeitalter für Perimenopause und Menopause.[49] Wir sollten unbedingt die hormonellen Prozesse in dieser Phase verstehen und Fehldiagnosen nicht akzeptieren, wie sie oft (irrigerweise) von unseren Hausärzten gestellt werden, die sich mit den Wechseljahren nicht auskennen, weil sie darin nicht ausgebildet sind. Deshalb solltest du unbedingt deinen Frauenarzt/deine Frauenärztin aufsuchen.

Hausärzte und Hausärztinnen diagnostizieren bei Frauen Depressionen oder Angstzustände (und verschreiben Antidepressiva), obwohl ihre Probleme zyklus- und hormonell bedingt sind. Ich höre immer wieder Geschichten wie die von Pamela auf Instagram: »Ich bin 42 und leide unter Gehirnnebel, fühle mich überfordert und habe eine ganze Reihe anderer Symptome. Ich glaube, ich bin in den Wechseljahren. Die Ärzte belächeln mich.«

Es gibt keinen wirklich validen Test für die Perimenopause, also musst du selbst beurteilen, wie sich die Dinge bei dir verändert haben, deshalb ist das *Nachverfolgen* so wichtig. Schau bei allem ganz genau hin: Sind deine üblichen Menstruationsbeschwerden stärker geworden? Ist deine Stimmung schlechter oder eher wechselhaft? Hast du keine Energie mehr? Hast du Selbstzweifel und führst einen negativen inneren Monolog? Tritt das den ganzen Monat über auf oder nur an bestimmten Tagen? Wenn es schwankt, hängt es mit deinem Zyklus zusammen. Um das zu erkennen, musst du es notieren. Du solltest so viele Informationen wie möglich über dich sammeln, damit du deiner/deinem Frauenärztin/Frauenarzt deine Symptome gut erklären kannst (wenn du Tests oder eine Hormonbehandlung machen möchtest).

Wenn du herausfindest, was hinter deinen Symptomen steckt, welche Faktoren dazu beitragen und wie du sie verändern kannst, hast du das stärkste Werkzeug in der Hand, um etwas zu verändern. Entscheidend ist, dass du dein Muster erkennst und dieses Wissen bestmöglich für dich nutzt. Wissen ist Macht!

Die Geschichte der Hormonersatztherapie

Glücklicherweise wird heute wesentlich mehr über Hormonersatztherapie gesprochen und die ganze Welt beginnt allmählich zu verstehen, wie wichtig sie für Millionen von Frauen ist. In den letzten Jahren hat sich diesbezüglich in der Gesellschaft ein Wandel vollzogen. Anstatt Hormonersatztherapien als »ganz nett« für ältere Frauen zu betrachten (auch hier diese Scham über unsere Biologie), berichten Frauen immer häufiger darüber, wie sie ihnen regelrecht beim Überleben hilft. Ich sehe das oft bei meinen Follower:innen auf Instagram. Nikki schrieb: »Mein Geduldsfaden war ständig kurz vorm Reißen, und ich habe mich über alles und jeden aufgeregt, aber nicht gemerkt, wie schlimm es geworden war. Vor drei Monaten habe ich mit der Hormonersatztherapie begonnen und schon einen großen Unterschied festgestellt.«

Die Hormonersatztherapie gibt es seit den 1960er-Jahren, nachdem es Wissenschaftlern gelungen war, Östrogen synthetisch herzustellen. Erstaunlicherweise wurde der Wirkstoff für die Hormonersatztherapie ursprünglich aus der Extraktion von Östrogen aus dem Urin trächtiger Stuten hergestellt! (Die einzige Marke, die diese Methode heute noch anwendet, ist Premarin, das nur selten verschrieben wird.) In den 1990er-Jahren erfuhr die Hormonersatztherapie einen großen Aufschwung, doch Anfang der 2000er-Jahre wurde eine Studie veröffentlicht, die einen Zusammenhang zwischen Hormonersatztherapie und einer erhöhten Rate an Brustkrebs, Schlaganfällen und Blutgerinnseln (Thrombosen) aufzeigte. Die Zahl der Frauen, die in Großbritannien eine Hormonersatztherapie einnahmen, ging damals von zwei Millionen auf eine Million zurück. Ich möchte mir lieber nicht vorstellen, welche Qualen die Frauen durchmachen mussten, weil sie sich nicht an die Hormone herangewagt haben.

Glücklicherweise wurde die Panik auslösende Studie schließlich auf den Boden der Tatsachen zurückgeführt – es stellte sich nämlich heraus, dass das erhöhte Risiko NUR für Frauen bestand, die mit der Hormonersatztherapie erst im Alter von 70 Jahren oder später begonnen hatten! Bei Frauen, die vor dem 60. Lebensjahr damit begonnen hatten – also die meisten von uns –, zeigte sich, dass die Hormonersatztherapie sogar gesundheitliche Vorteile hatte.[50]

Der Unterschied zwischen einer körperidentischen und einer bioidentischen Hormonersatztherapie

Die beiden Therapieformen sind leicht zu verwechseln (ist mir auch schon passiert). Das sind die Unterschiede:

Bioidentische Hormonpräparate (meine persönliche Wahl) werden aus Pflanzen gewonnen und besitzen dieselbe Struktur wie körpereigene Hormone. Sie werden für jede Person individuell zusammengestellt und enthalten mitunter Hormone in Dosierungen, die für Frauen nicht zugelassen sind, wie etwa DHEA (Dehydroepiandrosteron). Bioidentische Hormontherapien sind in Deutschland keine Kassenleistung, sie werden auf Privatrezept verordnet und müssen selbst bezahlt werden; in Einzelfällen übernehmen private Kassen die Kosten.

Körperidentische Hormonpräparate entsprechen exakt den natürlichen Hormonen des Körpers. In der Regel handelt es sich dabei um Östradiol (die Art von Östrogen, die wir während unserer fruchtbaren Jahre produzieren) in Form eines Pflasters oder Gels und bei Bedarf auch um Progesteron. Diese Präparate sind ebenfalls keine Kassenleistung in Deutschland. Auch hier übernehmen Privatkassen in Einzelfällen die Kosten.

Wenn du eine Hormontherapie durchführen möchtest, informiere dich zuvor *gründlich* über die entsprechenden Ärzte und Ärztinnen, die sie verabreichen. Wir sind alle vollkommen unterschiedlich, deshalb muss die Hormonzusammenstellung auch individuell angepasst werden. Ich empfehle meinen Freundinnen immer, eine Hormonersatztherapie in Betracht zu ziehen, wenn sie sich schlecht fühlen. Unsere Lebenszeit ist begrenzt, deshalb sollten wir unseren Hormonhaushalt so gut wie möglich stärken, bevor wir alle durch Osteoporose mit gebrochenen Knochen enden.

Im Laufe der Jahre habe ich verschiedene Hormontherapien ausprobiert. Ich habe Progesteron genommen, weil ich mich sehr ängstlich fühlte. Doch obwohl die Dosis sehr niedrig war, ging es mir noch schlechter. Ich glaube, ich habe entweder eine Progesteronunverträglichkeit oder brauche eine höhere Dosis. Ich habe auch ein Östrogen-Gel, das ich auftrage, wenn ich das Gefühl habe, dass ich es brauche, aber das hat bei mir nie wirklich geholfen (weiter unten im Abschnitt über meine Schilddrüse beschreibe ich, warum). Als meine Mutter noch lebte, sagte sie mir, dass sie auf Progesteron genauso reagierte wie ich. Vieles ist genetisch bedingt. Wenn du die Möglichkeit hast, frag deine Mutter, wie sie die Perimenopause und die Menopause erlebt hat, um eine Vorstellung davon zu bekommen, wie es bei dir ablaufen könnte.

MEINE SCHILDDRÜSEN-ENTDECKUNG

Bekanntlich bin ich ständig auf Entdeckungsreise in Sachen Hormone und Biohacking. Ich erkunde neue Möglichkeiten, mich selbst zu behandeln, finde neue Experten, mit denen ich zusammenarbeite, und erforsche, was auf der biochemischen Ebene wirklich vor sich geht. Als ich dieses Buch schrieb, war ich sehr erschöpft: Gehirnnebel, Stimmungstiefs, geringe Libido und eine Gewichtszunahme um die Taille herum, die ich weder durch Laufen noch mit Kryotherapie loswurde.

Diese Symptome ähnelten zunächst denen einer normalen Perimenopause, aber schließlich stellte sich heraus, dass die Ursache meine Schilddrüse war, die völlig aus der Spur geraten war. Als ich mit einem neuen Experten, Justin Maguire, zusammenarbeitete, erklärte er mir den erstaunlichsten und einfachsten Trick, um herauszufinden, was los war: Ich musste mehrmals am Tag meine Basaltemperatur messen.

Die Körpertemperatur beeinflusst unseren Stoffwechsel, der wiederum von den Schilddrüsenhormonen reguliert wird. Als ich meine Körpertemperatur (mit einem handelsüblichen Thermometer) drei Stunden nach dem Aufwachen und dann alle drei Stunden maß, notierte und in ein Diagramm eintrug, konnte ich erkennen, dass sich ein Muster herausbildete. Ich hatte eine niedrige Körpertemperatur (sie lag bei 36,5 Grad, unter 37 Grad Celsius gilt als niedrig), was bedeutet, dass ich eine Schilddrüsenunterfunktion habe – meine Schilddrüse produziert nicht genug T3- und T4-Hormone, was sich, wie bereits erwähnt, negativ auf die Produktion vieler anderer Hormone auswirkt. Damit hatte ich einen guten Ansatzpunkt für weitere Nachforschungen.

Meiner eigenen Theorie nach bilden viele meiner früheren Traumata den Grund für meine erschöpfte Schilddrüse. Als ich klein war, hatte mein Mutter viele ernsthafte gesundheitliche Probleme, was mich schon in jungen Jahren in höchste Alarmbereitschaft versetzte. So wie ich nun mal bin, habe ich diese traumatische Erfahrung nicht wirklich verarbeitet, und als Teenager versuchte ich, sie dadurch zu bewältigen, dass ich ständig ausging und mir vorzugsweise Energie durch Adrenalin und Cortisol verschaffte – eine ungeheure Strapaze für meine Schilddrüse. Als ich dann in meinen Dreißigern war, ging meinem Körper wohl einfach das Schilddrüsenhormon aus und ich rutschte in eine Schilddrüsenunterfunktion. Deshalb trinke ich literweise Kaffee und jogge ständig, um meinen Dopaminspiegel zu erhöhen.

Jetzt behandle ich meine Schilddrüsenunterfunktion mit bioidentischem Schilddrüsenhormon in Kombination mit schilddrüsenunterstützenden Vitaminen und Mineralstoffen wie Selen, Jod, Vitamin B_{12} und FORSKOLIN. Das hört sich vielleicht nicht sehr appetitlich an, aber die Kapseln kann man gut einnehmen. Ich habe genau die richtige Dosis gefunden, sodass meine Körpertemperatur wieder im Normalbereich ist. Ich fühle mich bereits stabiler und komme in Situationen zurecht, die mich früher überfordert hätten (z. B. der Umgang mit betrunkenen Männern mittleren Alters bei einem Golfturnier, an dem ich kürzlich mit meinen Söhnen teilgenommen habe!).

Wie bei allen Ratschlägen in diesem Buch möchte ich auch von diesem Trick nicht behaupten, dass er bei jeder und jedem wirkt, und ich selbst muss definitiv noch an mir arbeiten, um meinen Östrogen- und Dopaminspiegel wieder auf ihre Grundlinienwerte zu bringen. Aber es hat mich einmal mehr darin bestätigt, dass es bei Hormonen keine Einheitslösungen gibt und dass es sich immer lohnt, neue Wege zu gehen und Möglichkeiten auszuprobieren. Das Messen und Aufzeichnen der Körpertemperatur – was Frauen leicht selbst zu Hause durchführen können (du brauchst nur eine Tabelle aus dem Internet herunterzuladen) – kann so viel über die hormonelle Gesundheit verraten.

DEN HORMONZYKLUS AUSTRICKSEN (*OHNE* HORMONTHERAPIE)

Wenn du dir dieses Kapitel als Erstes vornimmst, werden meine Ratschläge dir völlig neu sein. Wenn du aber schon den größten Teil des Buches gelesen hast, wirst du bei diesem Kapitel vielleicht denken: »Das kenne ich doch schon.« Das liegt daran, dass vieles in unserem Zyklus mit so ziemlich jedem anderen Aspekt des Lebens zusammenhängt: mit der Stimmung, dem Schlaf, dem Appetit, dem Gehirnnebel usw.

Wie gesagt, unsere Hormone arbeiten nicht unabhängig voneinander in getrennten Räumen – das würde es zwar sehr viel einfacher machen, darüber zu schreiben, aber so funktioniert Wissenschaft nicht! Stattdessen tanzen sie die ganze Zeit miteinander und lösen Kaskaden verschiedenster Effekte und Symptome aus. Die eigentliche Ursache – beispielsweise ein problematischer Zyklus – kann sich bei jeder von uns ganz unterschiedlich äußern, etwa durch schlechten Schlaf, starke Blutungen, PMS. Es ist daher unvermeidlich, dass sich vieles von dem, was ich hier schreibe, mit Aussagen in vorigen Kapiteln überschneidet.

Ich empfehle dir, nicht nur dieses Kapitel zu lesen, sondern auch die anderen Kapitel, die für deine Symptome relevant sind. Wenn du also unter PMS mit Wut leidest, solltest du auch die Kapitel über Wut und Stimmungstiefs lesen. Wenn du gegen Ende deines Zyklus wie verrückt nach Kohlenhydraten und Zucker gierst, solltest du dich auch dem Kapitel »Warum muss ich andauernd essen?« widmen. Und so weiter. Aber zunächst ...

Meine Nahrungsergänzungsmittel-Empfehlung Nummer eins: DIM

DIM (auch bekannt unter seinem flotten Namen Diindolylmethan) ist eines der beliebtesten Hormonpräparate überhaupt. Unsere Magensäure produziert das Enzym DIM auf natürliche Weise, wenn wir Kreuzblütler (Kohlfamilie) wie Brokkoli essen, aber man müsste Unmengen davon in sich hineinstopfen, um eine Wirkung zu erzielen. Deshalb ist es in Form einer Nahrungsergänzung sinnvoll.

DIM ist großartig, weil es unseren Östrogenspiegel ausgleicht, indem es ihn richtig abbaut. Deshalb habe ich es im Kapitel »Woher kommt diese Wut in mir?« empfohlen, wo ich über Östrogendominanz sprach. Bislang gibt es relativ wenige Forschungsergebnisse zu DIM, aber es hat sich gezeigt, dass es überschüssiges Östrogen ausleitet, die Produktion von schützendem Östrogen fördert und schlechtes Östrogen (siehe dazu auch *Xenoöstrogene*, Seite 277) reduziert, das für einige Krebsarten verantwortlich ist. Daher lindert es die Symptome von PMS und Wechseljahren. Es reguliert unser Energie- und Stimmungsniveau und ist auch dafür bekannt, Akne zu mildern.[51] Die Tagesdosis beträgt 200 mg. Ich empfehle dir, es auszuprobieren, um allgemeine Hormonprobleme im Zusammenhang mit dem Menstruationszyklus anzugehen.

DIM eignet sich auch hervorragend für Männer, die ebenfalls unter Östrogendominanz leiden können – zu den Symptomen gehören Männerbrüste, übermäßiges Bauchfett, Stimmungsschwankungen, Reizbarkeit, geringe Libido und Depressionen.

HORMONELLE ZYKLUSSTÖRUNGEN IN DEN GRIFF BEKOMMEN

PMS (das prämenstruelle Syndrom)

PMS ist grauenhaft, nicht wahr? In den Tagen vor der Menstruation sinkt unser Progesteronspiegel drastisch ab, was unsere

Sexualhormone aus dem Gleichgewicht bringt. Während dieser Zeit können starke Beschwerden auftreten, die je nach individueller Konstitution sehr unterschiedlich sind. Tatsächlich gibt es 150 anerkannte medizinische Symptome, mit denen Frauen in der Zeit vor der Menstruation zu kämpfen haben. 150! Dazu gehören Blähungen, Kopfschmerzen und Launenhaftigkeit, Krämpfe, Schädelbrummen und Gereiztheit, Müdigkeit, Heißhunger (mehr dazu weiter unten) und Wut. Echt wonnig!

In meinen jüngeren Jahren litt ich überhaupt nicht unter PMS. Erst als ich älter wurde, bemerkte ich Symptome und begann, sie mit der Flow-App zu tracken. Erst seit es diese App gibt, kann ich sagen: »Das sind die Tage, an denen ich noch erregter und wütender bin.« Das Problem bei PMS-Beschwerden: Die Symptome, unter denen wir leiden, sind oft Teil eines größeren Puzzles – die Symptome, der Zyklus und unsere Gewohnheiten hängen alle irgendwie zusammen.

Deshalb ist es manchmal schwierig zu erkennen, wo PMS-Beschwerden aufhören und andere Gesundheitsprobleme beginnen. Es gibt jedoch viele Möglichkeiten, das hormonelle Ungleichgewicht des PMS in den Griff zu bekommen und uns optimal durch den Monat zu bringen.

Die Stützpfeiler

Deine Stützpfeiler sind die Dinge, auf die du achten solltest: dass du ausreichend Schlaf, Bewegung und genügend Tageslicht abbekommst, um die Produktion des Glückshormons Serotonin anzuregen. Das sollte immer der erste Schritt sein. Wenn du Schlafprobleme hast und nicht genug Tageslicht tanken kannst – sei es aufgrund deiner Arbeit oder deines Lebensstils –, lies das Kapitel »Warum kann ich nicht schlafen?«, um einen tieferen Einblick in diese Problematik zu gewinnen.

Lebensmittel mit viel Fettsäuren und EPA

Lebensmittel mit reichlich Omega-3-Fettsäuren können SO VIEL bewirken, unter anderem kurbeln sie die Produktion von Serotonin an – was unsere Stimmung aufhellt –, sie unterstützen unser Immunsystem und mildern die Cortisolantwort ab. Alles in allem eignen sie sich hervorragend, um uns zu helfen, besser mit dem PMS umzugehen. Es hat sich aber auch gezeigt, dass sie die Beschwerden von PMS sogar lindern können (hurra!). Eine Studie, in der die teilnehmenden Frauen Omega-3-Präparate erhielten, erbrachte, dass sie weniger unter Depressionen, Angstzuständen, Blähungen, Kopfschmerzen und empfindlichen Brüsten litten.[52]

Omega-3-Fettsäuren stecken in fettreichen Seefischen, insbesondere in Makrelen, Lachs, Hering, Thunfisch und Sardinen (sowie in Austern), aber auch in Nüssen und anderen Lebensmitteln, die ich im Kapitel »Warum muss ich andauernd essen?« aufgeführt habe. Du kannst die Zufuhr auch durch die Einnahme der Omega-3-Fettsäure EPA (Eicosapentaensäure) erhöhen, die es als Nahrungsergänzung zu kaufen gibt Eine Tagesdosis von 1000 bis 2000 mg ist ein guter Anfang.

Vitamine für Progesteron

Alle B-Vitamine spielen bei der Bildung von Progesteron eine Rolle, denn sie bilden die Bausteine für unsere Fortpflanzungshormone: Die Vitamine B_2, B_6 und B_{12} sind die Hauptakteure bei der Aktivierung von Progesteron. Eine Studie hat sogar gezeigt, dass eine Erhöhung der täglich eingenommenen Menge an Vitamin B_6 den Progesteronspiegel so weit anheben kann, dass sich PMS-Beschwerden verbessern.[53]

B-Vitamine sind in der Nahrung enthalten – insbesondere in Lachs, Thunfisch, Eiern und Avocados – oder können als Nahrungsergänzungsmittel zugeführt werden.

Östrogendetox mit Calcium-D-Glucarat

Wenn du unter dem PMS mit schmerzenden Brüsten, Cellulite und Stimmungsschwankungen leidest, wird bei dir sehr wahrscheinlich Östrogen nicht richtig ausgeschieden. Östrogen muss entgiftet werden, damit es richtig wirken kann. Sonst staut es sich in der Leber und die falsche Art von Östrogen macht sich im Körper breit.

Du kannst die Entgiftungswege mit DIM reinigen (siehe Seite 245). Am besten liest du auch meine Tipps bei Östrogendominanz im Kapitel »Woher kommt diese Wut in mir?« Eine weitere gute Möglichkeit ist die Einnahme von Calcium-D-Glucarat-Präparaten, die die Leberfunktion unterstützen. Glucarsäure (die natürliche Form von Calcium-D-Glucarat) ist ein chemischer Stoff in unserem Darm, der die Leber unterstützt und wesentlich dazu beiträgt, dass überschüssiges Östrogen aus dem Körper ausgeschieden wird. Ohne ausreichende Mengen an Calcium-D-Glucarat werden die Hormone wieder aufgenommen, was zu einer Östrogendominanz führt (die auch Männer betrifft).

Unregelmäßige oder starke Menstruationsblutungen

Unsere Schilddrüse ist der Hauptschalter für die Regulierung des Menstruationszyklus, und wenn sie nicht richtig funktioniert, können unsere Zyklen völlig durcheinandergeraten – die Blutungen werden zu gering, zu stark oder unregelmäßig.

Wie bereits erwähnt, werden bei einer Schilddrüsenüberfunktion zu viele Schilddrüsenhormone produziert, was bewirkt, dass unsere Periodenblutung gering und kurz ist. Bei einer Schilddrüsenunterfunktion produzieren wir zu wenig Schilddrüsenhormone und haben starke Blutungen. In beiden Fällen, Hyper- und Hypothyreose, können unsere Zyklen vollkommen unregelmäßig werden.[54]

Eine weitere klassische Ursache für unregelmäßige Monatsblutungen ist die Perimenopause, in der die Sexualhormone stark schwanken, vor allem wenn der Östrogen- und der Progesteronspiegel sinken. Meine Freundin Becky wusste, dass sie sich in der Perimenopause befand, als nicht nur ihre Periode aus dem Gleis geriet, sondern sie auch jeden Monat an ein paar Tagen ihren Mann umbringen wollte!

Rotlichttherapie zur Stärkung der Schilddrüse

Eine gute Möglichkeit, die Schilddrüsenfunktion zu verbessern – ohne auf Steroide zurückgreifen zu müssen, die alle möglichen Nebenwirkungen haben können und unwirksam werden, sobald sich der Körper an sie gewöhnt – (hallo, Gewichtszunahme!). Rotlichtgeräte werden heute häufig eingesetzt, um den Hormonhaushalt ins Gleichgewicht zu bringen, und Studien haben nun gezeigt, dass die Anwendung von schwachem Rotlicht am Hals (dem Sitz der Schilddrüse) unsere Schilddrüsenfunktion[55] positiv beeinflussen kann.

Das mag nach Eso-Geschwurbel oder zumindest sehr unwissenschaftlich klingen, doch tatsächlich ist es die entzündungshemmende Wirkung der Rotlichttherapie, die die Schilddrüse dazu anregt, wieder richtig zu funktionieren. Ein gutes Rotlichtgerät kostet etwa 140 Euro, das ist eine nicht geringe, aber durchaus lohnende Investition. Außerdem fördert Rotlicht die Kollagenbildung und verbessert die Hautbeschaffenheit, darüber hinaus hilft es bei Muskel- und Gelenkschmerzen.

Xenoöstrogene meiden

Xenoöstrogene sind die »bösen« künstlichen Östrogene, die in vielen Kunststoffen (Plastikgetränkeflaschen), Reinigungsmitteln und sogar Lebensmitteln enthalten sind – eine genaue Liste findest du im Kapitel »Woher kommt diese Wut in mir?«. Sie sind ein Albtraum, weil sie die reguläre Tätigkeit der weiblichen Hormone stören, die Schilddrüsenfunktion beeinträchtigen und das Brustkrebsrisiko erhöhen können.

Akupunktur

Wenn du ein Kind bekommen hast, wurde dir vielleicht vor der Geburt Akupunktur verschrieben – ich erinnere mich auch an einige Sitzungen im Rahmen meiner IVF-Behandlung. Akupunktur ist schon seit Jahrtausenden Bestandteil der traditionellen chinesischen Medizin (TCM), aber es gibt noch keine ausreichenden validen wissenschaftlichen Belege, *warum* sie funktioniert – sei es, um die Fruchtbarkeit zu erhöhen, den Körper auf die Geburt vorzubereiten oder den Zyklus zu regulieren.

Im Rahmen einer Studie wurden Frauen mit einem sehr unregelmäßigen Zyklus erfolgreich mit Akupunktur behandelt. Wenn du unter unregelmäßigen Monatsblutungen leidest, die nicht mit der Perimenopause zusammenhängen, solltest du vielleicht eine Akupunktur-Expertin oder einen -Experten zurate ziehen.[56]

Unseren Heißhunger beherrschen

Das ist ein wichtiges Thema, mit dem ich immer noch zu kämpfen habe (denn ich bin im Grunde extrem zuckersüchtig). So viele meiner Followerinnen erleben vor ihrer Periode wahnsinnige Heißhungerattacken auf Zucker, ganz im Gegensatz zur übrigen Zeit des Monats. Lisa schrieb auf Instagram: »Bis zu meiner Periode kann ich vernünftig essen und dann gehen die Schleusen auf. Es ist schrecklich, als hätte ich die Kontrolle verloren. Manchmal merke ich gar nicht, dass ich schon wieder an den Kühlschrank oder den Vorratsschrank gehe, um mir irgendetwas zum Essen rauszunehmen.« Sheila sieht das ähnlich: »Ich kann den ganzen Monat richtig brav sein, aber am Tag vor meiner Periode und manchmal um den Eisprung herum überwältigt mich der Heißhunger. Ich esse eine Mahlzeit und könnte dann gleich alles noch einmal essen. Ich fühle mich leer und unzufrieden, und am nächsten Tag bin ich regelrecht deprimiert …«

Das passiert *(natürlich)*, weil die Spiegel unserer Wohlfühlhormone kurz vor der Menstruation stark abfallen, genauso ist es bei unseren Sexualhormonen, was uns hungriger macht, sodass der Cortisolspiegel (Stress) steigt.[57] Es ist also überhaupt kein Wunder, dass wir nach Schokolade greifen – oder was auch immer unser persönlicher Lieblingsfeind sein mag! Wie wir alle wissen, bewirkt der Konsum von Schokolade und Junkfood nicht, dass wir uns auf Dauer wohler fühlen. Im Folgenden werde ich dir erzählen, wie ich meine Ernährung meinem Zyklus anpasse. Es gibt auch einige Nahrungsergänzungsmittel, die du einnehmen kannst, um deine Gier nach Zucker zu zügeln.

NAC

NAC (N-Acetylcystein) wird heute als hervorragendes Mittel gegen alle Arten von Heißhungerattacken – und auch gegen Süchte – angepriesen, da es den Glutamathaushalt unseres Nervensystems reguliert. Glutamate sind Bestandteile der Glutaminsäure, einer nicht-essenziellen Aminosäure. Sie sorgt für die Steuerung der Gehirnfunktionen von Lernen (Lang- und Kurzzeitgedächtnis) und Verhalten. NAC kann helfen, sie zu regulieren.[58]

Chlorophyll

Erinnerst du dich daran, dass du in der Schule etwas über Fotosynthese gelernt hast? Mehr oder weniger deutlich? Wenn ja, dann kommt dir wahrscheinlich das Chlorophyll in den Sinn, ein Farbstoff, der in allen grünen Pflanzen steckt. Es ist aber auch ein erstaunlicher Nährstoff, der den Blutzuckerspiegel reguliert und jetzt als Nahrungsergänzungsmittel zur Behandlung von Typ-2-Diabetes angepriesen wird. Das Erstaunliche daran: Es flacht unsere Insulinspitzen ab, was wiederum den Heißhunger eindämmt.

L-Glutamin

Ich nehme die Aminosäure L-Glutamin in Pulverform ein, um gegen meinen Heißhunger auf Zucker anzukommen. Ich lasse einen halben Löffel unter die Zunge zergehen (kleine Warnung: Es schmeckt wie Talkumpuder!), was bei mir Wunder wirkt und über die ersten Tage des Heißhungers hinweghilft. Natürlich vertreibe ich ihn auch mit einem fettreichen Kaffee (Kaffee mit MCT-Öl oder Keto-Pulver). Ich muss das L-Glutamin nicht ständig nehmen, aber es ist gut, um den Blutzuckerspiegel auszugleichen und das Aminosäureprofil zu erreichen, das mein Appetit sucht.

ERNÄHRUNG ZUR UNTERSTÜTZUNG DES MENSTRUATIONSZYKLUS

Tage 1–14: Menstruation und Follikelphase

Während der Menstruation und in der darauffolgenden Woche sind Östrogen- und Progesteronspiegel niedrig, steigen aber langsam wieder an. In dieser Zeit solltest du dich ausruhen und regenerieren, also viel Kamillentee und Wasser trinken und die Serotoninproduktion mit fermentierten Lebensmitteln wie Kimchi und Sauerteigbrot fördern. Während der Menstruation verlierst du (natürlich) Blut, also iss mehr eisenhaltige Lebensmittel wie rotes Fleisch und Meeresfrüchte, denn sie enthalten Häm-Eisen, das der Körper sehr gut aufnehmen kann. Spinat hingegen enthält (der als Super-Eisenlieferant galt) Nicht-Häm-Eisen (dreiwertiges Eisen), das weniger gut aufgenommen werden kann. Mehr als 95 Prozent des funktionellen Eisens im Körper ist Häm-Eisen. Fun Fact: Venusmuscheln enthalten mehr Eisen als Rinderleber! Ein paar Stückchen hochwertige Bitterschokolade sind ideal, um den Magnesiumspiegel wieder aufzufüllen. Manchmal vermische ich dunkles Kakaopulver mit Keto-Pulver, Kollagen, Wasser und Stevia zu einem köstlichen Getränk.

Tage 14–24: Gelbkörperphase

In dieser Phase erreichen deine weiblichen Hormone ihren Höchststand, du fühlst dich wahrscheinlich in Topform und hast die meiste Energie. Unterstütz deine Leberfunktion und deine Entgiftungskanäle mit entzündungshemmenden Lebensmitteln wie Gemüse, Nüssen, nativem Olivenöl extra, Kurkuma und fettem Fisch (Omega-3-Fettsäuren) sowie nährstoffreichem Fleisch, Eiern und Milchprodukten.

Tage 24–28: Prämenstruelle Phase

Da dein Östrogen- und dein Progesteronspiegel in der Zeit vor der Menstruation sinken, solltest du Nahrungsmittel meiden, die Krämpfe verursachen, wie etwa Koffein und Alkohol. Unterstütze die Serotoninproduktion mit Blattgemüse, Puten- und Hühnerfleisch, rotem Fleisch, Bananen und Kirschen. Das ist die Zeit, in der die meisten von uns zu »Zuckeropfern« werden. Achte also darauf, dass du dich von gesunden Sachen wie fermentierten Lebensmitteln ernährst, sie treiben deinen Blutzuckerspiegel nicht in die Höhe – weshalb du dich nach dem Genuss auch nicht schlechter fühlst. Magnesiumreiche Lebensmittel wie Avocados, Bananen, Nüsse und Samen erhöhen den Magnesiumspiegel und helfen somit, Kopfschmerzen und Schlafproblemen vorzubeugen.

Lebensmittel zur Unterstützung des Zyklus

Das erkläre ich dir nicht, weil es eine Blaupause für alle wäre! Es gibt keine »ideale« Ernährungsweise, und ich hoffe, dass ich das in diesem Buch schon oft genug erwähnt habe und die Botschaft angekommen ist: Du musst deinen eigenen, persönlichen Weg finden, um deine Hormone positiv zu beeinflussen, also sie »auszutricksen«.

Es bringt dir Vorteile, wenn du deinen Zyklus möglichst gut unterstützt, indem du deine Ernährung an die verschiedenen

Zeiten im Monat anpasst und am besten nur natürliche Zutaten zu dir nimmst. Damit meine ich ECHTE Lebensmittel, kein verarbeitetes, abgepacktes Zeug, auch wenn es als »gesund« oder »zuckerfrei« angepriesen wird. Wir haben immer wieder festgestellt, dass verarbeitete Lebensmittel NICHT dazu beitragen, dass wir uns besser fühlen – wir brauchen B-Vitamine, viel Eisen und anständige Fettsäuren, um unsere Stimmung auszugleichen.

Das Intervallfasten

Wenn du die anderen Kapitel dieses Buches gelesen hast, weißt du bereits, warum ich eine große Befürworterin des Intervallfastens bin – was im Wesentlichen bedeutet, dass ich meine Mahlzeiten auf spätere Tageszeitpunkte verschiebe. Ich habe festgestellt, dass es für mein Energielevel gut funktioniert, weil die Ausschüttung des müde machenden Hormons Serotonin/Melatonin verzögert wird. Außerdem bin ich von Natur aus eine Suchtpersönlichkeit und weiß, dass ich nicht aufhören kann zu essen, wenn ich früh damit anfange. Meinen fetthaltigen Kaffee und die essenziellen Aminosäuren, die ich mit dem Kollagenpulver hinzufüge, helfen mir beim Durchhalten.

Wenn du es versuchen möchtest, brauchst du dich nicht an meinen Zeitplan zu halten, probiere stattdessen aus, was bei dir am besten funktioniert. Wie im Kapitel »Warum muss ich andauernd essen?« rate ich dir, *keine drastischen* Veränderungen vorzunehmen. Beginne damit, deine Essenszeiten allmählich nach hinten zu verschieben, indem du etwas später frühstückst und früher zu Abend isst. Beim Intervallfasten solltest du keinen Heißhunger verspüren – jedenfalls geht es mir so.

So wie aufgelistet esse ich (normalerweise), und das ist der GRUND, warum ich so esse. (Ausnahme: Bei einem chinesischen Imbiss sündige ich schon mal.)

Tage 1–14: Menstruation und Follikelphase

Was passiert jetzt?

In dieser Phase versuche ich, möglichst weitgehend auf Zucker zu verzichten. Die Lebensmittel sind zwar verlockend, aber ich weiß, wie schlecht ich mich fühle, wenn ich sie erst mal vertilgt habe. Wie gesagt, ich bin süchtig und weiß, dass ich nicht mehr aufhören kann, wenn ich erst einmal angefangen habe.

Hormonell bin ich in diesen zwei Wochen meines Zyklus am wenigsten belastbar. Mein Östrogen- und mein Progesteronspiegel sinken stark ab, was sich auf mein Dopamin, Cortisol und all die Wohlfühlhormone auswirkt! Wie schon erwähnt, ist meine Stimmung an den Tagen 1, 2 und 3 am tiefsten im Keller. Also versuche ich, mich selbst auszubalancieren und meine Serotoninproduktion durch Intervallfasten sowie den Konsum fermentierter und tryptophanhaltiger Lebensmittel anzuregen.

Was ich wann esse und trinke

Nach dem Aufstehen: Wasser mit Elektrolyten

7 Uhr:	Espresso mit Kollagenpeptiden
8 Uhr:	Fetthaltiger Kaffee mit MCT- und Kollagenpulver
13 Uhr:	Knochenbrühe, Kombucha
15 Uhr:	Noch mehr Knochenbrühe mit MCT-Öl oder Selleriesaft, wenn ich mich aufgebläht fühle
16 Uhr:	Proteinshake mit Nussmus und Nootropika
16:30 Uhr:	Kaffee mit L-Theanin
17:30 Uhr:	Abendessen – ein Löffel Kimchi/Sauerkraut als Vorspeise und dann wähle ich zwischen:

- Sauerteig-Sandwich mit Biofleisch, Salat und Avocado-Mayo von *Hunter & Gather* (ohne Pflanzenöl)
- Hausgemachter Hühner- oder Gemüsesuppe mit Knochenbrühe und Salat
- Biobraten

- Full English Breakfast mit Bratwürstchen, gebratenen Champignons, selbst zubereiteten Baked Beans, Bacon, Eiern in verschiedenen Variationen, Butter und Sauerteigbrot
- Avocado und Räucherlachs, Rührei und Käse auf geröstetem Sauerteigbrot
- Dessert: mit Stevia gesüßte Schokolade oder selbst gemachte Kakao-Avocado-Mousse

21–23 Uhr: Snacks, beispielsweise …

- Olivenölchips
- Käseplatte mit Sauerteigkräckern
- Selbst gemachte Hühnerleberpastete auf Sauerteigbrot mit Butter
- Kombucha

22 Uhr: Kamillentee

Tage 14–24: Gelbkörperphase

Was passiert jetzt?

In dieser Phase meines Zyklus brauche ich nicht so viel Serotonin, weil ich reichlich Östrogen habe – ich produziere Wohlfühlhormone wie ein Tier! Es ist die Zeit des Monats, in der ich mich am energiegeladensten, kreativsten und am meisten dem Leben zugewandt fühle. In dieser Zeit esse ich weniger Kohlenhydrate, weil ich nicht so gierig danach bin.

Was ich wann esse und trinke

Nach dem Aufwachen: Wasser mit Elektrolyten

7 Uhr: Espresso mit Kollagenpeptiden

8 Uhr: Fetthaltiger Kaffee mit MCT- und Kollagenpulver

12 Uhr: Fetthaltiger Kaffee mit MCT- und Kollagenpulver

13 Uhr: Kombucha
15 Uhr: Fetthaltiger Matcha-Tee mit MCT-Pulver und L-Theanin
17 Uhr: Knochenbrühe-Shot mit MCT-Öl
18 Uhr: Abendessen wie in der Menstruations- und Follikelphase, aber mit weniger Kohlenhydraten, deshalb halbiere ich die Brotportion
21–23 Uhr: Snacks, beispielsweise …

- Nussmus auf Apfel
- Käse und Sellerie mit Früchten auf Sauerteigkräckern mit Bio-Butter
- In Honig und Meersalz geröstete Walnüsse

22 Uhr: Kamillentee

Tage 24–28: Prämenstruelle Phase

Was passiert jetzt?

In den Tagen vor meiner Periode verspüre ich definitiv den größten Hunger! Deshalb esse ich früher am Tag und achte darauf, was mein Körper braucht. Ich fühle mich auch etwas aggressiver, was für mich in Ordnung ist, denn ich integriere einfach ein paar zusätzliche Laufrunden in meinen Tagesablauf und reduziere meine Koffeinzufuhr, weil es mich aggressiver machen könnte. (Matthew sagt allerdings, dass ich längst nicht mehr so blind vor Wut bin wie früher! Ich bin nur etwas bissiger als sonst.)

Was ich wann esse und trinke

Nach dem Aufstehen: Wasser mit Elektrolyten
7 Uhr: Kamillentee mit MCT-Pulver (manchmal allerdings auch Kaffee)
8 Uhr: Kombucha

9 Uhr: Full English Breakfast mit Sauerteigbrot und Bio-Weidebutter *oder* Räucherlachs, Avocado und Eiern (ich nehme auch Verdauungsenzyme mit Amylase [spaltet Kohlenhydrate], Protease [spaltet Proteine] und Lipase [spaltet Fette], um die Müdigkeit während der Verdauung zu verringern)

12 Uhr: Proteinshake aus Knochenbrühe-Pulver, gemischt mit roher Kuhmilch oder Kokosmilch, eine Banane und Nussmus, mit Stevia gesüßte Schokolade, und Kombucha über den Tag verteilt

18 Uhr: Abendessen mit der Familie wie in der Menstruations- und Follikelphase. Wenn wir essen gehen, trinke ich danach immer einen Entschlackungstee. Ich erlaube mir, in dieser Zeit etwas größere Mengen zu essen, aber ich betrachte das weder als Versagen noch als Belohnung, sondern als normales hormonell bedingtes Verhalten. Ich mache möglichst Niacin-Saunagänge, um mich zu entgiften und meine Stimmung zu heben. Außerdem gehe ich allein spazieren, um meinen Geist zu beruhigen und Entzündungen im Körper zu reduzieren.

21–23 Uhr: Snacks:

- Olivenölchips
- Käseplatte mit Sauerteigkräckern mit Butter, Obst und/oder Honig
- Selbst gemachte Hühnerleberpastete auf Sauerteigbrot mit Butter

22 Uhr: Kamillentee

Zurück zu den Basics

Meiner festen Überzeugung nach liegt der Schlüssel zur Regulierung deines Menstruationszyklus – unabhängig von deinem Thema – in zwei wesentlichen Tricks. Erstens: TRACKE deinen Zyklus und deine Symptome, um herauszufinden, was nicht in Ordnung ist. Zweitens: ARBEITE MIT deinem Zyklus, NICHT GEGEN ihn! Damit meine ich, dass du ihn so gut wie möglich durch deine Ernährung unterstützt, sobald du weißt, in welchem Zeitabschnitt du dich befindest. Schließlich möchtest du dich den ganzen Monat über so gut wie möglich fühlen und nicht den Hormonen und ihren Schwankungen ausgeliefert sein!

Übernimm die Kontrolle, nimm die Macht selbst in die Hand und besinne dich auf die Basics.

Mein momentaner Zyklus

Zyklusdauer: ____ Tage	Energielevel	Symptome	Gelüste	Stimmungsschwankung
Während der Periode				
Follikelphase				
Eisprung				
Gelbkörperphase				

Wie ich meinen Zyklus unterstütze

Zyklusdauer: ____ Tage	Essensplan	Nahrungsergänzungsmittel	Sport	Stimmungsschwankung
Während der Periode				
Follikelphase				
Eisprung				
Gelbkörperphase				

DR. E. – MIT ÄRZTEN UND ÄRZTINNEN ÜBER DEN ZYKLUS SPRECHEN

Immer mehr Frauen entscheiden sich für die integrative Medizin, um sich selbst und ihren Hormonzyklus besser zu verstehen. Auch wenn ich deinen ganzheitlichen, körperlich-geistigen Zugang zu deinem Menstruationszyklus voll und ganz unterstütze, ist es dennoch wichtig, auf zugrunde liegende Erkrankungen oder Beschwerden zu achten, wenn du Symptome entwickelst.

Ich rate dir, bei einem der folgenden Symptome einen Arzt aufzusuchen:

- unregelmäßige Blutungen, einschließlich Schmierblutungen zwischen den Perioden oder nach der Menopause
- unregelmäßiger vaginaler Ausfluss
- postkoitale Blutungen (Blutungen nach dem Geschlechtsverkehr)
- Veränderungen der Brust – unregelmäßiges Hautbild, Knoten oder Schmerzen
- Trockenheit, Jucken oder eine Reizung der Scheide

- Gewichtszunahme, verstärkter Haarwuchs und unregelmäßige Monatsblutungen – denk an das polyzystische Ovarialsyndrom (PCOS)
- Wechseljahresbeschwerden (die Wechseljahre können bereits vor dem 45. Lebensjahr eintreten und werden bei Frauen unter 40 Jahren als »Ovarialinsuffizienz« bezeichnet):
  - Hitzewallungen/Nachtschweiß,
  - Beeinträchtigung der Stimmung – Angstzustände, Stimmungsschwankungen, Stimmungstiefs,
  - wiederkehrende Harnwegsinfektionen/vaginale Trockenheit/Reizung,
  - Verlust des sexuellen Verlangens (Libido),
  - Schlafstörungen,
  - Müdigkeit, Schmerzen, Kopfschmerzen, die damit zusammenhängen können,
- Amenorrhö (Ausbleiben der Menstruation):
  - primär: keine Menstruation bis zum 13. Lebensjahr und keine sekundären Geschlechtsmerkmale (z. B. Brustentwicklung); keine Menstruation bis zum 15. Lebensjahr und normale sekundäre Geschlechtsmerkmale,
  - sekundär: Ausbleiben der Menstruation für drei bis sechs Monate nach einer normalen Menstruation oder für sechs bis zwölf Monate nach einer unregelmäßigen Menstruation.

Die langfristige Einnahme der Pille kann deinen Hormonzyklus beeinflussen. Wenn du die Pille nach längerer Zeit absetzt, wäre es daher eher ungewöhnlich, dass sich dein Zyklus sofort wieder normalisiert. Es kann einige Zeit dauern, bis der Eisprung wieder einsetzt. Es kommt auch häufig zu einem Nährstoffmangel und zu Veränderungen des Darmmikrobioms. Um deinen Hormonhaushalt wieder auszubalancieren, musst du dich also um deinen Darm kümmern, die Leber entgiften und schließlich auch die Spiegel der anderen Hormone (aus Nebennieren und Schilddrüse) wieder in Ordnung bringen. Ärzte stellen fest, dass immer mehr Frauen im fortgeschrittenen Alter schwanger werden wollen und Kinderwunschbehandlungen ihnen Hoffnungen machen. Fertilitätsbehandlungen funktionieren, aber nicht immer. Um schwanger zu werden, braucht es mehr als die Einnahme von Hormonen, die das Wachstum und die Vermehrung der Eizellen in den Eierstöcken anregen. Ich empfehle, bei der Vorbereitung auf eine Schwangerschaft auf das biologische Gleichgewicht zu achten – mit Nährstoffen, gezielter Ernährung und einem veränderten Lebensstil: der ganzheitliche Ansatz.

Wir haben beobachtet, dass eine Unterstützung des Eisprungs und der Einnistung der Eizelle durch unterstützende Behandlungen wie die hyperbare Sauerstofftherapie und NAD+ bei **Kinderwunschbehandlungen** erfolgreich ist. Einige Studien zeigen, dass die Erfolgsrate bei der Kinderwunschbehandlung durch den Einsatz dieser einfachen und sinnvollen Maßnahmen ansteigt.

Hormontherapien und *bioidentische Hormonersatztherapien* werden zunehmend von Ärzten eingesetzt und besser verstanden. Ich empfehle dir, mit deinem Frauenarzt/deiner Frauenärztin über die Risiken und möglichen Vorteile einer Hormontherapie zu sprechen. Es gibt verschiedene Anwendungsformen: Pflaster, Cremes, Gele, Tabletten zum Einnehmen, Vaginalpessare. Ein weiterer Vorteil der Hormonersatztherapie ist die Verbesserung der Knochendichte. Ich empfehle dir, deine Hormonbehandlung regelmäßig überprüfen zu lassen – am besten alle drei Monate.

Führe ein Symptom-Tagebuch. Tracke deine Symptome mit einer App und nutze deine Aufzeichnungen, um möglichst konkret mit deinem Frauenarzt/deiner Frauenärztin reden zu können.

Medizinische Untersuchungen

(Analytik von Biomarkern – individuell mit dem Arzt/der Ärztin abgestimmt)

- FSH, Östrogen, Progesteron, Testosteron
- Blutwerte der Schilddrüse + Werte der Nebennieren: TSH, T4, T3, DHEA und Cortisol am Morgen
- Blutzucker: HbA1c, Insulin und Glukose im Nüchternzustand

- großes Blutbild
- Leberfunktionstest

Integrative Diagnostik

- (Analytik von Biomarkern – individuell mit dem Arzt/der Ärztin abgestimmt)
- Homocystein, Vitamin B_{12}, Folsäure – Suche nach Methylierungsstörungen
- Mikronährstoffstatus: Magnesium, Zink, Cu+ usw. – ein organischer Säuretest ist hilfreich
- Darmgesundheit: Mikrobiom, durchlässiger Darm, Parasiten, Pilze usw. – umfassender Stuhltest
- großer DUTCH-Hormontest

Es gibt weitere Untersuchungen, aber dies sind zu Beginn die wichtigsten.

Geräte

- Sieh dir FemTech an – technologiebasierte Programme und Services, die auf die spezifischen Gesundheitsbedürfnisse von Frauen ausgerichtet sind.
- Flo und MyNFP – Zyklus-Tracker-Apps
- Gesundheits-Wearables wie der Smart-Ring Oura messen z. B. Körpertemperatur und Herzfrequenz, um die Körperzyklen zu tracken

GANZ ZUM SCHLUSS

Es ist merkwürdig für mich, ein Schlusswort für dieses Buch zu schreiben, denn ich habe nicht das Gefühl, mit dem Wissen über meinen Körper und dem unglaublich komplizierten Zusammenspiel der Hormone, das unser Wohlbefinden bestimmt, jemals »fertig« zu sein. Schon beim Schreiben dieses Buches besaß ich viele neue Erkenntnisse, und Wissenschaftler veröffentlichen ständig neueste Forschungsergebnisse. Deshalb glaube ich nicht, dass wir jemals denken können: »Okay, jetzt bin ich fertig!« Ständig kommt Neues hinzu, und wer weiß, was es da draußen noch so alles gibt, wovon wir bislang nicht einmal etwas ahnen?

Mein Ziel war, dieses Buch mit möglichst viel nützlichem praktischem Wissen zu füllen, *damit du es gut benutzen kannst.* Und ich wollte, dass es leicht verständlich und nicht mit verwirrenden Fachausdrücken überladen ist. Deshalb orientiert sich dieses Buch an den Symptomen und nicht an den Hormonen. Wir alle leben in der realen Welt und wollen wissen, was hinter all den Symptomen steckt, die uns plagen – und vor allem, was wir tun können, um uns selbst zu helfen.

Ich hoffe, dass du nach dem Lesen dieses Buches verstanden hast, dass du es selbst in die Hand nehmen kannst, wie gut du dich fühlst. Du musst dich nicht damit abfinden, so erschöpft, wütend oder überfordert zu sein, dass du kaum noch funktionierst. Mit den Anleitungen von Dr. Enayat möchte ich dich befähigen, deine Symptome wahrzunehmen, zu erkennen, was dir fehlt, und neue Wege auszuprobieren. Du hast alle Werkzeuge in der Hand, um deinen Hormonhaushalt positiv zu beeinflussen und sein Gleichgewicht zu FÖRDERN. Deine Symptome sind die wichtigsten Werkzeuge für deine Erkenntnis – durch sie will dein Körper dir etwas mitteilen. Und mach dir keine Sorgen, wenn dein Arzt/deine Ärztin dir sagt, dass du »normal« bist, obwohl du dich längst nicht so fühlst. Du kennst dich selbst am besten und kannst mit den Hormon-Tricks aus diesem Buch positive Veränderungen in deinem Leben herbeiführen.

Um es noch einmal zu betonen: Diese Tricks bieten keine Patentlösung für alle. Falls du es noch nicht getan hast, führe bitte Protokoll über die einzelnen Maßnahmen, Hilfs- und Nahrungsergänzungsmittel, mit denen du arbeitest, probiere sie einzeln aus und genieße den Prozess! Hab Spaß daran, herumzustöbern und herauszufinden, worauf dein Körper reagiert.

Deine Entdeckungsreise hat viele Vorteile, nicht nur für dich selbst, sondern auch für die Menschen, die dir nahestehen. Wenn du Dinge entdeckst, die dir helfen, dich besser und lebendiger zu fühlen, dann teile sie mit anderen. Ich habe mich so gut gefühlt, als ich meine Reise mit meinen Follower:innen auf Instagram geteilt habe, und ich werde nicht damit aufhören! Ich experimentiere ständig, also folge mir unter @daviniataylor, falls du es noch nicht tust. Es ist eine lebenslange Reise des Lernens für uns alle, und wenn wir sie gemeinsam unternehmen, kommt viel mehr dabei heraus.

Deine Davinia

ANHANG 1

GLOSSAR

5-HTP

5-Hydroxytryptophan (5-HTP) wird aus der essenziellen Aminosäure Tryptophan gebildet, die zur Produktion von Serotonin benötigt wird, sie ist also eine der beiden Vorstufen.

Acetylcholin

Acetylcholin ist einer der wichtigsten Neurotransmitter, er ist für die Muskelkontrolle, das Gedächtnis und die Sinneswahrnehmung zuständig. Weil er die Geschwindigkeit der Signalübertragung im Gehirn reguliert, hat ein niedriger Acetylcholinspiegel negative Auswirkungen auf unser Gedächtnis, Lernen und kreatives Denken.

Adaptogene

Hierbei handelt es sich um Pflanzen (Kräuter, Wurzeln und Pilze) mit regulierender Wirkung, die dem Organismus helfen sollen, allgemein widerstandsfähiger zu werden sowie sich Situationen mit erhöhtem Stress (körperlich und emotional) anzupassen. Zu dieser Gruppe zählen beispielsweise Ashwagandha, Ginseng, Reishi (Ling Zhi) und Rosenwurz.

Adrenalin

Das Stresshormon wird in den Nebennieren gebildet und in Stresssituationen ins Blut freigesetzt. Wenn das Gehirn eine

Bedrohung wahrnimmt oder empfindet, bewirkt das Adrenalin einen Energieschub, sodass wir uns stark fühlen.

Aminosäuren

Diese Bausteine der Proteine (»Eiweißbausteine«) kommen in allen Lebewesen vor. Es gibt 9 sogenannte essenzielle Aminosäuren, d. h. solche, die der menschliche Körper nicht selbst herstellen kann, weshalb wir sie mit unserer Nahrung aufnehmen müssen. Aminosäuren spielen in unserem Körper eine wichtige Rolle, sei es als Neurotransmitter, als Hormone oder als Enzyme.

ATP

Adenosintriphosphat (ATP) ist in jeder Körperzelle vorhanden, es ist ihr Hauptspeicher bzw. Überträger von Energie und stellt die Energie für zahlreiche Arbeitsprozesse in den Zellen bereit.

Cholesterin

Diese fettartige Substanz (fachsprachlich auch Cholesterol) kommt in allen unseren Körperzellen vor. Sie ist unverzichtbar für die Produktion von Hormonen und Lebersäuren, die während des Verdauungsprozesses überschüssiges Fett absorbieren. Den größten Teil stellt der Körper in der Leber her, nur eine kleine Menge wird über die Nahrung aufgenommen.

Cortisol

Das »Stresshormon« wird in der Nebennierenrinde hergestellt und morgens zum ersten Mal (von etwa sieben bis zehn Schüben pro Tag) ausgeschüttet. Als Alpha-Hormon wird es vorrangig vor vielen anderen Hormonen produziert. Es spielt in verschiedenen Stoffwechselvorgängen (u. a. Knochenbildung) eine Rolle und wird bei Stress vermehrt freigesetzt (Kampf-oder-Flucht-Reflex), um den Körper auf eine rasche Reaktion vorzubereiten. Der Spiegel kann schnell ansteigen, was in den meisten

Fällen Stress, Angst und Verunsicherung auslöst. Doch Cortisol hat auch positive Effekte: Es hilft uns beispielsweise, anstehende Aufgaben zügig zu erledigen und unter besonderen Umständen (Rede halten, Wettkämpfe) zur Höchstform aufzulaufen.

Dopamin

Unser Schlüssel zu Lust und Frust. Dopamin ist ein faszinierendes Hormon, weil es einerseits an der Regulierung von Schlaf, Appetit, klarem Denken, Konzentration und Reizüberflutung beteiligt ist, andererseits aber auch unser Suchtverhalten maßgeblich bestimmt. Es wird hauptsächlich im Nebennierenrindenmark und im Gehirn (Hypothalamus) produziert und steuert unser Belohnungssystem, das uns dazu motiviert, über uns selbst hinauszuwachsen, aber auch dazu, nach (immer höher dosierten) Suchtmitteln zu greifen. Ein niedriger Dopaminspiegel lässt einen Menschen sich niedergeschlagen, hoffnungslos und völlig gleichgültig (»Mir ist eh schon alles egal«) fühlen.

Emulgatoren

Mithilfe dieser chemischen Lebensmittelzusatzstoffe lassen sich Stoffe (wie etwa Öl und Wasser) vermischen, die sich normalerweise nicht miteinander verbinden würden, und es entsteht eine Emulsion. Sie können verhindern, dass unser Darm die Nährstoffe im Nahrungsbrei erkennt, wodurch die Leptinreaktion beeinträchtigt wird.

Endokrines System

Zu dem Drüsengeflecht, das unsere Hormone produziert und freisetzt, gehören unter anderem Zirbeldrüse, Hypothalamus, Hypophyse (Hirnanhangsdrüse), Schilddrüse, Nebenschilddrüsen, Thymusdrüse, Nebennieren, Bauchspeicheldrüse sowie die Keimdrüsen.

Endorphine
Diese Hormone, die als »Wohlfühlhormone« bekannt sind, werden von der Hypophyse im Gehirn auf Reize hin – z. B. Aktivitäten wie Sport und Sex oder durch Dinge, die mit Wohlgefühl verbunden sind, wie Lachen oder leckeres Essen – freigesetzt. Sie blockieren die Ausschüttung von Substanzen, die Schmerzsignale weiterleiten, sodass wir weniger Schmerzen empfinden, und machen glücklich, indem sie in erhöhtem Maß Substanzen abgeben, die Gefühle von Freude und Wohlbefinden begünstigen.

FSH
Das follikelstimulierende Hormon (FSH) wird von der Hirnanhangsdrüse ausgeschüttet und spielt eine Schlüsselrolle im Menstruationszyklus. Jeden Monat veranlasst es eine Eizelle, im Eierstock zu reifen, zugleich fördert es die Östrogenproduktion in den Eierstöcken.

GABA
Gamma-Aminobuttersäure ist ein Neurotransmitter, der im Gehirn produziert wird. Er wirkt angsthemmend, beruhigend und verlangsamt unser surrendes Gehirn (»Gedankenkarussell«). Seine Hauptfunktion besteht jedoch darin, die Immunantwort zu regulieren sowie Stress und Angst zu kontrollieren, wenn die Neuronen übererregt werden.

Ghrelin
Das »Hungerhormon«, der Gegenspieler des »Sättigungshormons« Leptin, wird hauptsächlich in der Magenschleimhaut produziert. Seine zentrale Aufgabe besteht darin, unseren Appetit zu regulieren, indem es dem Gehirn nach einer längeren Essenspause signalisiert, dass es wieder Zeit zum Essen ist. Der Ghrelinspiegel schwankt im Tagesverlauf und kann durch Gerüche,

den Anblick von Essen, regelmäßige Mahlzeiten und den Abfall des Blutzuckerspiegels beeinflusst werden.

Hormone

Diese Substanzen sind körpereigene chemische Botenstoffe, die Informationen zwischen unseren Zellen weitergeben. Sie werden von speziellen Zellen in den endokrinen Drüsen gebildet und über den Blutkreislauf im Körper zu den »Bestimmungsorten« transportiert. Hormone sind an vielen (lebens-)wichtigen Vorgängen beteiligt, unter anderem an unserem Energie- und Wasserhaushalt, an der Fortpflanzung und am Wachstum.

Insulin

Insulin reguliert den Blutzuckerspiegel. Es wird in der Bauchspeicheldrüse gebildet und freigesetzt, wenn unsere Nahrung bei der Verdauung in ihre Bestandteile aufgespalten wird, hauptsächlich Fett, Eiweiß und Kohlenhydrate, die ihrerseits in Glukose (Einfachzucker) gespalten werden. Die Glukose gelangt durch die Darmwand ins Blut und damit in die Zellen, die sie zur Energiegewinnung benötigen. Glukose löst in den Zellen eine Insulinantwort aus, die bei gesunden Menschen den Blutzuckerspiegel auf ein normales Level reguliert. Isst man zu viele (stark) verarbeitete Lebensmittel, die den Blutzuckerspiegel in die Höhe treiben (»Blutzuckerspitzen«), wirkt sich dies schädlich auf den Insulinspiegel aus und erhöht das Risiko, Typ-2-Diabetes zu entwickeln.

Kollagen

Eine lange Kette aus verknüpften Aminosäuren, die dem Körper die Struktur für ein reibungsloses Funktionieren verleiht. Kollagen ist nach Wasser die am häufigsten vorkommende Substanz in unserem Körper. Der Kollagengehalt nimmt ungefähr ab dem Alter von 20 Jahren ab.

Leptin

Dieses Hormon wird in den Fettzellen produziert, es steuert Appetit und Sättigungsgefühl. Wenn unser Körper genug Nahrung aufgenommen hat und der Magen voll ist, sendet es ein Sättigungssignal an den Hypothalamus, um unser Hungergefühl zu bremsen. Dadurch soll die Speicherung von Fett in den Gewebezellen reduziert werden. Die Inhaltsstoffe verarbeiteter Lebensmittel können die Leptinrezeptoren durcheinanderbringen und den Leptinspiegel senken, weshalb der Hypothalamus keine klaren Signale bekommt, folglich die Situation falsch (zu wenig Essen) bewertet und wir wieder zum Kühlschrank hechten oder den Pizzaservice bemühen.

LH

Das luteinisierende Hormon (LH) wird in der Hirnanhangsdrüse produziert. Es regt die Freisetzung von Progesteron an und löst den Eisprung aus.

Melatonin

Das »Schlafhormon« steuert den Schlaf-Wach-Zyklus unseres Körpers und wird etwa zwei Stunden vor dem Schlafengehen bzw. wenn es dunkel wird von der Zirbeldrüse ausgeschüttet. Es ist das letzte Stadium der Tryptophan-HTP-Serotonin-Melatonin-Sequenz, die einen gesunden Schlaf fördert. Der Melatoninspiegel lässt sich durch Licht, Temperatur und Essen beeinflussen.

Mitochondrien

Diese Zellorganellen sind die »Energiekraftwerke« des Körpers. In fast jeder Körperzelle befinden sich Tausende von Mitochondrien, die Nahrungsmoleküle spalten und – als ihre Hauptfunktion – Adenosintriphosphat (**ATP**, Energieträger) produzieren sowie viele andere wichtige Aufgaben erfüllen. Die Funktionen der Mitochondrien werden beeinträchtigt durch chronischen Stress, eine Belastung mit Umweltgiften, falsche Ernährung, Nikotin, Alkohol, Drogen, Medikamente und Konservierungsstoffe.

Neurotransmitter
Chemische Botenstoffe, die Gehirnsignale (Reize) weiterleiten und Gedanken, Gefühle und automatisierte Reaktionen wie Bewegungen und den Herzschlag beeinflussen. Beispiele sind Serotonin, Dopamin, Acetylcholin und GABA. Hormone wie Serotonin und Dopamin haben zugleich auch die Funktion von Neurotransmittern, das hängt davon ab, wo sie produziert werden.

Nootropika
Dieser Begriff stammt aus dem Griechischen und bedeutet so viel wie »Substanzen, die auf das Gehirn wirken«. Es handelt sich dabei um Arzneistoffe und Nahrungsergänzungsmittel, die einen positiven Einfluss auf das Gedächtnis und kognitive Fähigkeiten haben sollen, indem sie die Lernfähigkeit anregen, steigern oder beruhigen und das Gehirn bei Stress unterstützen. Nootropika ermöglichen eine bessere Kontrolle über die Stimmung und die Gehirnleistung, sie werden auch als »intelligente Drogen« *(smart drugs)* bezeichnet.

Noradrenalin (auch Norepinephrin)
Ein körpereigener Botenstoff, der zugleich als (Stress-)Hormon und als Neurotransmitter wirksam wird. Es ist an der Funktion zahlreicher wichtiger Funktionen beteiligt, wie etwa am Blutdruck, der Atmung und dem Stoffwechsel. Es wirkt auch auf unsere Aufmerksamkeit, das Energielevel und bestimmte Gehirnfunktionen. Noradrenalin wird vor allem auch mit Stress in Verbindung gebracht. Es arbeitet eng mit Dopamin zusammen.

Östrogen
Als eines der zwei zentralen weiblichen Sexualhormone spielt Östrogen eine wesentliche Rolle bei Entwicklung der weiblichen Geschlechtsmerkmale und des Fortpflanzungssystems. Östrogen steuert den weiblichen Menstruationszyklus und ist vor allem in der Schwangerschaft wichtig. Vor der Menopause wird es in den Eierstöcken und danach in den Nebennieren im Körperfett gebildet. Ein schwankender Östrogenspiegel kann verschiedene Auswirkungen auf den Körper haben. (Übrigens: Östrogen ist auch bei Männern für die Gesundheit wichtig …)

Oxytocin
Das »Kuschelhormon« vermittelt uns das Gefühl von Wohlbefinden, Geborgenheit und Sicherheit. Es wird im Hypothalamus produziert und steuert alles, was mit sozialer Bindung zu tun hat, angefangen mit sexueller Erregung bis hin zu Vertrauen, Verliebtheit und Nähe, insbesondere in der Beziehung zwischen Mutter und Baby, da es vor allem vor, während und nach der Geburt eine Rolle spielt.

Parasympathisches Nervensystem
Dieses Nervensystem agiert als »Gegenspieler« des sympathischen Nervensystems und steuert alle automatischen Prozesse im Körper während der Entspannungsphasen, zum Beispiel die Verdauung. Es versetzt den Körper in einen erholsamen Ruhezustand, verlangsamt die Herz- und Atemfrequenz und regelt die Blasenfunktion.

PCOS (polyzystisches Ovarialsyndrom)
Dieses Syndrom ist verantwortlich für unregelmäßige Zyklen, übermäßige Gesichtsbehaarung, Angstzustände, Depressionen, PMS, Fehlgeburten, Gewichtszunahme und mehr. Informiere dich in diesem Zusammenhang über die kohlenhydratarme Keto-

Diät oder fleischreiche Ernährungsweisen und dokumentiere Verlauf und Wirkung.

Progesteron
Neben Östrogen das zweite wichtige weibliche Sexualhormon. Nach dem Eisprung wird es in den Eierstöcken gebildet, um die Gebärmutter auf die Einbettung einer befruchteten Eizelle vorzubereiten. Mit einem hohen Progesteronspiegel fühlen wir uns ausgeglichen und ruhen in Wohlbefinden, das uns nährt. Progesteron arbeitet mit **Östrogen** zusammen.

Schilddrüse
Dieses Organ liegt an der Vorderseite des Halses unterhalb des Kehlkopfs und produziert zwei Hormone, die den Stoffwechsel und den Menstruationszyklus steuern: T4 (Thyroxin) und T3 (Trijodthyronin). Bei den recht häufig vorkommenden Schilddrüsenstörungen wird zu wenig oder zu viel Thyroxin (Unter- oder Überfunktion) produziert, was den Spiegel anderer Hormone wie **Progesteron** beeinflusst. Ein Überschuss an Schilddrüsenhormonen heizt den Stoffwechsel zu stark an, er macht sich unter anderem in Form von Bluthochdruck, Nervosität, Schlafstörungen, Durchfall und Gewichtsverlust bemerkbar. Ein Mangel drosselt den Stoffwechsel, er ist meist gekennzeichnet durch Müdigkeit und Antriebsschwäche, kann aber auch Verstopfungen hervorrufen.

Serotonin
Mit einem gesunden Level dieses »Wohlfühlhormons« fühlen wir uns gut, wohl und sicher. Serotonin wirkt – je nach seinem »Entstehungsort« entweder in den Nervenzellen des Gehirns oder im Darm – als Neurotransmitter im Gehirn und als Hormon im Blutkreislauf, wobei 90 bis 95 Prozent des Serotonins im Darm produziert werden. Mit einem niedrigen Serotoninspiegel

fühlen wir uns unsicher und empfinden keine Lebensfreude, was leicht Depressionen und andere Probleme wie Schlaflosigkeit hervorrufen kann.

Sympathisches Nervensystem

Das sympathische ist neben dem **parasympathischen** und dem **enterischen** (Nervensystem des Darms) **Nervensystem** ein Teil des vegetativen Nervensystems. Es reguliert unsere Organfunktionen und unser Verhalten in Stresssituationen (Kampf-oder-Flucht-Reflex) bzw. bei Aktivität, indem wir Schweiß absondern, sich die Atmung beschleunigt, sich die Herzfrequenz erhöht und wir wachsamer werden. Dadurch kann der Körper seine Sauerstoffaufnahme erhöhen.

Testosteron

Dieses Hormon ist in geringen Mengen auch im weiblichen Körper vorhanden und sorgt dafür, dass wir uns gestärkt fühlen. Es wird in den Eierstöcken wie auch in den Nebennieren produziert und hilft beim Muskelaufbau, bei der Fettverbrennung, liefert uns Energie und stärkt die Libido. Testosteron arbeitet mit Cortisol und Östrogen zusammen.

Tryptophan

Diese essenzielle Aminosäure benötigt der Körper für das Wachstum und viele andere Stoffwechselfunktionen. Wir nehmen sie über die (eiweißreiche) Nahrung oder Ergänzungsmittel auf, der Körper wandelt sie in mehreren Stufen zuerst in **5-HTP**, anschließend in **Serotonin** und schließlich in **Melatonin** um.

Vagusnerv

Der längste Hirnnerv des Körpers verläuft vom Gehirn bis zum Darm und verbindet so einige wichtige Organsysteme, er hilft bei der Übermittlung körpereigener Signale. Er bildet die Hauptnervenbahn des **parasympathischen Nervensystems**, das heißt des Ruhe-, Erholungs- und Verdauungssystems.

Verdauungsenzyme
Die Bauchspeicheldrüse produziert die drei wichtigsten Verdauungsenzyme, die das Essen aufspalten: Amylase, Lipase und Protease. Ohne sie könnte der Körper keine Nährstoffe aufnehmen. Amylase wird auch im Mund gebildet und spaltet komplexe Kohlenhydrate. Lipase zerlegt Fette und Protease spaltet Proteine.

Vitamin D
Bei Vitamin D handelt es sich um ein Hormon (was ich schon oft genug betont habe). Es wird unter Sonneneinstrahlung in der Haut gebildet und unterstützt die Aufnahme von Kalzium aus dem Darm in den Blutkreislauf und die Regulation des Schlafs.

Xenoöstrogene
Diese synthetischen Chemikalien werden auch als »Umwelthormone« bezeichnet und sind beispielsweise in Kunststoff (Plastikgetränkeflaschen!), Konservierungsmitteln und Pestiziden enthalten. Sie können wie **Östrogene** wirken und – im schlimmsten Fall – sogar die Funktion von Östrogenen blockieren (Anti-Östrogen).

Zentrales Nervensystem
Die »Kommandozentrale« unseres Körpers steuert alle Abläufe, von Gedanken und bewussten Bewegungen bis hin zu automatisierten Prozessen wie Verdauung und Atmung. Es besteht aus den Teilen sympathisches, parasympathisches und enterisches Nervensystem.

Zytokine
Dabei handelt es sich um Peptide (kleine Proteine), die bei einer Reaktion des Immunsystems von den Zellen produziert werden und durch das Aktivieren bestimmter Abwehrzellen verschiedene Entzündungsreaktionen regulieren.

ANHANG 2

MEINE TOP-EINKAUFS-EMPFEHLUNGEN

Kapitel »Warum kann ich nicht schlafen?«

Verdunklungsrollos und -vorhänge

Das ist ein absolutes Muss, wenn du gut schlafen möchtest, denn schon geringe Lichtmengen auf der Haut können die Ausschüttung von Cortisol bewirken. Du kannst deine vorhandenen Vorhänge mit Verdunklungsstoffen kaschieren, dir maßgefertigte Jalousien kaufen oder sogar eine selbsthaftende Blendschutz-/Verdunklungsfolie als Meterware im Baumarkt oder online ab ca. 25 Euro pro Quadratameter erwerben.

Blaulichtfilter-Brille

Die Brillen filtern die blauen Lichtwellen aus Handy-, Tablet- und Fernsehbildschirmen, die unserem Gehirn vorgaukeln, es wäre Tag – und dadurch die Melatoninausschüttung hemmen. Sie sind inzwischen schon ab 10 Euro online erhältlich.

Fermentierte Lebensmittel: Kimchi, Kombucha, Kefir und Co.

Unser Darmmikrobiom muss supergesund sein, damit es genügend Serotonin produzieren kann, aus dem dann das wunderbare schlaffördernde Melatonin gebildet wird. Dafür brauchen wir ein möglichst vielfältiges Darmmikrobiom, und das können wir mit fermentierten Lebensmitteln unterstützen. Heutzutage sind sie leicht erhältlich, und ganz gleich, ob du Kefir, Joghurt, leicht säuerlichen Kombucha magst oder fermentiertes Gemüse wie Kimchi und Sauerkraut lieber isst: Hau rein!

Magnesium

Magnesium ist ein hervorragendes Nahrungsergänzungsmittel zur Schlafregulierung. Es aktiviert den Teil des Nervensystems, der uns Beruhigung und Entspannung vermittelt, und es aktiviert die GABA-Rezeptoren, die ebenfalls beruhigend wirken. Magnesiumglycinat ist das beliebteste Nahrungsergänzungsmittel zum Schlafen und strapaziert den Darm weniger als viele andere Magnesiumformen (die manchmal als Abführmittel verwendet werden!). Eine gute Tagesdosis liegt bei 250–300 mg. Ich nehme auch Magnesiumthreonat für mein Gehirn und Citrat gegen Verstopfung.

Zink

Ein gesunder Zinkspiegel verkürzt nachweislich die Einschlafzeit und erhöht die Gesamtschlafdauer. Eine Tagesdosis kann zwischen 15 und 25 mg liegen.

Kapitel »Warum muss ich andauernd essen?«

Apfelessig

Ein Löffel Apfelessig vor dem Essen (oder mit etwas Wasser verdünnt) regt die Verdauungsenzyme an und verlangsamt den Abbau von Kohlenhydraten im Darm. Außerdem wird die Insulinantwort abgedämpft und dadurch der Blutzuckerspiegel besser kontrolliert, was dir hilft, deinen Appetit zu zügeln.

Berberin

Berberin ist eine bioaktive Verbindung, die aus Baumrinde gewonnen wird. Studien haben gezeigt, dass Berberin die Ausschüttung des Appetithormons Leptin reduziert. Es ist ein völlig sicheres natürliches Nahrungsergänzungsmittel, das den Blutzuckerspiegel senkt und die Insulinantwort verlangsamt. Es ist in Tablettenform erhältlich und kann vor dem Essen eingenommen werden.

Kollagenpulver

Kollagen enthält Aminosäuren, nach denen unser Körper verlangt, wenn wir hungrig sind. Wenn du in deinen morgendlichen Fettkaffee (siehe unten) einen Esslöffel hochwertiges Rinder-Kollagenpulver einrührst, kannst du deinen Heißhunger auf Toast und Müsli im Zaum halten.

L-Glutamin

Diese Aminosäure habe ich bei mir verwendet, als ich mich selbst vom Zucker entwöhnt habe. Wenn man einen Löffel voll dieses Pulvers 30 Sekunden unter der Zunge zergehen lässt, gelangt es in den Blutkreislauf und dämpft das Verlangen nach Zucker, sodass man nicht mehr nach Riegeln mit Erdnuss, Kokosnuss oder Karamell und Schokolade, Gummibärchen und Nuss-Nougat-Creme usw. greifen will.

MCT-Öl oder -Pulver

MCT (mittelkettige Triglyceride) enthalten – wie der Name sagt – mittelkettige Fettsäuren, die aus Kokosöl gewonnen und vom Körper besonders gut verstoffwechselt werden. Da sie nicht erst verdaut werden müssen, gelangen sie schnell in den Blutkreislauf und zügeln den Appetit, denn sie enthalten gute Fette und bringen Gehirn und Körper in Schwung.

Rühre etwas MCT und Kollagen in deinen Morgenkaffee ein, um dem Heißhunger wirksam die Stirn zu bieten.

Kapitel »Warum habe ich das Gefühl, den Verstand zu verlieren?«

Cholin

Die körpereigene Produktion von Acetylcholin, das uns bei der Konzentration und beim Lernen hilft, kann durch bestimmte Lebensmittel wie Eier, Brokkoli und Leber, aber auch durch Cholinpräparate gesteigert werden. Die tägliche Dosis kann zwischen 100 und 500 mg liegen. Ein Ei liefert 147 mg.

L-Theanin

Diese Aminosäure wird aus Tee isoliert und eignet sich hervorragend, um Panik zu mildern und Ruhe zu fördern. Da beim Fermentationsprozess ein Teil des Theanins abgebaut wird, steckt in grünem Tee mehr davon als in schwarzem. Ich nehme es morgens mit meinem Kaffee und kurz vor dem Schlafengehen ein. Die Tagesdosis kann zwischen 200 mg und 400 mg liegen.

MCT-Öl oder -Pulver

Die im Kokosöl enthaltenen MCT-Fette (mittelkettige Triglyceride) sind für eine gesunde Hormonproduktion unverzichtbar. MCT ist an der Produktion von ATP – dem »Treibstoff« unserer Zellen – beteiligt, was Wachsamkeit, Gedächtnisleistung und die Stimmung verbessert. Forschungsergebnisse zeigen auch, dass MCT den Gehalt an Antioxidantien im Gehirn und den Serotoninspiegel erhöht, was gegen Stress wirkt. Ich rühre MCT-Keto-Pulver in meinen morgendlichen Fettkaffee ein, und das hat sich positiv auf meine Stimmung und Konzentration ausgewirkt.

Baldrian

Baldrianextrakt erhöht nachweislich den GABA-Spiegel im Gehirn, wodurch Angstzustände gelindert werden. Da Baldrian auch als pflanzliches Schlafmittel verwendet wird, sollte man eine niedrigere Dosis – dreimal täglich etwa 120 bis 200 mg – einnehmen, um nicht müde zu werden, wenn man es gerade nicht gebrauchen kann.

Juckbohne (Mucuna pruriens, L-Dopa)

Dieses natürliche Adaptogen hat seinen Ursprung in der jahrtausendealten ayurvedischen Medizin. Durch seinen hohen Gehalt an L-Dopa, einer Vorstufe von Dopamin, unterstützt es die körpereigene Produktion des fantastischen »Glückshormons«. Die Tagesdosis liegt zwischen 15 und 30 mg.

Kapitel »Warum fühle ich mich so niedergeschlagen?«

EPA

EPA (Eicosapentaensäure) ist eine der beiden wichtigsten Omega-3-Fettsäuren, sie kommt in Fischöl vor. EPA reduziert nicht nur Entzündungen und unterstützt unsere Gehirnfunktionen (hilft gegen »Gehirnnebel«), sondern kann auch die gleiche Wirkung wie Antidepressiva haben. Die empfohlene Dosis liegt für den Anfang bei 1000 bis 2000 mg pro Tag.

Bittersalz

Bittersalz ist kein Salz, sondern Magnesiumsulfat – eines dieser Supermineralien, die für viele Funktionen unentbehrlich sind. Ein Bittersalzbad kann tatsächlich dazu beitragen, den Cortisolspiegel zu regulieren und die Menge an beruhigenden GABA-Neurotransmittern zu erhöhen.

Ginseng

Die Wurzel der krautigen Panax-Pflanze wird seit Jahrtausenden in vielen Regionen auf der Welt als potentes Heilmittel eingesetzt. Ginseng hat eine stress- und entzündungshemmende

Wirkung und hilft gegen Müdigkeit. Eine typische Tagesdosis liegt bei 200 bis 400 mg.

Kimchi, Kombucha, Kefir und Co. (die schon wieder!)

Fermentierte Lebensmittel eignen sich hervorragend zur Förderung eines gesunden Darmmikrobioms mit einer großen Vielfalt an Bakterien, die die Serotoninproduktion unterstützen. Ergänze deinen Speiseplan mit den stimmungsaufhellenden fermentierten Lebensmitteln, die dir am besten schmecken, sei es Kimchi (eingelegter Chinakohl, weißer Rettich und weiteres Gemüse), Kombucha (ein bitzelndes Getränk aus gesüßtem koffeinhaltigem Tee und einer Kombuchakultur) oder Kefir (fermentierter Joghurt).

*Rosenwurz (*Rhodiola rosea*)*

Das pflanzliche Adaptogen wird weltweit gegen Stimmungsschwankungen eingesetzt. Es hat eine deutliche positive Wirkung bei stressbedingter Müdigkeit und Depressionen, da es den Serotonin- und den Dopaminspiegel im Gehirn positiv beeinflusst. Du kannst ein- oder zweimal täglich 200 mg einnehmen.

Kapitel »Woher kommt diese Wut in mir?«

Ashwagandha

In Studien konnte nachgewiesen werden, dass dieses Adaptogen entspannend wirkt, indem es den Cortisolspiegel senkt, und auch dazu beitragen kann, Störungen durch zu geringe Lichtmengen auszugleichen. Außerdem hilft es gegen Schlafstörungen. Wie bereits erwähnt, kann es auch Freudlosigkeit (Anhedonie, also das »Mir ist eh alles scheißegal«-Gefühl) hervorrufen. Behalte das im Kopf und achte sorgsam darauf, wie du dich fühlst, wenn du es ausprobierst. (Probiere es immer einzeln aus, um die tatsächliche Wirkung beurteilen zu können.)

L-Theanin

Es ist wichtig, dass du deinen Cortisolspiegel im Blick behältst, damit du dich weniger leicht wütend und gehetzt fühlst. Die tägliche Einnahme der Aminosäure L-Theanin aus Tee (im oder ohne Kaffee, je nachdem, wie empfindlich du auf Koffein reagierst) eignet sich hervorragend, um die Stressreaktion abzumildern. Die Tagesdosis kann zwischen 200 und 400 mg liegen.

Rotlichtlampe

Helles natürliches Morgenlicht stimuliert unsere Cortisolantwort genau zum richtigen Zeitpunkt. Denn wenn wir sie nicht gleich am Morgen anregen, kann es später genau dann zu einer Ausschüttung kommen, wenn wir es überhaupt nicht gebrauchen können. Mithilfe eines Rotlichtgeräts kannst du die jahreszeitlich bedingte geringe Lichtmenge in Herbst und Winter ausgleichen, wenn die Sonne morgens nicht scheint.

Sauna

Schwitzen durch Hitzeeinwirkung ist eine gute Möglichkeit, den Östrogenabbau zu unterstützen. Du brauchst dir nicht gleich eine Holzhütte zu bauen, denn es gibt heutzutage Saunadecken und mobile Saunen für zu Hause. Die Preise variieren, wie du dir sicher vorstellen kannst! Das ist natürlich eine gewisse Investition, die sich aber meiner Meinung nach durchaus lohnt.

*Kurkuma (*Curcuma longa*)*

Das Curcumin, der Wirkstoff aus der Kurkumawurzel, einem Ingwergewächs, hilft bei der Entgiftung von Östrogen, bei der Blutzuckerregulierung und wirkt außerdem entzündungshemmend. Du kannst das Pulver (oder etwas fein geraspelte Kurkumawurzel) entweder morgens mit etwas Wasser verrührt als Kurkuma-Shot trinken, es über dein Essen streuen oder (aber erst am Schluss!) mitkochen. Kombiniere Kurkuma immer mit schwarzem Pfeffer, um die Bioverfügbarkeit zu erhöhen.

Hinweis: Schwangere und Stillende sollten aus Sicherheitsgründen auf Nahrungsergänzungsmittel mit Kurkuma verzichten – insbesondere auf solche, die Curcumin und Piperin enthalten. Gegen die Verwendung als Gewürz spricht aber nichts.

Kapitel »Was ist mit meinem Hormonhaushalt los?«

Vitamin B_2, B_6 und B_{12}

Diese drei B-Vitamine sind wichtig für die Aktivierung von Östrogen und die Aufrechterhaltung eines gesunden Progesteronspiegels, wodurch sich die Symptome der PMS-Beschwerden lindern lassen. Du kannst deine Ernährung mit 100 mg B_2 und B_6 pro Tag und 500 µg B_{12} ergänzen. (Das Symbol »µ« bedeutet 0,001 mg, ein Tausendstel Milligramm, geh also vorsichtig damit um!) Wähle P-5-P (Pyridoxal-5-Phosphat), die aktive Form von Vitamin B_6. Es ist ein Coenzym und unterstützt mehr als 100 Enzyme.

Calcium-D-Glucarat

Calcium-D-Glucarat ist ein weiteres hervorragendes Nahrungsergänzungsmittel, eine natürliche Verbindung, die unser Körper selbst nur in geringen Mengen herstellt, die aber beispielsweise in Brokkoli, Kohlsorten, Äpfeln, Orangen und Grapefruit reichlich enthalten ist. Calcium-D-Glucarat hilft uns bei der Entgiftung von Östrogen und unterstützt die Leberfunktion. Du kannst mit zweimal täglich 200 mg beginnen und die Dosis allmählich auf 500 mg steigern.

DIM

DIM (Diindolylmethan) stammt als Verbindung aus der Verdauung von Indol-3-Carbinol, das in Kreuzblütlern wie Brokkoli,

Rosenkohl und verschiedenen anderen Kohlsortenvorkommt. Es ist ein Enzym, das unser Körper benötigt, um den Östrogenspiegel auszugleichen. Es kann helfen, die Symptome von Menopause und Wechseljahren zu lindern sowie Energie und Stimmung auszugleichen. Die empfohlene Tagesdosis liegt bei 200 mg.

NAC

NAC (N-Acetylcystein) ist eine weitere Aminosäure, die sich hervorragend zur Regulierung des Appetits eignet. Die übliche Tagesdosis liegt zwischen 600 und 1200 mg. Es stärkt auch das Immunsystem und ist eine Vorstufe von Glutathion, unserem wichtigsten Antioxidans, zu dessen Herstellung und Auffüllung allerdings noch zwei weitere Aminosäuren (Glutamin und Glycin) erforderlich sind.

Rotlichtlampe

Die Schilddrüse sitzt vorn, am unteren Ende des Halses, unterhalb des Kehlkopfs. Wie sich gezeigt hat, unterstützt die direkte Bestrahlung mit Rotlicht dieses ungemein wichtige Organ, das unter anderem unseren Zyklus reguliert. 50 bis 250 Euro für ein Gerät ist natürlich viel, aber dafür hält es bei korrektem Umgang auch jahrelang. Angesichts der großen Auswahl empfehle ich dir, selbst im Netz zu recherchieren und Testergebnisse abzurufen, um herauszufinden, welches Gerät für dich und dein Budget am besten geeignet ist.

DANKSAGUNG

Dieses Buch ist all jenen Frauen gewidmet, die in der Vergangenheit wegen ihrer hormonellen Störungen den schlimmsten medizinischen Eingriffen und der größten sozialen Schande ausgesetzt waren. Endlich wird über die Scham, die Vernachlässigung und die weit verbreitete Geringschätzung der Frauengesundheit gesprochen – keine Sekunde zu früh! Um die Komplexität unserer Hormone zu verstehen, brauchen wir Wahlmöglichkeiten, ehrliche Untersuchungen und Forschung, und nicht das, was den Interessen der Pharmaindustrie dient. Ich hoffe, dass dieses Buch einen Beitrag zum längst überfälligen kulturellen Wandel leisten kann.

In diesem Sinn möchte ich mich bei meiner unglaublichen Managerin Becca Barr bedanken, die mich unermüdlich unterstützt und an meine Message für eine bessere Gesundheit für jeden glaubt. Du hast dazu beigetragen, mein Leben umzukrempeln, und damit Tausenden von Menschen geholfen, sich zum ersten Mal seit Jahrzehnten gesund und glücklich zu fühlen. Danke, dass du mir und meinen »ausgeflippten« Ideen eine Chance gegeben hast! Du bist unbeschreiblich mutig.

Ein großes Dankeschön auch an Becky Howard, die so brillant mit mir zusammengearbeitet hat, um all meine Ideen zu Papier zu bringen, und an das gesamte Team bei Orion, das dazu beigetragen hat, dieses neue Buch in die Welt zu setzen. Danke auch an Alan Strutt und Gemma Sheppard für das großartige Cover-

Shooting in Marbs (Marbella). Teresa Paul PR, ich liebe deinen brillanten Verstand und deine mitreißende Art.

Dann möchte ich auch all meinen Follower:innen auf Insta (@daviniataylor) danken, die mich während meiner Höhen und Tiefen und bei all den Abenteuern, auch »Leben« genannt, unterstützen. Ich danke euch. Ihr seid wie eine Familie für mich.

Natürlich möchte ich auch meiner wirklichen Familie danken, meinem liebenswürdigen Matthew und meinen wunderbaren Jungs, die mir helfen, offen und ehrlich über Hormone zu sprechen, und darüber, wie sie uns alle beeinflussen. Wenn wir unsere hormonellen Ungleichgewichte ansprechen, helfen wir auch unseren Familien, ein besseres Verständnis für die allgemeine körperliche und geistige Gesundheit zu entwickeln. Als Mutter von Söhnen betrachte ich es als meine Pflicht, meinen Söhnen zu vermitteln, dass Frauen eine Naturgewalt sind, die es zu respektieren gilt und mit der man letztlich eine Beziehung auf Augenhöhe führen sollte.

Matthew, ich liebe es, wie du mich liebst, deine Unterstützung für mich und meine verrückten Abenteuer ist der Grund, warum ich meine Gedanken zu Papier bringen kann. Ich weiß, dass du mir den Rücken freihältst. Ich liebe dich so sehr, dass ich es nicht in Worte fassen kann.

Und ich möchte meinem *WillPowders*-Team danken. Danke, Sarah Lundy und Gill Cefai. Ich liebe unsere Gespräche. Ich liebe es, mit euch Brainstorming zu betreiben, unseren »Kenn ich, weiß ich, war ich schon«-Erfahrungsaustausch. Ihr seid weise Frauen! Ich bin glücklich, euch um mich zu haben.

Und meine besten Freundinnen »The Them«: Mögen wir immer eine abgedrehte WhatsApp-Gruppe haben! Ich liebe euch alle so sehr – unsere Geschichten über die Wehwehchen der Perimenopause erinnern uns daran, dass wir nie »normal« waren und es auch niemals sein wollen. Gott sei Dank wissen wir alle, dass »beige« langweilig ist!

ANMERKUNGEN

1 https://www.apa.org/monitor/2012/09/gut-feeling
2 https://pubmed.ncbi.nlm.nih.gov/32156230
3 https://www.sciencedaily.com/releases/2019/06/190624173822.htm
4 https://www.wellandgood.com/foods-that-deplete-serotonin/
5 https://med.stanford.edu/news/all-news/2021/07/fermented-food-diet-increases-microbiome-diversity-lowers-inflammation
6 https://www.healthline.com/nutrition/bone-broth#vitamins-and-minerals
7 https://www.healthline.com/nutrition/magnesium-and-sleep#TOC_TITLE_HDR_9
8 https://www.everydayhealth.com/hs/low-testosterone-guide/good-sleep-low-testosterone/
9 https://www.theinsomniaclinic.co.uk/blog//sleep-hygiene-does-it-really-work
10 https://economictimes.indiatimes.com/mobile-phone-radiation-disrupts-sleep-causes-headaches/articleshow/2717605.cms
11 https://www.healthline.com/nutrition/leptin-101#leptin-resistance
12 https://www.medicalert.org.uk/news/2020/12/03/diabetes-and-lifestyle
13 https://www.forbes.com/sites/realspin/2015/09/29/could-so-called-healthy-vegetable-and-seed-oils-be-making-us-fat-and-sick
14 https://www.diabetes.co.uk/blog/2018/02/story-angus-barbieri-went-382-days-without-eating/
15 https://www.nobelprize.org/prizes/medicine/2016/press-release/
16 https://www.ncbi.nlm.nih.gov/pmc/articles/PMC6024687/

17 https://pubmed.ncbi.nlm.nih.gov/33415147/

18 https://www.researchgate.net/publication/15701207_A_Satiety_Index_of_common_foods

19 https://atlasbiomed.com/blog/serotonin-and-other-happy-molecules-made-by-gut-bacteria/

20 https://whisbear.com/en/blog/how-to-use-white-noise-safely/

21 https://www.livestrong.com/article/251785-exercise-and-its-effects-on-serotonin-dopamine-levels/

22 https://greatergood.berkeley.edu/article/item/five_surprising_ways_exercise_changes_your_brain

23 https://link.springer.com/article/10.1007/s004210050065

24 https://www.healthline.com/health/food-nutrition/valerian-root#dosage-for-anxiety

25 https://foodforthebrain.org/nutrition-is-so-important-for-your-brain/finding-help/

26 https://www.theguardian.com/society/2022/jul/20/scientists-question-widespread-use-of-antidepressants-after-survey-on-serotonin

27 https://www.medicalnewstoday.com/articles/326090#relationship

28 https://www.ncbi.nlm.nih.gov/pmc/articles/PMC3131098/

29 https://www.ncbi.nlm.nih.gov/pmc/articles/PMC3753111/

30 https:/bmcmedicine.biomedcentral.com/articles/10.1186/1741-7015-11-200

31 https://bmcmedicine.biomedcentral.com/articles/10.1186/1741-7015-11-200

32 https://www.forbes.com/sites/williamhaseltine/2022/01/25/new-clues-to-long-covid-prolonged-inflammatory-response/

33 https://www.health.harvard.edu/sleep/how-sleep-deprivation-can-cause-inflammation

34 https://www.nhs.uk/mental-health/conditions/seasonal-affective-disorder-sad/overview/

35 https://www.psychologytoday.com/us/blog/integrative-mental-health-care/201812/omega-3s-depressed-mood

36 https://www.ncbi.nlm.nih.gov/pmc/articles/PMC6769464/

37 https://www.ncbi.nlm.nih.gov/pmc/articles/PMC5336550/

38 https://www.ncbi.nlm.nih.gov/pmc/articles/PMC7415205/

39 https://www.thehollandclinic.com/blog/estrogen-dominance

40 https://www.glutenfreesociety.org/gluten-sensitivity-hormones-and-vitamins/

41 https://medium.com/thrive-global/how-gluten-affects-digestion-and-hormone-balance-for-women-over-40-5a4cecc3ac61

42 https://www.floliving.com/gluten-and-hormones-is-this-a-problem-for-you/

43 https://remede.com.au/signs-of-oestrogen-dominance-and-how-to-change-it/

44 https://journals.sagepub.com/doi/10.1177/15579883211008339

45 https://www.ncbi.nlm.nih.gov/pmc/articles/PMC3686562/

46 https://www.healthline.com/nutrition/ashwagandha#1.-May-help-reduce-stress-and-anxiety

47 https://moodymonth.com/articles/hormone-101-testosterone

48 https://www.reproductivefacts.org/news-and-publications/patient-fact-sheets-and-booklets/documents/fact-sheets-and-info-booklets/the-menopausal-transition-perimenopause-what-is-it/

49 https://www.itv.com/news/2021-11-16/suicide-rates-in-women-of-menopausal-age-rise

50 https://www.womens-health-concern.org/help-and-advice/factsheets/hrt-the-history/

51 https://www.healthline.com/nutrition/dim-supplement#uses-benefits

52 https://pubmed.ncbi.nlm.nih.gov/23642943/

53 https://www.letsgetchecked.com/articles/naturally-increase-low-progesterone-levels/

54 https://www.verywellhealth.com/menstrual-problems-and-thyroid-disease-3231765

55 https://rouge.care/blogs/rouge-red-light-therapy-blog/what-you-need-to-know-about-the-benefits-of-red-light-therapy-for-thyroid-health

56 https://www.ncbi.nlm.nih.gov/pmc/articles/PMC6088286/

57 https://www.always.co.uk/en-gb/tips-and-advice-for-women/pms-and-menstrual-cramps/why-do-you-crave-chocolate-on-your-period/

58 https://www.ncbi.nlm.nih.gov/pmc/articles/PMC5993450/

REGISTER

A

D

E

O

P

W

X

Z